THETAHEALING

I SETTE PIANI DI ESISTENZA

VIANNA STIBAL

Creatrice della tecnica ThetaHealing

Text© Vianna Stibal, 2016
First published and distributed in the United Kingdom by Hay House UK Ltd.
Titolo originale: *Seven Planes of Existance.*
The Philosophy of the ThetaHealing® Technique
Traduzione: Sarah Sivieri

Sintonizzati con Hay House su: www.hayhouseradio.com

www.mylife.it

© 2016 My Life
Ristampa: ottobre 2021
My Life srl, Coriano di Rimini (RN)
Finito di stampare nel mese di ottobre 2021 presso Lineagrafica, Città di Castello (PG)

FSC MISTO Carta FSC® C113203

L'autrice di questo libro non dispensa consigli medici né prescrive l'uso di alcuna tecnica come forma di trattamento per problemi fisici e medici senza il parere di un medico, direttamente o indirettamente. L'intento dell'autrice è semplicemente quello di offrire informazioni di natura generale per aiutarvi nella vostra ricerca del benessere fisico, emotivo e spirituale. Nel caso in cui usaste le informazioni contenute in questo libro per voi stessi, che è un vostro diritto, l'autrice e l'editore non si assumono alcuna responsabilità delle vostre azioni.

I SETTE PIANI
DI ESISTENZA

Assalto ai Cancelli del Cielo!

Mentre il maelstrom della vita mi travolge,
mi inginocchio a capo chino.
Da tutte le direzioni,
da dentro, da fuori,
l'oscurità mi assedia.
Travolto da nere emozioni,
sento la sofferenza della paura, del dubbio e della disperazione.
Sento la frustrazione dei limiti.
Sento il desiderio e l'amore, la malinconia e l'euforia.
Sento un istante di gioia che subito fugge.

Si risveglia la coscienza
dell'intensa angoscia della mortalità,
della luce che sono io, intensa e fuggevole,
e di tutto ciò che spegnerebbe la mia anima.

Da dentro sorge la tempesta della ribellione.
Il potere cresce, si riverbera in tutta la mia anima,
e nasce la consapevolezza.

Indomito contro tutte le forze che mi assalgono,
contro le alterne vicende del male dentro e fuori di me,
nel cuore della desolazione,
al centro dell'oscurità che mi consumerebbe,
mi risveglio e accendo la mia luce interiore.

Per la prima volta, vedo i miei vincoli.
Il mio corpo è ancorato alla Terra,
sono incatenato come Prometeo,
trattenuto da lacci invisibili,
forgiati dai figli di un dio minore.
Comincio la mia battaglia per la libertà,
prendendo a morsi le mie catene,
come il lupo Fenrir.

Scopro l'accettazione del dolce e dell'amaro.
Da ogni poro del mio essere,
il sangue comincia a scorrere,
per piangere a dirotto contro l'amarezza della disperazione,
versando lacrime di determinazione liquida che mi lavano e ripuliscono.
Cerco il mio centro e trovo l'equilibrio.

Nell'agonia della vita, imparo l'accettazione.
La mia resa è totale e guardo verso l'alto.
Inginocchiato, mi alzo in piedi,
spezzando le catene della paura
con la pura energia del pensiero.
Un'esplosione di luce blu
dissolve le catene invisibili,
perché ora non temo più la morte,
e a partire da dentro di me,
divento il microcosmo.

Tutto si fa chiaro e vedo che sono
al centro del vortice della vita,
il vortice che mi lega e mi tiene in questa vita.
Si muove intorno a me e sopra di me,
pilastro imponente che porta al cielo,
e oltre il cielo, all'infinito.

Faccio mio il potere che mi circonda,
una magia pura,
esulto mentre cresce,
per opporsi al tempo, alla morte, alla paura e alla disperazione,
trasformandole in illusioni.
Io fuggirò.
Io sarò libero.
Io *diventerò*
un essere di elementi combinati,
io *diventerò*
la pietra filosofale, il macrocosmo,
io *diventerò*

la fenice che sorge dalle sue ceneri,
sollevandomi oltre questa prigione corporale,
gridando il nome del Creatore,
muovendomi con il potere del divino,
pervaso d'illuminazione,
avanzando come una tempesta verso il cosmo,
per conquistare i Cancelli del Cielo!

Prenderò d'assalto i Cancelli del Cielo.
Senza speranza, caricherò i Cancelli,
per infrangermi contro di loro,
per esaurire l'essenza della mia anima,
per guardarli crollare davanti a me,
o lasciare che ogni atomo del mio essere esploda nell'impresa,
per liberarmi dal karma
o smettere di esistere e non essere più.

Armato della Lancia della Fede,
salgo oltre l'universo,
attraverso indicibili radiosità,
per raggiungere una barriera di vibrazione e colore
che cerca di bloccarmi il passo.
Ma non mi farò respingere!
Io diventerò i Sette Piani di Esistenza!

Ogni piano si integra in me,
e, con il potere del pensiero,
pronuncerò il *Verbo* all'universo,
la *Parola* che diventa un'intonazione,
l'intonazione, una pulsazione di suono,
una frequenza così potente *da non poter essere respinto*,
una forza che si espande nell'assalto ai Cancelli,
con la potenza dell'esplosione di mille stelle.
I Cancelli senza tempo cominciano a vacillare e a scricchiolare,
ed esplodono in una fiamma di luce dorata.

Poi, dal cuore stesso del Cielo,
giunge la vibrazione,
l'intonazione del suono divino,
la voce di una moltitudine di angeli,
che diventa la voce stessa di Dio,
che mi parla con una voce sola, con un solo quesito,
e corre verso di me, mentre io le vado incontro.
Con lacrime di gioia
ed esultanza,
mi preparo alla domanda:

"Figlio dell'uomo,
hai la determinazione per
andare oltre i Cancelli del Cielo,
sfiorare il volto di Dio,
spingerti ancora oltre, per diventare una cosa sola
con il Creatore di Tutto Ciò Che È?
Ecco, questo è quello che cerchi!
Presta orecchio e saluta Tutto Ciò Che È!
Apriti, piccola scintilla di Dio,
e incontra la divinità!
Dai il benvenuto al Creatore di Tutto Ciò Che È."

M'innalzo e salgo in un pilastro di luce brillante madreperlata,
che mi include,
che mi rende completo, integro.
Io divento luce,
non più separato dalla Creazione,
ma parte della Creazione stessa.

Guy Stibal

Siamo tutti alla ricerca dei Cancelli del Cielo. Ricchi o poveri, agnostici o religiosi, nel profondo del nostro cuore speriamo tutti che esista un passaggio che porti a una dimensione oltre questa o a una coscienza superiore e, per chi ci crede, a Dio.

I Cancelli del Cielo sono barriere create dalle nostre convinzioni che ci tengono separati da un Dio amorevole.

Forse, se i cancelli delle nostre convinzioni andassero in pezzi, conosceremmo Dio in questo corpo mortale. Forse ha ragione Meister Eckhart, quando dice che Dio non esiste senza di noi e noi non esistiamo senza Dio.

Questo è Vianna per me. Lei e altri come lei sono qui per aprire i Cancelli del Cielo, tenendoli spalancati, in modo che non ci sia separazione tra noi e l'amore di Dio.

I Piani di Esistenza spiegano a tutti noi come conquistare i Cancelli del Cielo.

INDICE

INTRODUZIONE

Questo libro presenta le conoscenze acquisite su una delle più potenti tecniche energetiche, il ThetaHealing. Il ThetaHealing è un processo di meditazione ritenuto capace di portare guarigione fisica, psicologica e spirituale grazie alle onde Theta del cervello. In stato Theta, infatti, siamo in grado di connetterci al Creatore di Tutto Ciò Che È con una preghiera specifica.

Ed è attraverso il Creatore di Tutto Ciò Che È che ho imparato a portare guarigione fisica e crescita spirituale, e ho trovato la mia strada all'illuminazione. Il ThetaHealing è nato e mi ha dimostrato la sua validità con quella che ritengo sia stata la guarigione spontanea della mia gamba. Devo ancora cogliere del tutto l'importanza che quella prima esperienza di guarigione e di apprendimento ha avuto per me e che continuerà ad avere per chi sarà interessato a questo lavoro ben dopo che avrò lasciato la dimensione terrena per una più elevata. Quella guarigione spontanea è stata il piccolo seme da cui è cresciuto il sacro albero del ThetaHealing.

Questo libro va a integrare i miei primi due, *ThetaHealing* e *ThetaHealing Avanzato*. In *ThetaHealing* illustro nel dettaglio i procedimenti del ThetaHealing per la lettura energetica e per la guarigione, per il lavoro sulle convinzioni, sulle emozioni, sullo scavo e sul DNA; inoltre, offro una prima introduzione ai Piani di Esistenza e qualche informazione aggiuntiva per i principianti. In *ThetaHealing Avanzato*, invece, fornisco un breve resoconto delle mie esperienze con ciascun Piano di Esistenza e spiego come usare i piani nella guarigione con la mente. I due libri costituiscono, per il lettore, una guida approfondita al lavoro sulle convinzioni, sulle emozioni, sul DNA e sullo scavo, offrono una visione globale dei Piani di Esistenza e presentano le convinzioni che ritengo essenziali per l'evoluzione spirituale. L'obiettivo principale di quei libri è mostrare come accedere alle capacità di guarigione dal Settimo Piano di Esistenza usando l'amore incondizionato del Creatore di Tutto Ciò Che È; inoltre essi offrono molte spiegazioni dettagliate sui procedimenti, che sarebbe vivamente raccomandato conoscere per trarre il meglio da questa lettura.

Nelle prossime pagine ti condurrò in dimensioni che costituiscono l'origine stessa della vita, in un viaggio oltre i confini dell'universo, e introdurrò il concetto per cui, in stato Theta, è possibile connettersi all'energia divina *prima* che assuma una qualsiasi forma in questa dimensione. Illustrerò le caratteristiche dei Piani di Esistenza, che saranno il quadro di riferimento concettuale che ci permetterà di capire perché e come funziona la creazione a livello fisico e spirituale, e il modo in cui le sue dinamiche entrano in relazione con noi a tutti i livelli del nostro essere, mentale, spirituale, psichico, fisico ed emozionale.

Capire il concetto dei Piani di Esistenza è importante, perché essi costituiscono la più completa guida filosofica alla pratica del ThetaHealing. Mi preme sottolineare che mi ci sono voluti parecchi anni per raccogliere le informazioni sul ThetaHealing e per convogliarle nei libri che i lettori trovano oggi a loro disposizione. Sono molte le esperienze che mi hanno ispirato a realizzare una simile impresa, ma i miei volumi nascono soprattutto da anni di meditazione, preghiera, fede e divina intuizione. In questo libro sono raccolti i risultati di vari anni di canalizzazioni accuratamente vagliate, cominciate con un lampo accecante in Croazia, mentre, in auto, mi recavo al paese natale di Nikola Tesla. Quel lampo di luce che ha aperto i miei sensi e che ha continuato a farmi visita nella mia baita sulle montagne dell'Idaho, fu la scintilla dell'ispirazione da cui è nata l'Idea. Il resto è venuto da te, caro lettore, perché senza la tua vibrazione d'amore questa filosofia non sarebbe giunta fin qui.

Tutti abbiamo motivazioni diverse per imparare qualcosa come il ThetaHealing. Alcuni sono spinti dal desiderio di conoscenza, altri sono semplicemente curiosi e altri ancora, bisogna ammetterlo, hanno motivi poco altruistici. Ma la maggior parte delle persone che apprende il ThetaHealing è pura di cuore e cerca di migliorare capacità che giacciono sopite nella propria mente. Il ThetaHealing è pensato per questo: per insegnare alle persone ad accrescere le proprie abilità psichiche attraverso un risveglio spirituale. Più o meno, ho cominciato così anch'io e credo di poter dire che il ThetaHealing sia nato proprio dal bisogno di controllare le mie capacità psichiche.

A motivarmi, inizialmente, sono state le difficoltà affrontate da mia madre. Credo che lei sia un'essenza spirituale dalle enormi doti psichiche, riversata in una fanatica religiosa che non riesce a tenerle a bada. Le sue credenze religiose si scontrano con la sua essenza interiore, così, per bigotteria e superstizione, per molti anni mia madre si è opposta alla propria intuizione, considerandola sbagliata, immorale o perfino malvagia. Oggi, di tanto in tanto, la usa ma, per via di quello che le è stato insegnato, ne dubita sempre e si chiede se quella meravigliosa essenza venga da un luogo oscuro. Se fosse stata capace di accettarla come un dono di Dio, invece, sarebbe riuscita a lasciarla volare libera, senza catene, come un falco che si libra nel cielo e dall'alto contempla la creazione.

A quindici anni iniziai a capire che avevo le sue stesse doti psichiche. Tra i diciassette e i ventisette anni, non ne avevo il benché minimo controllo. Solo a trentun anni cominciai a essere io a dominare loro e non viceversa. Questo significava che, invece di ricevere raffiche di informazioni o di essere perseguitata da spiriti e da altre energie, avevo imparato come fare a concentrarmi e a gestire quel che stava accadendo. Prima, se si trattava di spiriti negativi, ordinavo loro di andarsene. A volte lo facevano, altre volte invece tornavano. Poi capii che, inviandoli alla luce di Dio, sarebbero spariti definitivamente.

Imparai come fare grazie alla guida del mio "padre celeste". Uno degli insegnamenti più importanti che avevo ricevuto dalla religiosità di mia madre era che esisteva un padre celeste che mi amava e con cui potevo parlare ogni volta che lo desideravo. Dai tre anni in poi cominciai ad avere con lui delle conversazioni. Non sempre le risposte alle mie domande erano quelle che avrei voluto, ma tutte le volte ricevevo una risposta.

Alcuni anni dopo fu la relazione con il mio padre celeste a permettermi di conoscere le Leggi dell'universo. Tutto cominciò con una visione in cui nel mio salotto incontravo la Legge della Verità del Sesto Piano di Esistenza. Questa Legge mi mostrò che le situazioni difficili che stavo creando nella mia vita erano causate dal mio sistema di convinzioni *e che potevo apportare dei cambiamenti tramite una connessione con il Divino*.

Fu un'esperienza profonda, ma era avvenuta perché l'avevo chiesta e, a qualche livello, l'avevo creduta possibile. E ci avevo creduto perché, quando ero piccola, mia madre mi leggeva sempre un episodio della Bibbia su un uomo di nome Salomone. Salomone chiedeva a Dio una cosa sola: la saggezza. Quella storia mi rimase in mente anche da adulta. Credevo di poter chiedere a Dio una cosa sola e passavo ore a pensare quale potesse essere.

Quell'unica cosa mi avrebbe aiutato a prendermi cura della mia famiglia? Avevo appena cominciato un'attività di letture psichiche, così chiesi a Dio di mostrarmi la *verità*. Se fossi riuscita a dire alle persone la verità in una lettura, sarebbero tornate e avrebbero parlato di me ad altri. Forse non mi avrebbero trovato simpatica ma, se fossi riuscita a comunicare loro la verità, le avrei aiutate comunque. Così, chiesi di vedere la Legge della Verità, ma non avevo idea che mi sarebbe apparsa in salotto!

Da quel momento in poi, la Legge della Verità è quella cui sono più legata. Viene ancora a trovarmi di tanto in tanto, credo per la curiosità di vedere come me la cavo con le sfide della vita.

Dopo quell'esperienza, intrapresi una ricerca per trovare la verità nella sua essenza più pura, per conoscere e comunicare con il divino e per capire come si fosse formato l'universo.

Fu all'incirca in quel periodo che cominciarono a chiedermi di tenere dei corsi. Quando iniziai a farlo, il lavoro con i miei studenti mi portò a riflettere sul mio operato dal punto di vista psichico, per capirlo e per scoprire se anche altri sarebbero stati in grado di compierlo. Fu così che iniziai a comprendere i Sette Piani di Esistenza. E coglievo lo stesso bisogno di comprensione anche nei miei studenti. Cercavano l'equilibrio che viene dalla conoscenza.

Così, domandai al Creatore di mostrarmi com'è fatto l'universo. Le informazioni, però, non mi arrivarono tutte in una volta. Il mio cervello doveva svilupparsi abbastanza da essere in grado di elaborarle.

Anche i miei studenti volevano saperne di più sulle Leggi, quindi domandai al Creatore: "Voglio scrivere un libro che spieghi ai miei allievi come usare tutte le Leggi dell'universo. Me le spiegheresti?".

Mi giunse una risposta che non mi aspettavo: "Quando sarai pronta."

Quelle parole mi ferirono. Chiesi di nuovo, ma di nuovo mi fu risposto: "Ciò che chiedi ti verrà dato quando sarai pronta."

Domandai allora: "Che cosa devo fare per prepararmi?".

Il Creatore rispose: "Devi imparare ancora un paio di cose."

Nella mia infinita saggezza, replicai: "So già cose di ogni genere."

Il Creatore ripeté semplicemente: "Devi imparare ancora un paio di cose."

"Che cosa devo imparare?".

All'improvviso la mia vita sprofondò nel caos e il lavoro che amavo tanto cominciò a essere attaccato e criticato online. Non riuscivo a capire perché stesse capitando proprio a me. Che cosa dovevo imparare?

Ottenni la risposta in Giappone, in un tempio buddista.

Come ho raccontato in *Sulle ali del destino*, dopo aver tenuto un corso a Tokyo, nel 2009, andai a visitare un tempio e monastero buddista del XIII secolo, chiamato Engakuji, vicino alla città di Kamakura. Si dice che là, in una grotta, siano conservate alcune reliquie del Budda e io volevo sentire quell'energia. Quando entrai nella grotta, provai un dolore acuto al petto, come se fossi stata attraversata da una scarica elettrica. Poi mi venne uno strano formicolio, seguito dalla sensazione di trovarmi sotto una pioggia di petali di rosa, pervasa dall'energia della risata nel suo stato più puro. Domandai al Creatore: "Che cos'è questo?" e udii: "Questa è la compassione."

Ero confusa, perché pensavo di conoscere la sensazione della compassione. Il Creatore mi spiegò: "Questa è la sensazione della compassione del Budda. Chiunque abbia sviluppato la virtù della compassione autentica quando percepisce un'emozione, la fa propria. Questa è la compassione del Budda. Ci sono molte virtù che devi acquisire."

Più tardi andai a vedere il Budda Daibutsu di Kamakura, una gigantesca statua di bronzo conservata nel tempio di Kotoku-in. Lì accanto c'era un negozietto che vendeva diversi tipi di statue del Budda. Chiesi al Creatore quale comprare come simbolo della virtù che dovevo acquisire, poi scelsi quella verso cui mi sentivo attratta. Mi aspettavo che fosse un

Budda della protezione, perché stavo ricevendo attacchi su internet. Invece mi dissero che la statua rappresentava il Budda della pietà.

Rimasi delusa, perché in un certo senso il suo messaggio mi chiedeva di mostrare pietà verso chi mi rivolgeva false accuse e verso chi ci credeva. In qualche modo, quello doveva essere il Budda sbagliato. Ne presi un altro, ma il messaggio era identico: "Pietà". Guardai sotto altre statuette per vedere se riportassero tutte la stessa scritta, ma erano diverse. Era chiaro: dovevo trovare la maniera di perdonare chi mi stava attaccando. Portai il Budda a casa e seguii l'indicazione.

In seguito capii che non avrei mai potuto canalizzare le informazioni sui Piani di Esistenza senza sviluppare le virtù verso cui ero riluttante: la tolleranza e la pietà.

Solo quando appresi quell'importante lezione, fui pronta a imparare di più. Il Creatore mi permise d'iniziare un percorso di ricerca e comprensione su come piegare le Leggi dell'universo. Questo mi consentì di comprendere in modo diverso le dimensioni e il loro funzionamento.

Volevo anche scoprire perché alcune persone riuscivano sempre a realizzare guarigioni, mentre altre ottenevano risultati discontinui in quest'arte. Se eravamo tutti connessi al Creatore, come poteva accadere?

Credo di aver trovato alcune spiegazioni a questa anomalia ponendo al Creatore le domande giuste. Una delle risposte che ricevetti diceva che chi riesce a operare guarigioni ha strutture di pensiero differenti da quelle degli altri. E ciò cambia la sua visione del reale: non accetta infatti ciò che gli altri definiscono realtà e va avanti per la propria strada.

La maggior parte di noi agisce in un altro modo. E non percepiamo nemmeno la presenza, dentro di noi, di talenti sopiti che tentano di risvegliarsi. Siamo incredibilmente potenti e non lo sappiamo. Siamo fatti dell'essenza della luce stessa. Anche se viviamo in un mondo tridimensionale, la natura della nostra essenza spirituale è multidimensionale. Quando siamo in un corpo umano, agiamo tridimensionalmente, ma la nostra anima sa che esistono reami che vanno oltre il mondo fisico. Questi reami sono i Sette Piani di Esistenza. Ti invito a scoprirli mentre sei ancora in un corpo umano, attraverso il potere dell'onda di pensiero Theta.

1
I SETTE PIANI DI ESISTENZA

Ritengo che ci siano Sette Piani di Esistenza: sono le forze visibili e invisibili dei cosmi che definiscono le diverse dimensioni di quest'universo e di quanto vi sta oltre. Sono così vaste che la mente umana deve trovarsi in uno stato di astrazione per poterle comprendere. Lo stato Theta ci permette di percepire queste forze inesplicabili in tutta la loro potenza, attraverso il Creatore di Tutto Ciò che È.

Ogni piano ha la propria energia, meglio definita come vibrazione. La *frequenza della vibrazione* è ciò che differenzia i piani tra loro e distingue i loro abitanti in fisici e spirituali. Più elevata è la frequenza della vibrazione, più velocemente gli atomi si muovono. Per esempio, le molecole degli oggetti solidi del Primo Piano di Esistenza sono molto lente. Quelle delle piante del Secondo Piano sono più veloci, e la velocità delle molecole cresce progressivamente un piano dopo l'altro. Le vibrazioni sono l'essenza della vita in tutte le sue forme.

Le forze vibrazionali dei piani sono caratterizzate da oscillazioni ampie o molto piccole che, una volta comprese, possono essere influenzate dal potere del pensiero.

I piani sono divisi da veli sottili che, sotto forma di convinzioni, sono programmati nell'inconscio di ogni uomo, donna o bambino di questo Pianeta. Quando andiamo al Settimo Piano di Esistenza, impariamo a far cadere questi veli di credenze, per comprendere che non siamo separati dai Sette Piani, ma connessi a tutti.

Ciascun piano di esistenza è soggetto a condizioni, regole, Leggi e obblighi propri. Per loro stessa natura, i primi sei piani contengono una certa proporzione di illusorietà, mentre il Settimo Piano è l'essenza della verità e del Divino.

I piani sono tanto vasti che la mente dell'uomo deve essere in uno stato di astrazione per comprenderli, e così microscopici che non si possono misurare. Per capirli dobbiamo essere in un'onda Theta, che crea uno stato mentale di connessione al Divino. È quello che chiamo "stato Theta". Questo stato ci permette di ricevere informazioni dal vasto panorama interiore ed esteriore che compone la creazione. E ci consente di comunicare con il Creatore. È attraverso il Creatore di Tutto Ciò che È del Settimo Piano di Esistenza che siamo in grado di percepire i Piani di Esistenza in tutta la loro grandezza.

Il Settimo Piano di Esistenza

Questo è il piano del Creatore di Tutto Ciò che È, l'energia che fluisce in tutte le cose per creare la vita. Qui abbiamo la consapevolezza di essere parte di Tutto Ciò che È, parte di Dio.

Al Settimo Piano possiamo utilizzare le energie di tutti gli altri piani senza essere legati ai loro giuramenti e obblighi. Ciò è possibile perché è l'energia del Settimo Piano a creare gli altri. È l'energia che crea i quark, che a loro volta creano i protoni, i neutroni e gli elettroni che costituiscono il nucleo degli atomi.

Il Sesto Piano di Esistenza

È il piano delle Leggi che creano la struttura stessa dell'universo, come la Legge del Tempo, la Legge del Magnetismo, la Legge della Gravità, la Legge della Luce e molte altre.

Il Quinto Piano di Esistenza

È il piano delle creature divine e semidivine, il piano dei Maestri, come Cristo e Budda. È suddiviso in diversi livelli di vibrazione e di coscienza. I livelli più bassi costituiscono l'apice del dualismo. Dal punto di vista spirituale, tutti gli abitanti della Terra sono creature di Quinto Piano di qualche genere (maestri o figli di maestri, come vedremo più avanti).

Il Quarto Piano di Esistenza

È il regno degli spiriti, o ciò che alcuni chiamerebbero "il mondo degli spiriti". È il luogo in cui gli spiriti continuano a esistere dopo la morte e dove i nostri antenati restano in attesa. È la scuola delle creature del Quinto Piano, perché gli spiriti di questo spazio continuano a studiare e non hanno ancora preso il diploma per accedere a vibrazioni più elevate.

Il Terzo Piano di Esistenza

È il piano delle forme di vita basate sulle proteine, come gli esseri umani e altri animali. In parte siamo stati noi a crearlo, per provare che cosa significa essere governati dalle emozioni e dagli istinti, e per fare esperienza della realtà di essere un corpo umano in un mondo fisico. Qui impariamo quello che ci permette di superare il Quarto Piano per accedere al Quinto.

Il Secondo Piano di Esistenza

Questo piano è costituito da materiale organico: vitamine, piante e alberi. Le fate ne sono attratte perché è ricco di alberi e di vegetazione.

Il Primo Piano di Esistenza

Questo piano è costituito da tutto il materiale inorganico del nostro Pianeta: i minerali, i cristalli, il terriccio, le rocce, gli elementi che compongono la Terra nella sua forma naturale e gli atomi della tavola periodica prima che si combinino in composti a base di carbonio, diventando così organici.

INTERCONNESSIONI

Tutti i Piani di Esistenza sono interconnessi a formare l'immensa totalità che è la creazione. Conoscere la natura di ciascun piano porta a una migliore comprensione di queste interconnessioni e ci apre a ciò che i piani hanno da insegnarci.

Equazioni

Ogni volta che impariamo a utilizzare l'energia di un piano, stabiliamo una corrispondenza con un altro piano. In altre parole, quando usiamo l'energia di un piano, adoperiamo contemporaneamente anche quella di un altro. Questo processo si chiama *equazione*.

Per esempio, i minerali del Primo Piano interagiscono automaticamente con le Leggi del Sesto Piano, e questo ne aumenta l'efficacia.

Il concetto delle equazioni ci porta a capire che tutti i Piani di Esistenza lavorano in completa armonia all'interno del nostro corpo, per creare la vita.

La nostra connessione ai Piani di Esistenza

Noi siamo un microcosmo dei Piani di Esistenza. Il corpo umano è costituito da cinque diversi componenti: lipidi, carboidrati, proteine, acido nucleico (DNA) e adenosina trifosfato (ATP, energia). Ognuno di essi è legato a un piano specifico. Tutti insieme ci rendono ciò che siamo. Sono i collaboratori della Vita che ci collegano agli altri piani.

Questo fenomeno è ben evidenziato dal fatto che la nostra salute mentale e fisica dipende dalla presenza di adeguate quantità di ciascuno di questi componenti. Eventuali carenze causano diversi squilibri in altre aree della nostra vita:

- Una carenza di ATP del Settimo Piano crea: *Squilibrio dell'umore e carenza di amore puro e incondizionato.*
- Una carenza di DNA del Sesto Piano crea: *Carenza di struttura spirituale.*
- Una carenza di lipidi del Quinto Piano crea: *Carenza di equilibrio spirituale.*
- Una carenza di carboidrati del Quarto Piano crea: *Carenza di energia.*
- Una carenza di proteine del Terzo Piano crea: *Carenza nutrizionale.*
- Una carenza di vitamine del Secondo Piano crea: *Mancanza d'amore.*
- Una carenza di minerali del Primo Piano crea: *Mancanza di sostegno.*

Ecco perché conoscere i Sette Piani di Esistenza è tanto importante: *noi siamo i Sette Piani di Esistenza.*

COME UTILIZZARE I PIANI

Nei tempi antichi occorreva padroneggiare l'energia di un piano alla volta. Per esempio, per sapere quali minerali sarebbero stati utili, sarebbe servita una conoscenza approfondita del Primo Piano di Esistenza. Per gestire l'energia di un piano, era necessario un passaggio che portasse un cambiamento mentale e spirituale, chiamato iniziazione. Questo, invece, è il primo momento nella storia dell'umanità in cui i Piani di Esistenza sono accessibili simultaneamente, così è possibile comprenderli e utilizzarli come mai prima d'ora. Anche se impariamo a fondere gli elementi dei diversi piani in un'unica energia, dobbiamo ancora apprendere delle lezioni o affrontare specifiche iniziazioni che c'insegnino a comprenderli e a usarli. Se queste lezioni saranno semplici o difficili dipende da noi.

È facile innamorarsi della bellezza e della grandiosa maestosità dei primi sei piani. Ciascuno ha incredibili sistemi di convinzioni, poteri e proprietà di guarigione. Sono tutti "zuccherini per la mente", che servono a incuriosirci e a farci concentrare su quel piano, in modo da imparare tutto il possibile al riguardo.

Ciascun Piano di Esistenza, inoltre, ci offre una visione del divino filtrata attraverso di sé, che noi interpretiamo a modo nostro. Personalmente, credo che le religioni siano nate così: un ricercatore spirituale ha stabilito una connessione con la coscienza di un piano, ha colto il suo sistema di convinzioni e poi lo ha messo per iscritto. Gli ordini religiosi si sono formati grazie alle energie proprie di ciascun piano. Questo non significa, però, che essi non abbiano ricevuto anche informazioni pure dal Settimo Piano, perché il genere umano è in contatto con il Divino fin dall'inizio dei tempi.

Oggi, che cominciamo a sviluppare le nostre doti psichiche, apriamo la strada per connetterci naturalmente alle energie dei Piani di Esistenza e per utilizzarle come i più avanzati strumenti di autoapprendimento per la crescita spirituale.

2
QUESTO UNIVERSO... E OLTRE

Ho sempre voluto conoscere i segreti dell'universo, quindi un giorno domandai al Creatore: "Da dove viene l'energia del Settimo Piano che crea le particelle?".

La risposta fu: "Vianna, viene da un aspetto multidimensionale. L'energia di Tutto Ciò Che È crea questo universo e gli universi al di là di questo, plasmando tutte le diverse energie di tutte le diverse dimensioni."

Il Creatore mi fece iniziare un percorso di ricerca, per trovare gli strumenti fondamentali necessari a modificare le Leggi dell'universo e a capire il loro collegamento alle altre dimensioni. Ma, per sapere come modificare le Leggi, prima dovevo raggiungere una chiara comprensione del nostro universo e del suo funzionamento a livello tridimensionale. Questo mi permise di raggiungere una visione diversa delle dimensioni e dei loro meccanismi.

LE DIMENSIONI

Il termine "dimensione" è molto usato nelle scienze e in metafisica, ma la maggior parte delle persone non ha idea di che cosa sia, in effetti, una dimensione. Consiglio, a chiunque voglia capire il concetto, il libro *Flatlandia. Storia fantastica a più dimensioni*, di Edwin Abbott. Ero in terza elementare quando la maestra lo lesse in classe e mi cambiò la vita. Poiché da bambina mi ammalavo facilmente, mi capitava di perdere diversi giorni di lezione ma, da quando l'insegnante cominciò a leggerci quel libro, mi venne voglia di andare sempre a scuola. Anche se è stato scritto più di cento anni fa nell'Inghilterra vittoriana, è un libro che fa riflettere, perché suggerisce che il pensiero scientifico o razionale è in grado di dare risposte a realtà più elevate e sconosciute solo se liberiamo la mente in modo da porre le domande giuste.

Nel libro, Abbott descrive la vita di un piccolo quadrato che vive in un mondo bidimensionale. Esso ha una piccola casa e, quando incontra una creatura tridimensionale, gli sembra incredibile che possa aprire una credenza e tirare fuori un uovo. Per il quadratino bidimensionale si tratta di un miracolo, proprio come per noi sarebbe un miracolo incontrare una creatura a cinque dimensioni capace di passare dallo stato solido a quello spirituale e viceversa.

Lo spazio tridimensionale

Il nostro universo è tridimensionale e ciò significa che, per natura, anche noi siamo creature tridimensionali. I greci concepirono le tre dimensioni migliaia di anni fa, con l'idea di spazio euclideo. L'alto, il basso e i quattro punti cardinali costituiscono il mondo tridimensionale in cui viviamo. È ciò a cui siamo abituati e rappresenta il modo in cui definiamo il nostro universo.

Impariamo a conoscere lo spazio tridimensionale nell'infanzia, usando quella che il dottor Hermann von Helmholtz definì *inferenza inconscia*, strettamente legata allo sviluppo della coordinazione occhio-mano. La capacità visiva di percepire il mondo in tre dimensioni si chiama *percezione della profondità*.

Quando cresciamo, diamo per scontato che la tridimensionalità spaziale sia l'unico modo di percepire la realtà. In effetti, è uno dei modi in cui il corpo ci fa sperimentare il Terzo Piano di Esistenza. Per via del nostro fortissimo legame alla terza dimensione, faticheremmo a comprendere l'energia di un'altra dimensione. Ma che cosa accadrebbe se, invece, la realtà fosse più di uno spazio tridimensionale e potesse essere definita e percepita come multidimensionale?

Personalmente, credo che esistano svariate dimensioni, tutte molto diverse dalla nostra, anche in quello che viene chiamato multiverso. Ho imparato che il Primo, il Secondo e il Terzo Piano sono tridimensionali, mentre il Quarto, il Quinto e il Sesto multidimensionali. Appartengono a questo universo e in contemporanea anche ad altre dimensioni.

Poiché noi siamo creature tridimensionali che vivono sui primi tre piani, il Quarto, il Quinto e il Sesto Piano Piano vanno molto al di là di quello che concepiamo come normale. Non riusciamo nemmeno a capire che cosa sia l'energia della quadrimensionalità. Non siamo in grado di tradurre in concetto le possibilità che la quarta dimensione offre, quali differenze ci siano con lo spazio tridimensionale o quale aspetto essa possa avere. Per comprendere tutto questo, dovremmo farne esperienza diretta.

È possibile sperimentare le energie di queste diverse dimensioni grazie alla coscienza spirituale dell'onda cerebrale Theta. Poiché i pensieri hanno una velocità superiore a quella della luce, possiamo utilizzare questo stato di coscienza per proiettarli oltre l'universo che conosciamo, adoperandoli come veicolo per provare altre dimensioni.

Gli spiriti multidimensionali

Anche se ci troviamo al Terzo Piano, l'essenza dei nostri spiriti non è tridimensionale, ma multidimensionale. Quando siamo bambini, ci sembra strano trovarci in un corpo a tre dimensioni, così come strano ci appare ciò che ci circonda. Anche quando cresciamo, non ci liberiamo mai del tutto della sensazione di poter essere e fare più di quello che il mondo ha da offrirci. Ciò è dovuto al fatto che, prima di raggiungere questo piano, abbiamo sperimentato energie con altre dimensioni.

Tutti su questa Terra sono un qualche tipo di creatura del Quinto Piano. Ciascuno di noi appartiene a uno dei due tipi di energia spirituale: i figli dei maestri e i maestri illuminati.

I figli dei maestri

I figli dei maestri comprendono la maggior parte della popolazione della Terra. Sono venuti qui dal primo livello del Quinto Piano per apprendere e crescere. Passano attraverso molte vite per risolvere il karma delle esistenze negative e per lavorare al proprio perfezionamento, e così imparano a diventare creature di pura luce. Una volta appresi gli insegnamenti dell'energia tridimensionale, sono rimandati a casa, al Quinto Piano, dove iniziano una fase di apprendimento superiore.

I maestri illuminati del Quinto Piano

Il secondo tipo di energia spirituale giunto qui è quello dei maestri illuminati del Quinto Piano. Sono creature spirituali che, nel corso delle loro esistenze, hanno accumulato abbastanza virtù da elevarsi oltre la realtà tridimensionale fino al Quinto Piano di Esistenza. Completare il karma di queste vite ha permesso loro di raggiungere una vibrazione spirituale sufficientemente elevata da diventare maestri del Quinto Piano. Se, in un dato momento, tornano a questa realtà tridimensionale, sono chiamati *maestri illuminati*. Io ritengo che vengano per insegnarci il significato dell'amore e per aiutarci a raggiungere una forma di evoluzione superiore, in modo che evitiamo di distruggerci.

I maestri illuminati scendono in questa dimensione con un'energia spirituale multidimensionale. Un essere del Quinto Piano pienamente consapevole e risvegliato può passare da un'incarnazione solida come essere umano a un'incarnazione spirituale. Gli abitanti del Quinto Piano superiore sono in grado di passare da uno stato all'altro *a loro piacimento*.

Un maestro illuminato su questo Pianeta ha il compito di risvegliarsi al suo pieno potenziale, così da poter guidare i figli dei maestri all'illuminazione, insegnando loro la natura multidimensionale della loro anima.

COMPRENDERE IL NOSTRO UNIVERSO

Le origini

Il Creatore mi ha mostrato che, quando l'energia di Tutto Ciò Che È entra nel nostro universo da altre dimensioni, si espande. Per questo motivo, ritengo che il nostro universo sia in eterna espansione. La crescita è continua, ma non è come un pallone che si gonfia, perché c'è un continuo scambio di energia che scivola dentro e fuori. Non collassa su se stesso, né va in pezzi e non è stato creato da un Big Bang, ma dall'energia del Settimo Piano che, riversandosi in un'area, ha creato gli atomi e dato vita alle Leggi del Sesto Piano di Esistenza. Il Creatore di Tutto Ciò Che È del Settimo Piano di Esistenza è l'intelligenza divina che ha dato inizio al processo.

I passaggi dimensionali

Mi è stato poi detto che nell'universo esistono alcuni passaggi dimensionali, o portali, con una grandezza che varia dall'infinitamente piccolo all'infinitamente grande, e che in realtà sono quelli che la scienza chiama "buchi neri".

Nel 2011 vidi una trasmissione in cui spiegavano che cosa c'è, almeno in teoria, dentro un buco nero. L'idea era che, appena entrati, ci si trovasse nell'oscurità, poi si attraversassero strati luminosi fino a raggiungere una luce intensa e dorata, seguita da una materia densa che portava a una dimensione di pura energia. Mi colpì la grande somiglianza con il processo che insegnavo da anni per andare al Settimo Piano.

Credo che ci siano buchi neri tutto intorno a noi, persino nel nostro stesso spazio e che, quando andiamo verso l'alto con la meditazione Theta, dirigiamo in maniera inconscia la nostra mente verso questi portali.

Credo anche che l'energia resti intrappolata in questi portali e penetri nel nostro universo tridimensionale da dimensioni molto più sofisticate della nostra.

Per come la vedo io, i buchi neri non esistono solo in certe parti dello spazio, ma in ogni singolo atomo, sotto forma di campo di energia che si muove tra le particelle dell'atomo stesso. Questa è l'energia di Tutto Ciò Che È, l'energia della creazione.

L'energia della creazione

L'energia della creazione è costituita da una forma di puro amore, dotata di un'intelligenza infinita e interconnessa a livello multidimensionale con tutte le cose, dalle particelle più piccole alla galassia più grande dell'universo. È ciò di cui è fatto il Settimo Piano di Esistenza. È ovunque: è presente in tutto. È ciò che utilizziamo nelle guarigioni quando ci connettiamo al Settimo Piano. Quando essa comincia a fondersi, si creano altri campi energetici.

Lo spazio vuoto all'interno di quest'energia è ciò che la scienza chiama "materia oscura" e che io definisco invece come "le Leggi dell'universo". Come tu sei dotato di un campo morfogenetico intelligente, che governa il DNA affinché svolga le sue funzioni, così l'energia multidimensionale che si riversa nell'universo governa le Leggi perché agiscano più o meno alla stessa maniera.

L'energia della creazione si muove continuamente avanti e indietro da diverse dimensioni. Ecco perché la teoria secondo cui, se una sola molecola di un'altra dimensione dovesse penetrare nella nostra, il nostro universo collasserebbe, è ridicola. Quando ciò accade, invece, l'energia dell'altra dimensione assume una nuova forma e diventa la Legge del Pensiero.

Credo che l'energia di altre dimensioni che penetra nel nostro universo tridimensionale crei quello che la meccanica quantistica, nella teoria delle stringhe, identifica come le "stringhe" stesse. Secondo questa teoria, tutta la materia è composta da filamenti in vibrazione e membrane di energia di natura multidimensionale, che vibrano a frequenze specifiche. Si pensa che queste stringhe siano all'origine delle particelle subatomiche. Cominciano a muoversi secondo schemi specifici, diventando protoni, neutroni, atomi, molecole e infine materia solida. Anche se questa formulazione non corrisponde esattamente al modo in cui io ritengo sia formato l'universo, il concetto delle stringhe che vibrano si avvicina alla mia visione di come stanno le cose.

Ritengo che queste piccolissime stringhe siano il microcosmo di questo universo, mentre i Piani di Esistenza ne sono il macrocosmo. Penetrando nel nucleo dell'atomo, si troveranno i protoni e i neutroni, costituiti a loro volta da particelle ancora più piccole, chiamate quark. L'energia del Settimo Piano che arriva in questo universo crea le particelle-stringa, le mette in vibrazione e dà inizio alla rotazione dei quark che crea i protoni e i neutroni, i quali a loro volta formano l'energia nel nucleo dell'atomo.

I diversi elementi si differenziano per il numero di protoni dell'atomo. Per esempio, l'idrogeno ha un protone e un neutrone, quindi il suo numero atomico è uno. Il numero atomico dell'oro è invece settantanove, mentre quello del mercurio è ottanta. (Questa conoscenza è fondamentale per cambiare la struttura atomica di un elemento.)

L'energia che rimane dopo la formazione del nucleo di un atomo crea le piccole particelle di energia che si chiamano elettroni, che ruotano intorno al nucleo.

Quando imparai che i Piani di Esistenza si differenziavano tra loro per la velocità di vibrazione dei loro atomi e delle loro molecole, mi trovai in una impasse, dovuta alla confusione su gas, acqua, solidi e sul loro modo di relazionarsi e di agire in combinazione tra i piani. La soluzione a questa incertezza fu ricordare che l'idrogeno è l'elemento più frequente dell'universo.

Definisco l'idrogeno il "Padre della Creazione". Quando l'ossigeno comincia a mischiarsi all'idrogeno e al carbonio, la "Madre della Creazione", abbiamo quello che percepiamo come vita.

Due atomi di idrogeno e uno di ossigeno formano l'acqua, che può essere un gas (vapore acqueo), un solido (ghiaccio) e un liquido (acqua). Nelle sue diverse forme l'idrogeno ha, quindi, l'energia per portare la nostra coscienza tra i diversi Piani di Esistenza. È il ponte fra i piani.

Questo spiega perché alcune persone hanno esperienze spirituali nell'acqua o nelle sue vicinanze. In effetti, la meditazione che uso per insegnare a raggiungere il Settimo Piano mi è stata spiegata mentre mi trovavo immersa in una vasca d'acqua calda e fumante.

In questa meditazione proiettiamo l'energia della nostra coscienza attraverso le vaste distese dell'universo, trasportati da un'onda Theta che, con una velocità svariate volte superiore a quella della luce, attraversa le Leggi per raggiungere la luce madreperlacea dell'energia del Settimo Piano. Mentre siamo in quest'energia, possiamo fonderci con essa per testimoniare la guarigione che viene creata usandola. Ecco come fare.

Sali al Settimo Piano di Esistenza!

Radicati e centrati.

Comincia proiettando la tua coscienza in basso, verso il centro di Madre Terra, che è parte di Tutto Ciò Che È. Porta l'energia in alto, facendola risalire dai piedi su per il corpo, attraverso tutti i chakra.

Esci dal tuo chakra della corona e sali verso l'alto in una bellissima sfera di luce. Immagina che questa sfera di luce si estenda oltre le stelle e l'universo.

Spingiti oltre l'universo, oltre gli strati di luce, oltre la luce dorata, oltre la sostanza gelatinosa che sono le Leggi, oltre la luce blu intenso, oltre un pulviscolo rosa, fino alla luce bianca madreperlacea, il Settimo Piano di Esistenza, la pura energia della creazione. Questa è l'energia che genera le particelle, che a loro volta creano gli atomi.

In questa meditazione, la luce dorata è l'energia cristica dell'amore incondizionato. Si oltrepassa la luce blu intenso, che è la Legge del Magnetismo, per evitare di esserne distratti. Essa si metterebbe a parlare con te, e passeresti di certo momenti piacevoli, ma potresti restare in comunicazione con lei per ore. Se vuoi, vai a incontrarla dopo essere stato al Settimo Piano.

La luce del Settimo Piano, bianca come neve e luminescente, ti sembrerà priva di forma, ma emette scintille di energia e può contenere qualche luccichio rosa e blu. Ciò significa che è pervasa dalla combinazione delle energie della verità e della compassione. Questa è la verità suprema. Entrando in contatto con questa energia creatrice, vedrai che si riversa nel nostro universo tridimensionale, scendendo dal Settimo al Sesto Piano, dal Sesto al Quinto, dal Quinto al Quarto e formando gli atomi. Tu raggiungi questa energia prima che essa diventi un atomo. Così, con il potere del pensiero, puoi darle una direzione, inviandola nello spazio di qualcuno, perché "dis-crei" la malattia e crei la vita.

Ho sempre saputo che, per operare una guarigione, raggiungevo uno spazio di puro amore e di pura energia. Non mi limitavo però a "salire", ma mi "espandevo" anche nell'energia. Espandendoti con il pensiero, impari ad attrarre a te la pura energia d'amore nella sua forma più alta.

L'esercizio successivo ti permette di portare l'energia di Tutto Ciò Che È nel tuo spazio.

Espandersi nel Settimo Piano di Esistenza

Siediti su una sedia comoda o un divano e fai un respiro profondo.

Immagina di diventare tutt'uno con la sedia a livello molecolare. Tu e la sedia vi scambiate le molecole, che passano da uno all'altro. Ti unisci a queste molecole, diventando una cosa sola con loro.

Ora immagina di essere, a livello molecolare, parte di tutto ciò che si trova nella stanza. Espanditi e diventa una cosa sola con il mondo esterno.

Immagina di essere parte della zona, poi del paese in cui ti trovi.

Immagina di far parte di tutto il Pianeta e di unirti al suolo, alla terra e al mare, a ogni creatura e a ogni nazione di questo Pianeta, finché tu e la Terra siete una cosa sola.

Immagina di essere parte dell'universo.

Immagina di essere parte di tutte le luci chiare e dorate.

Immagina di essere parte della sostanza gelatinosa.

Infine, immagina di essere parte della luce bianca madreperlacea che è il Settimo Piano di Esistenza. Diventa tutt'uno con questa luce. A mente, pronuncia: "Creatore di Tutto Ciò Che È, grazie per la mia vita."

Fai un respiro profondo e apri gli occhi.

Benvenuto al Settimo Piano di Esistenza. Guarda, non sei separato, sei parte di Dio, di Tutto Ciò Che È.

Credo che, quando andiamo al Settimo Piano, entriamo nel cervello stesso, nei trasmettitori di impulsi, nei neuroni. Entriamo in quell'energia stessa che connette i percorsi neurali alle cellule. Agendo in tal modo, prendiamo coscienza che questi percorsi sono collegati a ogni molecola, a ogni atomo, a tutta l'energia associata alle particelle subatomiche...

L'enorme potere dell'universo è dentro di noi e tutto intorno a noi, in attesa che ce ne appropriamo tramite l'energia del pensiero. Dopo che lo avremo riconosciuto in noi, il potere fluirà verso l'esterno, attraversando i Piani di Esistenza ed espandendosi nell'immenso macrocosmo del Creatore di Tutto Ciò Che È. Sarà questa consapevolezza interiore a portarci a comprendere che non abbiamo più bisogno della violenta competizione che oggi ci divide, e la lotta che nasce dalla dualità avrà termine.

I pensieri – Più veloci della luce

La tecnologia attuale ci consente di costruire macchinari di ogni genere, e l'ultima frontiera è costituita dallo studio della coscienza e dal potere del pensiero. Pensa alle infinite possibilità che avremmo, se fossimo in grado di spostare gli oggetti con la forza della mente! Con l'energia di un pensiero si potrebbe cambiare un atomo di mercurio in un atomo d'oro, come cercavano di fare gli alchimisti del passato. Ma, quando avremo raggiunto un traguardo simile, l'oro non varrà più del mercurio, quindi perché farlo? La cosa che varrà davvero sarà la capacità di guarigione. L'oro avrà valore soltanto per la vibrazione che lo caratterizza, non a livello economico.

Quindi, che cosa accade davvero in quel processo che chiamiamo "pensiero"? Che cos'è esattamente? Può essere definito usando i nostri limitati concetti tridimensionali?

I pensieri sono un tipo di energia a sé stante e sono in grado di influenzare la materia: infatti, li usiamo per muovere il corpo. E se invece potessimo fare molto di più con loro? E se fossimo capaci di proiettarli all'esterno in una maniera che sfugge alle attuali spiegazioni scientifiche? E se esistessero energie che la fisica moderna non ha ancora scoperto?

Credo che in questo universo esistano diverse forme di energia, quasi tutte soggette alle Leggi del Sesto Piano, che sono in grado di muovere e spostare i protoni e gli atomi. Una di queste energie è il pensiero puro.

Alcune di queste forme di energia sono state scoperte, altre non ancora. Tra quelle note, ci sono:

- elettricità
- magnetismo

- velocità/combustione
- energia nucleare (uranio plutonio)
- idrogeno
- energia biologica
- reazioni chimiche
- calore solare
- vibrazione del suono.

Queste altre, invece, devono ancora essere studiate in modo approfondito:

- energia della piramide
- uso degli elettroni
- movimento dei quark/teoria delle stringhe
- geometria sacra
- energia dimensionale
- pensiero.

Il pensiero è una delle energie che stiamo studiando in questo libro. Io sono convinta che sia possibile muovere la materia con la forza del pensiero, se si sa come fare. L'universo fu creato dall'incredibile energia di una pura forma pensiero d'*amore*, che oggi penetra nel nostro mondo sotto forma di pura energia.

La comprensione di questa energia di pensiero ci permetterà di diventare creature interdimensionali, capaci di spostarci tra le dimensioni. Non appena i tuoi pensieri saranno puri, cose come il teletrasporto accadranno spontaneamente. Il pensiero è in grado di muoversi tra le dimensioni, ma solo se ha una vibrazione alta come, per esempio, l'amore, la gratitudine e la compassione. Pensieri con vibrazioni basse, come quelli di odio, malevolenza e avidità, ti tengono intrappolato nella prigione della terza dimensione. È possibile superarla grazie a una forma pensiero leggera.

La forma pensiero leggera

Credo che la "forma pensiero leggera" sia la forma di energia più pura e potente di questo universo. La definisco "leggera" e non di "luce"[1] perché persino la luce è più pesante. Questa forma pensiero non può avere alcun peso, perché ciò la terrebbe ancorata alla Terra. Essendo leggera, può invece abbandonare i confini del nostro Pianeta… e questa dimensione.

Che cosa sono i pensieri "pesanti"? Sono quelli che non lasciano mai il globo terrestre, ancore che ci mantengono in un paradigma familiare sulla Terra, che è il motivo per cui siamo tanto attaccati a loro e continuiamo a ricrearli. Paura, dubbio, incredulità, odio e risentimento sono solo alcuni di questi pensieri.

Fai attenzione a non creare pensieri negativi
che ti tengano ancorato all'illusione del Terzo Piano!

Personalmente, sono convinta che ci sia stato un tempo in cui comunicavamo con il pensiero, invece che con le parole, però, quando abbiamo sviluppato la comunicazione verbale, abbiamo dimenticato come fare. Di conseguenza, abbiamo scordato anche come tenere sotto controllo i pensieri negativi.

Ma sono i nostri pensieri e il nostro spirito a governare la nostra vita. I nostri pensieri e le nostre emozioni ci rendono ciò che siamo. Perché l'essenza spirituale che si trova nel nostro corpo del Terzo Piano possa compiere guarigioni, i nostri pensieri devono essere più puri possibile. Se cerchiamo di operare una guarigione quando abbiamo un pensiero negativo, questa non riuscirà.

Quindi, se mentre stai lavorando a una guarigione, una forma pensiero pesante ti attraversa la mente, fermati, aspetta e ricomincia solo

1 Ndt: È stata scelta la dicitura "forma pensiero leggera" per rendere l'espressione inglese "lite thought form", che nella lingua originale consente un gioco di parole intraducibile tra "lite" e "light".

quando emetterai una forma pensiero leggera. Ti basterà mantenere i tuoi pensieri puri per due o tre minuti per effettuare una guarigione o una lettura del corpo o dei pensieri di qualcuno.

Le forme pensiero sono molto potenti. Il giusto tipo di forma pensiero leggera può modificare le Leggi dell'universo. Queste forme pensiero si chiamano virtù, concetto che approfondiremo più avanti.

ESPRESSIONI DI POTERE

Man mano che la nostra anima del Quinto Piano si integra con l'illusione del Terzo Piano, la capacità di manifestare tramite la parola, il pensiero mirato e perfino con un'emozione forte, aumenta esponenzialmente.

Le nostre parole e le nostre forme pensiero dominanti sono potenziate dall'uso delle onde Theta. Questo avviene perché, quando siamo in Theta, non ci connettiamo solo alla scintilla di Dio che è in noi, ma anche direttamente al divino, all'essenza pura del Settimo Piano. Poiché questa è l'energia della creazione, è importante essere consapevoli di qualsiasi pensiero o espressione casuale e del modo in cui vengono proiettati. C'è una componente emotiva legata alle parole e alle forme pensiero che non segue sempre la logica. Quindi, non dobbiamo soltanto fare attenzione a quello che diciamo o pensiamo, ma anche al *perché* lo facciamo.

Pensa a tutte le parole e alle forme pensiero che sono parte del tuo schema mentale. Che cosa significano per te, a tutti i livelli del tuo essere? Magari ti stanno impedendo di andare avanti senza che tu lo sappia. Quando sviluppi le tue capacità di intuizione, le tue parole, le tue forme pensiero e i tuoi sistemi di convinzione hanno il potere di creare cambiamenti nella tua vita di tutti i giorni, nel bene e nel male. Se una frase è ripetuta abbastanza spesso, diventerà "realtà". Se un pensiero prende forma in uno stato Theta abbastanza profondo, è possibile che si manifesti all'istante.

Una volta che sei in grado di manifestare cambiamenti con il potere della mente, devi prestare particolare attenzione a quello che pensi e dici. Se formuli un pensiero o una frase negativi, di' sempre: "Cancella."

Per distinguere le paure che possono causare una manifestazione da quelle che non sono in grado di farlo, può essere necessario un profondo lavoro sulle convinzioni. Non tutti i pensieri o le frasi, infatti, si traducono in manifestazione, ma è molto importante che tu sia consapevole di ciò che potresti creare. (Per il lavoro sulle convinzioni, vedi pp. 76 e 77 e l'Appendice.)

Quando ti connetti al Creatore e fai una lettura con l'energia di Tutto Ciò Che È, è importante che ascolti le "parole" del Creatore. Se permetti alle tue paure, ai tuoi dubbi o alla tua scarsa fiducia di entrare nella lettura, la tua comunicazione con il Creatore sarà filtrata dal tuo sistema di convinzioni.

È importante essere consapevoli che le forme pensiero e le parole dette hanno il potere di sviluppare *una coscienza vivente*. Esplorando la tua psiche e quella dei tuoi clienti con il lavoro sulle convinzioni, puoi imparare a capire se una parola o un programma del subconscio sta provocando una disfunzione.

Conosciamo tutti il potere delle parole. Un pettegolezzo e una frase detta in maniera scortese possono causare dolore emotivo. Come parte del processo di crescita personale, molti imparano a non dire quello che pensano. Se fossimo in grado di leggerci costantemente nel pensiero, finiremmo per ferirci *sul serio*!

Che ne siamo consapevoli o meno, in realtà percepiamo e filtriamo i pensieri degli altri in continuazione. Ci sono situazioni in cui siamo bombardati dai pensieri negativi di persone che ci godono a non farsi piacere gli altri. Quando senti queste vibrazioni, puoi lasciare che t'influenzino oppure no: sta a te scegliere. Ci sarà gente cui non piaci tu o quello che fai. Ma se permetti agli altri di amarti e rispettarti, questa situazione cambierà. Devi essere pronto a ricevere amore dalle persone e a non aspettarti che non ti ameranno. Per evitare questa situazione si può, tra le altre cose, praticare il perdono e vivere la propria vita connessi alla coscienza del Settimo Piano di Esistenza. (Per un esercizio sul perdono, vedi p. 43 "Protezione attraverso il perdono".)

IL SETTIMO PIANO DI ESISTENZA: TUTTO CIÒ CHE È

Dopo migliaia di colloqui con i clienti, cominciai a notare che molte persone intuitivamente dotate erano connesse all'energia di un particolare Piano di Esistenza per volta. Me ne resi conto perché erano vincolate alle regole di quel piano e ne erano legate, escludendo tutti gli altri piani.

Cominciai a capire che doveva esserci un'energia onnicomprensiva che teneva insieme tutti i piani. Poi, dopo un'iniziazione ai Piani di Esistenza, imparai come andare al Settimo superando le Leggi stesse. Fu allora che trovai la strada per raggiungere il Creatore di Tutto Ciò Che È.

Quando andai al Settimo Piano, compresi che non ero mai stata separata dal Creatore di Tutto Ciò Che È. Non c'è separazione, tranne l'illusione che creiamo per tenerci qui, al Terzo Piano. Siamo sempre parte di Tutto Ciò Che È.

I principi del Settimo Piano

Il Settimo Piano di Esistenza è la pura energia di Tutto Ciò Che È. È onnicomprensivo. Diversamente dagli altri sei piani, la sua funzione è di avvolgerci con il suo amore, cambiando la nostra vibrazione umana per portarla alla perfezione.

Quando acquisiamo la consapevolezza che possiamo usare facilmente e senza sforzo l'energia di Tutto Ciò Che È del Settimo Piano, siamo in grado di creare la nostra realtà. In virtù di questa consapevolezza, il tempo smette di esistere. Ogni genere di separazione basata sulla dualità scompare, per rivelare la pura essenza del divino e amorevole Creatore di Tutto Ciò Che È.

Attraverso il Creatore, si verificano guarigioni, prese di coscienza e risultati istantanei. I problemi non si risolvono, ma cambiano, perché con un solo pensiero si crea un'altra realtà. Il pensiero è l'unica energia abbastanza veloce da influenzare l'energia di un protone e di un neutrone. Quindi, quando un ThetaHealer invia una forma pensiero leggera al Settimo Piano e si connette all'Energia di Tutto Ciò Che È, porta con sé un'immagine della realtà presente e testimonia che venga sostituita con un'immagine della realtà come dovrebbe essere.

Per guarire la malattia, dico agli studenti di entrare nell'energia atomica di Tutto Ciò Che È e di immaginare che siamo tutti fatti di atomi, poi di prendere lo schema di pensiero che genera la malattia e di testimoniare che venga sostituito da uno schema di pensiero che ristabilisce la salute. Questo processo provoca un riallineamento corretto degli atomi. Non importa di che tipo di malattia si tratti: puoi letteralmente spostarla, facendola entrare nell'energia di Tutto Ciò Che È, per far uscire salute e integrità.

Da questa prospettiva di microcosmo, consideriamo il Settimo Piano come l'energia che crea tutte le particelle che costituiscono l'atomo. È la fonte subatomica di Tutto Ciò Che È. È la creazione stessa, la sorgente di ogni forma di vita e molto di più.

3
LE LEGGI DEL SESTO PIANO: LE VIRTÙ DI ASCENSIONE

L'universo è tenuto insieme dall'incredibile energia delle Leggi. Le Leggi sono forme pensiero condensate, con un'alta frequenza di vibrazione, capaci di comunicare con noi assumendo le sembianze di una coscienza di gruppo. La loro energia è così alta che sono in grado di trascendere le energie del Primo, del Secondo, del Terzo, del Quarto e del Quinto Piano per diventare il collante universale che tiene insieme il tutto. La loro azione non si limita a questo universo, ma comprende anche universi multidimensionali.

Il Sesto Piano di Esistenza è composto dall'essenza delle Leggi. È stato definito il "grande vuoto" (o materia oscura) e parte della sostanza gelatinosa che, nella mia meditazione, attraversiamo per arrivare al Settimo Piano.

Ci sono Leggi che governano il Quinto, il Quarto, il Terzo, il Secondo e il Primo Piano. Queste Leggi creano un'immaginaria divisione tra i diversi piani, che in realtà costituiscono un'unità. Si tratta delle Leggi della fisica: la Legge del Magnetismo, la Legge dell'Elettricità, la Legge della Verità, la Legge di Natura, la Legge della Compassione, la Legge di Gravità, la Legge del Tempo e altre.

Le Leggi dell'universo in sé costituiscono un'enorme coscienza collettiva. Ci permettono di renderci conto che stiamo facendo esperienza della vita. Creano la struttura della realtà per cui esistiamo, respiriamo e siamo esseri umani.

Per nostra fortuna, siamo in grado di utilizzare alcune Leggi a nostro piacimento. Per esempio, tutti i giorni usiamo l'elettricità, schiacciando l'interruttore.

Poiché siamo creature del Terzo Piano che vengono dal Quinto, possiamo ricevere informazioni direttamente da una Legge e imparare così anche come piegare lo spazio con il pensiero, creare macchinari e produrre energia atomica. Nella storia sono nati individui che hanno ricevuto informazioni dalle Leggi e, di conseguenza, hanno contribuito a elevare la vibrazione dell'umanità. Persone come Platone, Aristotele, Leonardo da Vinci, Galileo, Newton, Tesla, Edison e Einstein sono nate tutte con la capacità di canalizzare informazioni dalle Leggi. Per esempio, Tesla canalizzava la Legge del Magnetismo e quella dell'Elettricità. Quando Galileo avanzò l'ipotesi che la Terra ruotasse intorno al Sole, le sue teorie non ebbero molto successo e molti si presero gioco di lui. La Chiesa tentò d'imporgli che cambiasse idea, perché era evidente che fosse il Sole a ruotare intorno alla Terra. Galileo traeva ispirazione dall'intelligenza delle Leggi.

I guaritori che usano le Leggi del Sesto Piano utilizzano il suono, il colore, la geometria sacra o le forme geometriche, i numeri o la numerologia, il magnetismo o la griglia magnetica terrestre, l'astrologia o la luce. A volte, nelle guarigioni, il Creatore ti manderà al Sesto Piano, dove è possibile che tu senta suoni, veda colori o riceva formule matematiche per le malattie. Sono le Leggi che insegnano le formule matematiche dell'atomo.

La filosofia del Sesto Piano è: "Se si è rotto, aggiustalo." Spesso, i guaritori che operano su questo piano si perdono in spiegazioni troppo elaborate, disperdendo enormi quantità di energia. Sovente, inoltre, diventano insensibili alla verità e si arrabbiano facilmente con se stessi e con gli altri nella loro ricerca della "Verità". Per il corpo umano è difficile sostenere questo e altri tipi di "vibrazioni delle Leggi" per lunghi periodi. Ci vuole una grande dose di perseveranza e di esercizio per riuscirci, ma usando l'amore è possibile farlo. Il Sesto Piano ha una vibrazione forte, che impone a chi gli si connette verità e responsabilità.

È importante che quelli che usano il Sesto Piano di Esistenza sviluppino la consapevolezza che quella che vivono è un'illusione e che sono loro a crearla. Sanno che non hanno più bisogno di punirsi per crescere e progredire. Su questo piano la battaglia tra bene e male non esiste più ed è rimpiazzata dalla pura Verità. Chi lavora esclusivamente su questo piano a volte è definito *mistico*.

Ogni Legge è un'enorme coscienza, con coscienze più piccole a essa connesse. Ha un'essenza simile a quella di uno spirito e una coscienza viva e in movimento. Non dovresti mai permettere o chiedere a una Legge di entrare nel tuo spazio o nel tuo corpo con la totalità della sua essenza, perché può causare problemi che è meglio evitare. Il corpo umano è troppo fragile. Prima di parlare con le Leggi fuori dal tuo "spazio" fisico, dovresti connetterti al Settimo Piano di Esistenza.

Puoi invitare una Legge a parlare con te, ma dipende da lei se accettare o no. Puoi parlare con questi esseri attraverso il Settimo Piano di Esistenza, ma per lavorare con loro devi padroneggiare certe virtù. Le virtù sono caratteristiche morali positive che determinano il nostro modo di vivere. Guidano il vascello del nostro spirito verso le Leggi.

I PRINCIPI DELLE LEGGI

Le Leggi dell'universo costituiscono la struttura del Sesto Piano di Esistenza. Sono sempre al lavoro intorno a noi e interagiscono con noi tutti i giorni. Buoni esempi di Leggi che operano per noi quotidianamente sono la Legge di Gravità, del Tempo, del Magnetismo e dell'Elettricità. Una delle Leggi cui ti connetterai nel lavoro con le onde Theta è quella della Verità, che ti aiuterà nella tua vita. La Legge della Compassione si trova spesso all'ingresso del Settimo Piano. Appare sotto forma di nuvola rosa. Come si dice: "È con la compassione che si raggiunge il Creatore di Tutto Ciò Che È".

Le Leggi possono essere piegate, come quando un aeroplano si alza in volo e la velocità diventa più forte della gravità. Puoi piegare la Legge dell'Elettricità se azioni un interruttore. Il passo successivo sarebbe quello di permettere all'elettricità di fuoriuscire dalle tue dita.

C'è una grossa differenza tra piegare le Leggi e usarle su questo Terzo Piano di Esistenza. Usiamo le Leggi in continuazione. Il motore a combustione ne è un buon esempio. Guidiamo per strada a cento all'ora anche senza capire il funzionamento di questa Legge: la utilizziamo senza problemi. Ma le persone che hanno costruito il primo motore dovevano conoscere e canalizzare la Legge per farlo. C'è stato un tempo in cui la gente credeva che, superando gli ottanta all'ora, si sarebbe finiti in pezzi! Ma qualcuno la pensava diversamente, e guardaci adesso! Tesla, per applicare la Legge dell'Elettricità e quella del Magnetismo in questa realtà, doveva comprendere certe Leggi. Potrebbe essere nato con una predisposizione genetica a certe virtù, così da aver sviluppato la tendenza a connettersi alle diverse energie di certe Leggi. Uomini come lui sono sempre stati all'avanguardia nelle invenzioni.

La connessione speciale a una Legge

Tutti nasciamo con un legame speciale con una Legge. Per esempio, io sono legata alla Legge della Verità e penso che faccia parte della mia ricerca. Sono convinta che il processo di evoluzione di chi comprende di essere una scintilla di Dio avverrà in stretta connessione e armonia con una particolare Legge. Credo inoltre che, una volta presa coscienza di questo legame, svilupperemo un'affinità con una Legge dell'universo.

Le Leggi sono state tra i miei migliori insegnanti e, per quella che è la mia esperienza, si trovano oltre le esplosioni emotive. Alcuni sostengono di essere in grado di canalizzare le Leggi, ma chi è soggetto a grande instabilità emotiva non può farlo, perché le Leggi, per loro stessa essenza, sono oltre i sentimenti negativi. È possibile imparare moltissimo dalle Leggi. Dopo aver ricevuto un loro insegnamento, sprizzerai di energia.

Le Leggi principali

Questo è un piccolo elenco delle principali Leggi. Non è completo, perché in realtà ne esistono milioni, ma queste sono quelle che dovremmo conoscere in questa vita.

- Sotto la Legge della Verità ci sono la Legge della Profezia e la Legge del Movimento, che dice: "Una volta in movimento, sempre in movimento." Sotto la Legge del Movimento ci sono la Legge del Libero Arbitrio e la Legge del Pensiero: "Penso, dunque sono." Sempre sotto la Legge del Movimento ci sono anche la Legge della Velocità e la Legge di Causa-Effetto, chiamata anche Legge del Karma. Sotto la Legge di Causa-Effetto ci sono la Legge della Saggezza, quella dell'Azione e quella della Giustizia. Sotto la Legge della Giustizia c'è la Legge della Testimonianza o dell'Accettazione. La Legge della Testimonianza è la potentissima regola per cui, perché qualcosa accada, deve essere testimoniato.

- Sotto la Legge del Magnetismo c'è la Legge di Gravità. Sotto la Legge di Gravità ci sono quelle del Tempo e dell'Attrazione. Sotto la Legge del Tempo ci sono la Legge della Geometria Sacra e quella delle Dimensioni (evita di restare intrappolato nella Legge delle Dimensioni, perché le dimensioni sono moltissime.) Sotto la Legge delle Dimensioni c'è la Legge dell'Illusione, che è quella che continua a farti pensare di essere qui. Sotto la Legge dell'Illusione c'è la Legge del DNA, che è connessa a tutte le forme di DNA esistenti. Sotto la Legge del Tempo c'è anche il Registro Akashico o Sala degli Archivi.
- Sotto la Legge della Vibrazione c'è quella dell'Energia, e sotto quella dell'Energia c'è la Legge della Focalizzazione. Sotto la Legge dell'Intensità ci sono quella della Luce, dei Toni e dell'Elettricità.
- La Legge della Compassione ha la capacità di piegare diverse Leggi. Sotto la Legge della Compassione ci sono la Legge della Purezza d'Intenzione, la Legge della Pazienza e la Legge dell'Emozione. Non esiste invece la Legge dell'Amore. L'Amore è pura Energia del Settimo Piano di Esistenza. Semplicemente è ed è la realtà più elevata.
- La Legge di Natura ha un nome, Oma. Governa tutto ciò che ha a che fare con la Terra e con questa galassia. Sotto di lei ci sono varie Leggi, come quella dell'Equilibrio. La Legge di Natura cambia e migliora di continuo basandosi sulla Legge della Vita. Sotto la Legge della Vita ci sono gli elementi, acqua, aria, terra e fuoco. Non c'è una Legge della Creazione della Vita, perché la vera energia creatrice è l'energia di amore puro di Tutto Ciò Che È del Settimo Piano di Esistenza.

Oltre a quelle che ho citato qui, ci sono molte altre Leggi.

Incontrare una Legge

Per incontrare una Legge, devi salire oltre il tuo spazio, al Settimo Piano (vedi pp. 19 e 20) e chiedere al Creatore di Tutto Ciò Che È di farti incontrare una Legge. Devi chiedere esplicitamente alla Legge di venire da te. È possibile che incontrerai la Legge di Causa-Effetto, che a volte si presenta come un doppio specchio o una doppia cascata. Oppure è possibile che si mostri la Legge della Compassione, che ha l'aspetto di soffici nuvole rosa. Capita anche che le Leggi prendano la forma di grandi volti e di sfere di energia.

Chiedi a una Legge di venire da te e presentati, poi avrai un'esperienza di comunicazione. Non stupirti se, nei giorni successivi, quest'incontro si ripeterà in maniera conscia, con occhi e orecchie fisiche, perché le Leggi possono assumere forma concreta per comunicare con te.

Sali sempre al Creatore prima di fare qualsiasi altro lavoro. E ricorda di restare concentrato. Altrimenti, rischi di perderti nelle attrattive del Sesto Piano.

Questo è l'unico piano in cui puoi incontrare una Legge. Non puoi piegare una Legge finché non hai raggiunto il livello di maestria nelle virtù necessarie.

Benvenuto nel mondo delle Leggi.

1. Sali al Settimo Piano di Esistenza (vedi pp. 19 e 20) e chiedi alla Legge di venire da te dicendo: "Creatore di Tutto Ciò che È, è richiesto che io incontri una Legge del Sesto Piano di Esistenza. Grazie. È fatto, è fatto, è fatto."
2. Testimonia d'incontrare una Legge attraverso il Creatore di Tutto Ciò Che È.
3. Quando decidi di ritornare, fai uscire la tua coscienza dal Sesto Piano di Esistenza, sciacquati con l'energia del Settimo e resta connesso a questa energia.

È molto più facile incontrare la tua Legge, quella cui sei collegato fin dal principio.

Incontrare la Legge cui sei collegato

1. Sali al Settimo Piano (vedi pp. 19 e 20) e chiedi alla Legge di venire da te, dicendo: "Creatore di Tutto Ciò Che È, chiedo di conoscere la Legge del Sesto Piano cui sono collegato. Mostramela nel modo più alto e migliore."
2. Incontra la Legge e fai la sua conoscenza.
3. Quando hai finito, sciacquati con l'energia del Settimo Piano e resta connesso a questa energia.

Leggi fisiche e Leggi emozionali

Nei fatti, esistono due tipi di Leggi nell'universo: le Leggi fisiche e le Leggi emozionali. A volte un'emozione o una virtù sono così potenti da diventare Leggi. Per esempio, la Legge della Compassione può piegare Leggi fisiche come quelle dell'Elettricità e del Magnetismo, anche se è una Legge *emozionale*.

Come funzionano le Leggi

Alcune Leggi possono essere piegate, altre infrante. La Legge del Tempo è una delle prime Leggi che è possibile piegare. Molti ThetaHealer riescono a farlo perché possiedono le qualità fondamentali (virtù) necessarie, come la compassione e il desiderio di aiutare il Pianeta. Sono queste qualità fondamentali a permettere di piegare questa Legge con facilità. La Legge del Tempo, però, può solo essere piegata, non infranta. Non si ferma il tempo dell'intero Pianeta, s'influenza soltanto il proprio paradigma, il proprio mondo microscopico. Non rallento la rotazione della Terra solo perché lo desidero. Ciò significherebbe lavorare su una Legge diversa, che non sono in grado di piegare: *una Verità Ultima*.

Le Leggi che non possono cambiare si chiamano Verità Ultime. Appartengono a questo gruppo la Legge della Rotazione del Pianeta e quella del Libero Arbitrio. Secondo la Legge del Libero Arbitrio, tu sei dotato di libero arbitrio e condividi questo Pianeta con altri miliardi di anime dotate della stessa facoltà. Le Verità Ultime governano le Leggi *inferiori*.

Per interagire con una Legge, *devi prima andare al Settimo Piano di Esistenza*. Per entrare in contatto con l'essenza di una Legge nel suo stato puro, devi filtrarla attraverso il Settimo Piano.

Se vuoi fissare l'energia della Legge o utilizzarla e applicarla, devi possedere le virtù per connetterti a essa (vedi più avanti). Poi devi chiedere il nome della Legge. Il nome di una Legge è un tono o una vibrazione e devi usarlo per interagire con lei. Dopo, aspetta che ti giungano l'energia, la vibrazione e le informazioni.

VIRTÙ E VIZI

Le virtù sono schemi di pensiero che si muovono più veloci della luce. Hanno la capacità di piegare tempo e spazio. Quando hai raggiunto il livello di maestria in una virtù, hai anche il totale controllo di una forma pensiero di vibrazione elevata. Una volta che i tuoi pensieri hanno raggiunto una vibrazione abbastanza alta, possono entrare in connessione con una Legge e lavorare all'unisono con essa. Invece i pensieri negativi e i vizi a loro connessi non superano mai l'attrazione del campo magnetico terrestre. Niente mette in risalto la dualità che caratterizza il Terzo Piano di Esistenza meglio dei vizi e delle virtù.

La maggior parte delle virtù è legata a esperienze di apprendimento che comprendono vizi o pensieri negativi da superare in modo da raggiungere tali virtù. Sradicare i vizi e coltivare le virtù sono attività che vanno di pari passo.

Utilizziamo i vizi per motivarci a progredire. Non sono nostri nemici; al contrario, esistono per farci sentire al sicuro. Creano la nostra "comfort zone". Per esempio, se nutriamo risentimento e odio verso un genitore violento, questi sentimenti lo terranno a distanza, creando una barriera tra noi e lui. Il nostro subconscio cerca di proteggerci. È vero che continua a farci provare risentimento, ma spesso quest'emozione è connessa a lezioni positive.

Uno dei motivi per cui alcune persone non raggiungono il livello di maestria di una virtù è il loro attaccamento a questo Piano di Esistenza e alle relazioni con la propria famiglia e gli amici. Temono che, progredendo troppo a livello spirituale, si sposteranno oltre il Terzo Piano, lasciando indietro i loro cari. Non hai idea di quanto il tuo spirito ami la famiglia e gli amici in questa esistenza.

A livello intrinseco, tuttavia, l'anima sa già di dover sviluppare delle virtù. Così, crea situazioni in modo che possiamo coltivare quelle funzionali all'obiettivo che si sta cercando di raggiungere. Quindi, le cose che ti sembrano sbagliate nella tua vita non hanno nulla che non vada a un livello superiore. Siamo noi a creare ogni situazione negativa (o positiva) per aumentare il nostro livello di vibrazione. È la nostra reazione alle circostanze a determinare la profondità del dolore e della sofferenza o della gioia e della felicità che proveremo nella vita quotidiana.

La nostra sfida è vivere in uno stato di puro amore e non lasciarci influenzare da tutta la negatività di questa esistenza. Scoprire che siamo noi a creare la nostra vita è un modo per farlo. È vero infatti che la nostra anima crea in continuazione esperienze che ci permettono di imparare. Ma, quando ci concentriamo, possiamo diventare consapevoli di ciò che sta creando.

Per esempio, se il Creatore vuole che io impari la gentilezza, posso decidere di essere gentile con dieci persone al giorno, acquisendo così questa virtù, invece di impararla da situazioni difficili. Così facendo, possiamo concentrarci sul nostro compito divino, che è il motivo per cui siamo qui proprio in questo preciso momento storico. Questa missione divina per cui scendiamo sulla Terra si definisce anche tempismo divino (*divine timing*). La tua anima sa già quasi tutto quello che ti sto insegnando. Sa quale virtù è qui a imparare in quanto parte della sua missione divina. Perfino un maestro illuminato del Quinto Piano venuto sulla Terra come tutor è aperto ad acquisire altre virtù.

L'importante è essere in grado di acquisire virtù tutte le volte che vogliamo.

Piegare le Leggi acquisendo virtù

Per quanto sia importante acquisire virtù, è necessario avere la capacità di controllare i nostri pensieri, inviandoli con gentilezza, amore, armonia e umiltà. Queste energie vengono generate quando si hanno abbastanza virtù da piegare una Legge. Per esempio, gli esseri interdimensionali del Quarto e del Quinto Piano di Esistenza sono allo stesso tempo con noi su questo piano e fuori dalla nostra dimensione, e hanno la capacità di spostarsi a loro piacimento tra le dimensioni. Sviluppano questa abilità grazie alla piena padronanza delle virtù che consentono loro di accedere alle Leggi e piegarle. Quando raggiungi il livello di vibrazione necessario per piegare una Legge, quest'ultima comincia a interagire con te, fornendoti informazioni.

Le Leggi sono la trama del tessuto dell'universo. Tramite il pensiero, c'è una maniera per piegare quasi tutte le Leggi. Ma il pensiero deve essere puro – un pensiero di luce pura – e inviato con precisione nella struttura atomica del principio di tutta la creazione.

Per capire come piegare certe Leggi con il pensiero, devi conoscere il nome sacro della Legge e la vibrazione dei tuoi processi mentali deve essere abbastanza elevata da raggiungere la forma pensiero della Legge in questione, ossia devi avere la giusta virtù.

Quasi tutti i testi sacri, tra cui la Bibbia, la Torah, il Dhammapada buddista, la Bhagavad Gita e il Corano, parlano di far proprie le virtù per allontanare le emozioni ed evitare atti negativi. Gli antichi conoscevano l'importanza di tenersi alla larga dai pensieri negativi. Tanto le scritture moderne quanto quelle antiche ci insegnano il potere della purezza del pensiero e l'importanza delle virtù. E tutte ci dicono di stare lontani da pensieri malvagi, come gelosia, odio, avidità e risentimento. A differenza di quanto sappiamo oggi, i saggi dei tempi antichi non conoscevano direttamente le molecole dell'emozione, ma capivano comunque d'istinto che i sentimenti negativi portavano problemi nella loro vita.

Così, molto spesso, in passato, ci sono state date indicazioni sulle virtù; tuttavia, per i nostri limiti, siamo stati in grado di accettare questo messaggio solo in modo frammentato. Ci vuole un grande coraggio spirituale per fare propria questa conoscenza e, in passato, né la classe dirigente né la popolazione in generale aveva una simile capacità di dedizione alla virtù. Oggi questa situazione sta cambiando.

Se sviluppare le virtù è importante, bisogna anche essere in grado di applicarle e fonderle insieme nel modo giusto. È possibile che, per manipolare una Legge, basti possedere sommariamente un tipo di virtù, ma ti servirà anche l'energia di molte altre. I ThetaHealer fanno questo di continuo. Quando salgono dal Creatore e visualizzano una guarigione, utilizzano non solo la virtù della fede, ma anche quella dell'equilibrio, della gentilezza, del perdono, della gratitudine, dell'accettazione, della capacità di stupirsi, della speranza, del servizio, del coraggio e della compassione. Questi sono gli ingredienti della miscela necessaria per operare guarigioni in maniera costante e per attivare ciascuna Legge. Ci permettono di innalzare la nostra vibrazione al livello in cui siamo in grado di comprendere le Leggi, entrare in contatto con esse e piegarle in maniera pura. Acquisire la consapevolezza della nostra connessione al Creatore è nostro diritto di nascita, ma le virtù ci spingono a farlo tenendo una frequenza vibrazionale pura. Se possiedi solo tre delle cinque virtù che servono per lavorare con una Legge, probabilmente non permetterai a Dio di compiere una guarigione istantanea. Se ti manca una certa virtù e il tuo spirito decide di connettersi alla Legge delle Verità, automaticamente la tua esistenza prenderà una piega tale da farti acquisire quella virtù. Quindi, nella tua vita cominceranno ad affacciarsi delle difficoltà.

Padroneggiare le virtù

Come fai a sapere di aver imparato abbastanza tanto da aver raggiunto il livello di maestria in una virtù? Lo capisci perché a quel punto riconosci di aver raggiunto questa condizione, metti in pratica la virtù e percepisci il cambiamento dentro di te. *Sentirai* senza dubbio il cambiamento, soprattutto quando ti renderai conto di ciò che sta cercando di insegnarti l'universo. La vita non è fatta per torturarti, ma per darti degli insegnamenti.

Questo processo pertiene al risveglio. Il risveglio è la presa di coscienza che sei una creatura del Quinto Piano che vive in questa illusione e che vuole progredire, avanzando nei livelli del Quinto Piano.

Più virtù acquisisci, più diventa semplice lavorare con le persone e capirle. Più guarigioni fai, più persone raggiungi. Più ne raggiungi, più ne cambi. Più persone cambiano, più si alza la frequenza su questo piano, in preparazione della prossima evoluzione.

Così, se acquisiamo virtù, rendiamo possibile la progressione verso un nuovo livello di evoluzione. Raggiungere il livello di maestria di una virtù cambia la frequenza di una forma pensiero, che potrà connettersi a una particolare Legge. Certe virtù permettono di entrare in contatto con Leggi specifiche, consentendoci di lavorare con loro in modo continuo.

LE VIRTÙ DELLE LEGGI

Queste sono alcune delle virtù che servono per piegare le Leggi: abilità, accettazione, affabilità, affidabilità, allegria, amore, amorevolezza, appagamento, armonia, assertività, autenticità, autodisciplina, bellezza, capacità di comunicazione, capacità di cooperazione, capacità di stupirsi, carisma, chiarezza, compassione, comprensione, concentrazione, convinzione, coraggio, cortesia, creatività, curiosità, decisione, dedizione, determinazione, devozione, dignità, disponibilità, distacco, divertimento, eccellenza, empatia, fede, fiducia in se stessi, fiducia, flessibilità, forza, generosità, gentilezza, gioiosità, giustizia, gratitudine, grazia, idealismo, immaginazione, impegno, integrità, intelligenza, lealtà, moderazione, modestia, moralità, nobiltà, onestà, onore, ordine, ottimismo, pace, passione, pazienza, perdono, perseveranza, pietà, preparazione, pulizia interiore, purezza d'intenti, resistenza, responsabilità, rispetto, saggezza, servizio, sincerità, speranza, stima, tatto, temperanza, tenacia, tolleranza, umiltà, umorismo, unità, venerazione, veridicità, visione.

I paragrafi che seguono forniscono esempi di virtù e vizi, per spiegare in quale modo queste forme pensiero possono offrirci un vantaggio o ostacolarci.

La virtù del servizio

Quando cominciai a operare guarigioni, ero ossessionata dall'energia della guarigione istantanea. La prima volta che si verifica una guarigione istantanea, ti senti felice e provi amore per il mondo intero, almeno per un paio d'ore, finché qualcosa non ti fa tornare con i piedi per terra. Più sperimenti quest'energia, più la sensazione di gioia e amore perdura. Qualche volta la guarigione istantanea di una persona è seguita dalla guarigione di diverse altre. Quando capita, sei pieno di gioia per due o tre giorni e non hai bisogno né di mangiare, né di dormire.

La prima volta che accadde a me, ci fu un effetto collaterale: quando l'euforia svanì, cominciai a sentirmi depressa, triste e scontrosa. Con tutti quegli alti e bassi durante la giornata, quando finivo di lavorare, dovevo fare un bagno per lavare via quel che era accaduto nelle ore precedenti prima di riuscire a scambiare due parole con qualcuno. Poi imparai a restare connessa all'energia di Tutto Ciò Che È, in modo da non avere quegli sbalzi d'umore. Esercitai la mia mente a riconoscere che la connessione era costante. *Quest'energia non è connessa a me; sono io a essere connessa a lei*. Non è una cosa che parte da me, perché siamo tutti connessi a Tutto Ciò Che È. Non controllo il mondo intero, ma ne faccio parte. Quindi, posso muovere quest'energia e creare ciò di cui ho bisogno per progredire.

Scoprii che se facevo un piccolo sforzo in più e mettevo i bisogni degli altri prima dei miei, passando un po' di tempo con chi era malato, riuscivo a trattenere quell'energia più a lungo. La lezione che avevo imparato era la virtù del *servizio*.

La virtù della tolleranza

È molto importante sviluppare tolleranza per capire noi stessi e gli altri. Tollerare il mondo che ci circonda ci permette di vederlo con chiarezza. Se non fossimo tolleranti, non potremmo cogliere pienamente la verità. Se qualcuno viene da noi per una guarigione, e in lui noi vediamo solo il buono e non il cattivo, respingeremo la verità perché non siamo capaci di tollerarla. Per guardare nel cuore di qualcuno, dobbiamo essere in grado di vedere la verità, e questo richiede un certo livello di tolleranza. Per guardare nel futuro, dobbiamo avere una tolleranza autentica verso l'umanità. Alcuni non sono buoni guaritori a causa dell'odio che provano verso le altre persone, per non parlare di quello che sentono per il loro corpo. Tolleranza significa essere capaci di accettare le cose così come sono, senza lasciarsi influenzare particolarmente da loro, in modo da proseguire per la propria strada.

Uno dei motivi per cui riesco a vedere nelle vite dei miei studenti è che sono in grado di amarli e di accettare quello che fanno, anche se non concordo con loro su ogni cosa. So che le mie intenzioni di aiutarli sono pure, perché non permetto alle mie opinioni di interferire e faccio del mio meglio per lasciare che il Creatore di Tutto Ciò Che È parli attraverso me.

Se ti trovi in situazioni strane o stressanti con le persone della tua vita, è possibile che sia per apprendere la virtù della tolleranza.

La virtù del coraggio

Avere coraggio non significa non aver paura,
ma giudicare che c'è qualcosa di più importante della paura.
Forse non vivrai per sempre, ma chi è troppo cauto non vive mai.

Siamo coraggiosi quando affrontiamo le nostre paure e andiamo avanti. A volte pensiamo che stiamo affrontando il male, ma in realtà sono le nostre paure interiori a mettersi contro di noi. Anche lottare contro paure e abitudini negative ci dimostra che possiamo raggiungere i nostri obiettivi, malgrado le circostanze non siano a nostro favore. Ecco perché è importante raggiungere la maestria nella virtù del coraggio.

Il coraggio è una virtù che ne riunisce diverse altre perché, senza di esso, molte di loro non esisterebbero. Si disintegrerebbero, perché ci vuole coraggio a imparare una virtù. Dovremmo avere il coraggio di dire: "Vediamo se funziona" oppure "Sto pregando il Creatore" o "Credo nel Creatore di Tutto Ciò Che È", o almeno "Io credo".

Se le tue guarigioni sono efficaci soltanto in alcuni momenti, è possibile che nel tuo cervello ci sia una forma pensiero di energia bassa che ti blocca. Ci vuole coraggio per diventare consapevoli di queste forme pensiero disfunzionali e ancora più coraggio per ripulirle e permettere alla guarigione di avvenire.

La virtù dell'audacia

L'energia dell'audacia è diversa da quella del coraggio. È l'assenza di paura. È qualcosa che semplicemente abbiamo. È anche una magnifica virtù.

Nella vita ci vogliono sia coraggio sia audacia. Quest'ultima spesso si sviluppa dopo il coraggio.

La virtù del perdono

Con certe virtù come, per esempio, la gioia, non funziona il detto "fai finta che sia così finché non ci riesci per davvero". Quella della gioia è una virtù che va imparata a livello animico. L'unica virtù per cui questo detto è valido è quella del perdono. Per farlo, bisogna ripetere il pensiero *Io ti perdono, io ti perdono, io ti perdono* finché, alla fine, si sviluppa la virtù del perdono autentico.

Il perdono ha una vibrazione così alta che solo pronunciare la parola può proteggerti. Perdonare gli altri può dissolvere l'energia negativa e i pensieri perché li invia di riflesso a chi ce li ha mandati.

Nella Bibbia si dice di perdonare i propri nemici. Farlo ti protegge da loro. Il perdono è la più alta forma di protezione esistente.

PROTEZIONE ATTRAVERSO IL PERDONO

Quasi tutti riusciamo a pensare a qualcuno cui non piacciamo o che ci odia. Non fraintendermi: la maggior parte dei tuoi "nemici" non vale il tuo tempo, ma voglio che tu pensi a qualcuno che ti stia mandando pensieri negativi o a qualcuno che ti abbia fatto un torto. Questo esercizio va eseguito focalizzandosi su una sola persona alla volta.

1. Sali al Settimo Piano, connettiti al Creatore (vedi pp. 19 e 20) e immagina che la persona che ti ha ferito sia di fronte a te.

2. Immagina di spiegarle in quale modo ti ha ferito e che cosa ti ha fatto.

3. Immagina di dirle che la perdoni per averti ferito. Mentre lo fai, osserva la sua reazione.

   Se, nella visione, la persona è ancora di fronte a te e ti dice di essere dispiaciuta, significa che prova rimorso per il suo comportamento. Quando prendi coscienza del suo rimorso, l'energia del perdono ti protegge dai pensieri di rabbia che la persona t'invia. Questo ti consente di provare compassione per lei.

   Se, nella visione, la persona scompare andando in cenere, significa che non prova rimorso e questo rimuove da te tutti i suoi pensieri negativi. La persona che prova odio nei tuoi confronti, dovrà affrontare i propri pensieri negativi e non avrà più influenza su di te. Ciò significa che la lezione che dovevi apprendere da questa persona si è conclusa e sei protetto dai suoi pensieri negativi.

Se, nella visione, la persona è ancora davanti a te e non dice nulla, la lezione che dovevi apprendere non è conclusa. Ciò significa che devi lavorare sulle convinzioni legate a questa situazione. Man mano che ti libererai dagli obblighi che riguardano ciò che questa persona ha da insegnarti, lei comincerà a rimpicciolire nella visione.

In qualche caso la persona ti porgerà le sue scuse e forse riuscirà a fare ammenda.

In tutti i modi, il perdono è la protezione più potente, perché quando dici a qualcuno "ti perdono", significa che non accetti più alcuna energia negativa proveniente da lui.

Il vizio di criticare

La critica a se stessi e agli altri è il vizio in cui è più facile cadere. Finché restiamo ipercritici, non usciamo dalla nostra comfort zone e non raggiungiamo la completa illuminazione. Quando pratichiamo il ThetaHealing, dobbiamo essere in grado di sbarazzarci (o, se non altro di controllare) la nostra tendenza a criticare, almeno mentre lavoriamo alla guarigione.

Gli esseri umani sono creature interessanti. Il nostro istinto di sopravvivenza ci ha portato a confrontarci con gli altri e lo abbiamo fatto per così tanto tempo che quest'abitudine è diventata un programma dell'inconscio collettivo. È diventata istintiva. Paragoniamo di continuo la nostra intelligenza, la nostra salute e il nostro corpo con quelli degli altri. Confrontiamo vestiti, gioielli e persino quanto guadagniamo. È possibile che, per perdere quest'abitudine e per lasciar andare altri tipi di pensieri pesanti, occorra un certo allenamento. Quando, però, questo diventerà il tuo obiettivo conscio, il Creatore ti manderà molte persone con cui fare pratica. Incontrerai individui che rispecchiano le tue forme pensiero pesanti, finché non avrai raggiunto la perfetta padronanza di questa virtù.

La critica è una delle forme pensiero pesanti che abbassano velocemente la tua vibrazione, impedendoti di progredire. Molte persone sulla Terra non vogliono fare progressi e, in effetti, sta a noi decidere se farlo o meno. Questo, però, è l'unico momento nella storia in cui siamo in grado di acquisire tutte le virtù in una sola esistenza, invece di apprenderne una o due in ciascuna vita.

Perché ci è possibile acquisire tutte le virtù in questa vita? Perché le abbiamo già! Ci appartengono: dobbiamo soltanto ricordarle in questo corpo del Terzo Piano. Abbiamo l'opportunità d'integrare sé fisico e sé spirituale, prendendo coscienza delle virtù che abbiamo già acquisito. In quale altro modo potremmo insegnare l'amore ai figli dei maestri?

Ogni volta che risvegliamo qualcuno, che infondiamo speranza e doniamo amore e che facciamo la differenza, avanziamo a livello spirituale. Alcuni di noi vogliono raggiungere i livelli spirituali più alti, per aiutare non solo qualche persona ma milioni d'individui. Alcuni di noi scriveranno libri che risveglieranno le folle. Altri faranno lo stesso tenendo corsi. È improbabile che la maggior parte di noi si accontenterà di risvegliare una persona sola, ma dovremmo sempre ricordare che quell'unico individuo potrebbe risvegliarne, a sua volta, milioni. In ogni caso, siamo venuti qui con l'impegno preciso di risvegliare gli altri e non ci sono limiti ai risultati che possiamo ottenere.

Il vizio dell'egocentrismo

Uno dei vizi che impediscono di perfezionare le virtù è l'egocentrismo. Questo vizio produce altro karma. L'ho visto in molti dei miei clienti e studenti. Fare a gara per essere "il miglior guaritore" è un perfetto esempio di egocentrismo. Ricorda: *il miglior guaritore è il Creatore di Tutto Ciò Che È e il nostro compito è testimoniare le guarigioni*.

Per fare un altro esempio, parecchi studenti ai miei corsi sostengono di sapere cosa io pensi in un preciso momento. Di solito mi riferiscono qualcosa di completamente sbagliato. Quelli che mi raccontano sono i *loro* pensieri. Essere egocentrici non permette loro di vedere la verità.

C'è una bella differenza tra essere egocentrici e riconoscere di avere un dono. L'egocentrismo può impedirti di utilizzare molti talenti. Se sei troppo egocentrico, sarai d'ostacolo a te stesso nel raggiungimento delle tue massime potenzialità e nella comprensione di ciò su cui devi lavorare. Hai veramente certe caratteristiche o *pensi* solo di averle? È possibile che tu sia spiritualmente evoluto mentre il tuo ego tiene a distanza le persone.

Avere un ego non è una brutta cosa. Un ego sano stabilisce come ci vestiamo e come ci muoviamo; è ciò che ci rende chi siamo. Invece è egocentrismo quando pensiamo *Ruota tutto intorno a me*, e questo atteggiamento può sfociare nel narcisismo. Le persone egocentriche pensano che tutti esistano per loro. È importante riconoscere la differenza tra avere un ego ed essere egocentrici. Questa consapevolezza mantiene l'ego al suo posto ed evita i problemi che l'egocentrismo può causare.

Un buon modo per mantenere l'ego in equilibrio è quello amare gli altri come *loro* hanno bisogno di essere amati. Questo può renderci un po' vulnerabili. Ma molti di noi, prima di venire qui, hanno promesso di risvegliare le persone, il che significa che dobbiamo cogliere l'occasione per aiutare.

Se testimoniamo le guarigioni fatte dal Creatore, è possibile che avremo un certo successo in questa stessa pratica e nelle letture psichiche. Ecco perché dobbiamo sempre attribuire il merito a Dio Creatore. Dio è il guaritore. Noi siamo i testimoni. Se un guaritore è confuso su questo, l'universo trova il modo per chiarirgli le idee. A volte lo vedo negli studenti che hanno appena cominciato il ThetaHealing. Dopo il primo corso, all'improvviso pensano di essere diventati degli esperti tutto in una volta, anche se in realtà hanno solo iniziato a imparare.

Avere *fiducia in se stessi* significa essere testimoni delle guarigioni del Creatore di Tutto Ciò Che È, mentre essere egocentrici significa prendersene il merito. È importante comprendere la differenza tra questi due concetti distinti.

LIBERA LA TUA MENTE

Io credo che, quando riusciremo a mantenere e a concentrare le giuste combinazioni di virtù, nelle giuste formule, anche solo per alcuni secondi, saremo in grado di muovere e piegare l'universo e di trasportarci da un piano all'altro. Molte persone, però, di fronte a questa possibilità, si connettono a un'emozione pesante per tenersi radicate a questa realtà e per restare qui. Creiamo queste emozioni per non dover muovere il passo successivo nella nostra evoluzione spirituale. Ecco perché è tanto importante essere consapevoli di quando scivoliamo nelle emozioni negative: perché possiamo indirizzare di nuovo il nostro pensiero in maniera conscia. Questo non significa che dobbiamo prendercela con noi stessi per queste emozioni, ma solo che dobbiamo ristabilire il focus.

Ogni volta che ci lasciamo ossessionare da emozioni negative legate a una situazione o a una persona, ciò che sentiamo ci tiene in una "zona di sicurezza". Che cosa significa? Può essere che i nostri antenati non abbiano mai superato questo punto di sviluppo del loro DNA. Superare questa "zona di sicurezza" del DNA non cambierà soltanto le nostre vite, ma anche le loro. Tutto ciò che realizziamo in questa esistenza in qualche modo è irradiato nella nostra linea genetica ascendente e discendente, attraverso il nostro campo morfogenetico. Modificando il nostro DNA, possiamo cambiare migliaia di persone nel futuro e nel passato. Ciò significa che quel che facciamo in questa vita ha un'importanza di cui potremmo non essere del tutto consapevoli. Significa anche che la componente emozionale del nostro DNA può essere nostra nemica o nostra alleata, a seconda di quanto ne siamo coscienti.

Per quanto importante sia ripulire il DNA dalle convinzioni negative, lo è altrettanto sviluppare le virtù che servono per lavorare con una Legge: per esempio per piegare il tempo o per muovere gli oggetti, perché questo innesca la guarigione o un nuovo progresso.

Anche i maestri del Quinto Piano devono ancora progredire su tutti i Piani di Esistenza. Quindi, nella vita ci sono offerte occasioni di apprendimento perché impariamo le virtù che ci servono per lavorare con le Leggi. Dentro di noi sappiamo quali virtù dobbiamo acquisire su questo piano. E, se continuiamo a progredire, quello che possiamo fare qui non ha limiti.

Per piegare le Leggi dell'universo dobbiamo prima connetterci all'energia di Tutto Ciò Che È del Settimo Piano, con la consapevolezza che siamo connessi a tutto. Questo stato di coscienza si raggiunge tramite l'onda mentale Theta e con l'esperienza della pura energia dell'amore.

Quando capiamo di non essere separati dal Creatore, possiamo dare una direzione ai nostri pensieri. Se i nostri pensieri sono sostenuti da virtù come la gentilezza e l'amore, possiamo attraversare l'universo intero. Se invece sono appesantiti dal risentimento, essi non possono muoversi nell'universo più veloci della luce.

Per prima cosa, dobbiamo conoscere l'energia di Tutto Ciò Che È. Una volta compreso che siamo parte di questa energia, possiamo concentrare i nostri pensieri su che cosa vogliamo sia realizzato. Saliamo, ci connettiamo al Creatore e ci concentriamo. È tutta una questione di focus. E l'unico modo per mantenerlo è avere le virtù e le qualità che ci vogliono.

Tutto questo è intrecciato alla nostra missione su questo Pianeta. Creeremo le situazioni per imparare ciò che desideriamo apprendere. Per esempio, se vogliamo avere forza, creeremo situazioni che la richiedono.

Il nostro subconscio e la missione divina della nostra anima sono pienamente consapevoli della nostra interazione con i Piani di Esistenza e del nostro bisogno di sviluppare una particolare virtù. Sanno già le qualità che stiamo cercando. È quindi importante analizzare che cosa sta accadendo nella nostra vita, per capire che cosa stiamo creando e per tenere a banda il subconscio, perché non generi disavventure per acquisire certe qualità.

Acquisire virtù (nel più alto e migliore dei modi)

1. Poniti le seguenti domande:

"Che cosa sta accadendo nella mia vita?".

"Quali difficoltà sto incontrando?".

"Perché sto incontrando queste difficoltà? Vengono create perché possa acquisire delle virtù o significa che devo lavorare sulle mie convinzioni?".

"Quali virtù sto imparando? Su quali virtù sto lavorando per raggiungere il livello di maestria o acquisire le conoscenze di una Legge?".

"Ho già raggiunto il livello di maestria nella virtù su cui sto lavorando?".

2. Per avere l'elenco completo delle qualità che servono ad acquisire una virtù, sali al Settimo Piano (vedi pp. 19 e 20) e chiedi al Creatore quali inserimenti ti mancano.

3. Chiediti: "Ho paura di acquisire nuove virtù?".

4. Scrivi le tue paure, per poterle lasciare andare.

5. Ti piacerebbe che tutte le virtù che già hai fossero potenziate per dieci volte? Scrivi le virtù che già hai e quelle che ti piacerebbe potenziare.

6. Scrivi quale Legge hai l'abilità di piegare.

7. L'ego è tuo amico o è fuori controllo?

Inserimenti per le virtù (oppure vai al Settimo Piano e chiedi quali qualità inserire)

> "Sono capace di essere gentile."
>
> "Ovunque vada, splendo di luce bianca madreperlacea del Creatore."
>
> "Trasmetto compassione."
>
> "Trasmetto gentilezza."
>
> "Trasmetto un'alta vibrazione di umorismo."

Mettere in pratica il positivo

Una delle più importanti lezioni che abbiamo imparato nello sviluppo del ThetaHealing è che noi creiamo opportunità per apprendere non solo con le convinzioni negative, ma anche con quelle positive. *Ma, se non arriviamo a comprendere il positivo e ad applicarlo nella nostra vita, è probabile che continueremo a riciclare il negativo all'infinito.*

Le nostre convinzioni negative si sono sviluppate perché ci servivano e, a qualche livello, le volevamo. Dobbiamo, quindi, prendere coscienza delle forme pensiero che proiettiamo mentre siamo in stato Theta. Ecco perché è importante lavorare sulle convinzioni per rimuovere e sostituire i programmi negativi e per inserire i sentimenti suggeritici dal Creatore, per portarci in uno spazio di purezza di pensiero.

Nel lavoro sul sistema di convinzioni individuiamo la convinzione chiave negativa, comprendiamo a che cosa ci serve e che cosa ci permette di avere. È importante comprendere che cosa ci ha insegnato per andare avanti ed eliminarla.

LAVORO SULLE CONVINZIONI DI CIÒ CHE È IMPOSSIBILE

Per cambiare ciò che ritieni impossibile, forse dovrai lavorare sulle tue convinzioni. Ma eliminare le convinzioni su ciò che ritieni impossibile libera la tua mente dalle catene che ti tengono legato alla coscienza collettiva del Terzo Piano. Per qualcuno è impossibile guarire un'altra persona con un pensiero.

Fai un test energetico con le seguenti convinzioni:

"È impossibile guarire con il potere del pensiero."

"È impossibile entrare in contatto con le Leggi."

"È impossibile raggiungere le virtù."

"È impossibile liberare la mia mente."

"È impossibile sviluppare capacità psichiche."

SVILUPPARE ABILITÀ ATTRAVERSO LE VIRTÙ

Che cosa saresti in grado di fare se riuscissi a mantenere la vibrazione di diverse virtù per ore o anche per giorni alla volta? Chiediti che cosa succederebbe se attivassi tutte le tue capacità? La tua vibrazione sarebbe così alta da farti lasciare questo mondo tridimensionale per tornare al luogo da cui provieni? Potresti scoprire di avere paura di una simile possibilità. Questo pensiero, però, è privo di fondamento, perché non potresti comunque tornare a casa, al Quinto Piano, prima di aver portato a termine il tuo compito qui.

Qui al Terzo Piano ci sono molte abilità da sviluppare. Possiamo recuperarle dal DNA, da una vita passata o da un altro tempo e luogo. Le capacità di guarigione e le doti sciamaniche vengono trasmesse dal DNA; la guarigione empatica e la guarigione emotiva sono, invece, abilità che devono essere ancora affinate. Alcune capacità sono trasmesse per via genetica, altre invece ci vengono trasmesse attraverso l'energia spirituale. Io so di aver portato con me un'antica conoscenza di natura spirituale. Sono venuta in questa vita sapendo come connettermi al padre e alla madre celesti. So di aver già insegnato il ThetaHealing. Quando lo insegno ora, ci sono volte in cui le informazioni mi si presentano spontaneamente, perché le conosco già.

È possibile che i nostri antenati fossero grandi guaritori che sono stati torturati o uccisi a causa delle loro doti. Forse siamo capaci di guarire, ma le paure ancestrali c'impediscono di raggiungere il nostro pieno potenziale. Eliminare le paure può far emergere le nostre capacità. Sintonizzo sempre la mia energia con la luce bianca e pulsante del Settimo Piano per non lasciare entrare alcuna paura. Quando ti visualizzi come parte di quella luce, la paura scompare.

Ci sono molte abilità e qualità che alcuni considerano di natura negativa, ma dovremmo avere una certa cautela al riguardo. Per esempio, essere ostinati non è una brutta abitudine, come non lo è avere fiducia in se stessi.

Assieme alle abilità che portiamo in questa vita, è importante avere anche la saggezza per usarle. Pensa alle capacità che hai portato con te a livello spirituale. Per esempio, insieme alla chiaroveggenza, potresti avere anche l'abilità di leggere nel pensiero, ma leggere nel cuore è completamente diverso. Leggere nel cuore degli altri consente di vedere nella loro vita.

Tra le altre abilità ci sono quella di rallentare il tempo, di testimoniare e, una tra le più importanti, la gentilezza.

Gentilezza

Io sono nata con la gentilezza e vedo lo stesso attributo in alcuni dei miei nipoti. Guardandoli negli occhi, si capisce che nel profondo della loro anima c'è compassione. Di tanto in tanto capisci che ti lanciano uno sguardo di compassione e di pietà, quando si accorgono delle deviazioni della condizione umana.

Una volta ho avuto un'interessante chiacchierata telepatica con il mio nipotino di nove mesi. Cominciammo a farfugliare nel linguaggio dei bambini, poi scoppiammo a ridere. Mi stava spiegando che gli umani gli sembravano proprio divertenti. Mi disse quanto eravamo ridicoli quando ci credevamo tanto importanti e andavamo in giro sulle nostre auto e ci prendevamo così sul serio. Osservò le scenate e i drammi che possiamo fare anche da adulti e quanto tempo sprechiamo in sciocchezze. Mi confidò quanto fosse bello riuscire a muoversi nel suo corpo. Emise quest'energia con amore e gentilezza, non con l'intenzione di farsi beffe di qualcuno. In quel corpicino c'era la saggezza di migliaia di anni. Da dove venivano quella saggezza e quella gentilezza? Dal suo spirito e dal suo DNA.

Anche per me questo tipo di gentilezza empatica è sempre stata spontanea. Se sei così anche tu, probabilmente non dici sempre quello che pensi e ti metti in disparte perché non vuoi ferire i sentimenti di qualcun altro. Lo fai perché riesci letteralmente a sentire quello che prova un'altra persona. Quest'abilità è importante quando sei un guaritore.

Guarigione

Alcuni guaritori sono migliori di altri perché possiedono le virtù necessarie per far avvenire le guarigioni. Quando qualcuno chiede di migliorare le proprie capacità di guarigione, tutte le sue paure, i suoi dubbi e le sue carenze di fede vengono a galla per essere risolte, perché sono proprio quelle convinzioni negative a ostacolarlo. Se non si capisce che è questo ciò che accade, il processo di risoluzione può diventare difficile.

In uno dei miei corsi, una donna venne da me e mi disse: "Vianna, ho chiesto a Dio di diventare una guaritrice migliore e adesso non voglio più aver niente a che fare con tutto questo. Quando sono tornata a casa, tutta la mia famiglia si è ammalata e ho dovuto lavorare su tutti!".

Aveva chiesto di diventare una guaritrice più brava e il modo migliore di farlo è lavorare con le persone. Quindi, Dio le aveva dato tante occasioni per esercitarsi.

È possibile che, nella vita, tu riceva piccole lezioni di questo tipo. La tua parte spirituale sa già che cosa vuole e di che cosa ha bisogno per crescere. Le persone che entrano a far parte della tua vita, quindi, potrebbero essere arrivate a insegnarti le virtù della pazienza, della compassione e del perdono, anche se ti fanno stare male. Ma, se hai già il livello di maestria in queste virtù, puoi spostarti a una vibrazione migliore. Invece di stare male, puoi comprendere che queste situazioni sono opportunità di apprendimento. A quel punto puoi liberarti dal bisogno di imparare da episodi drammatici.

Durante una guarigione non puoi giudicare e criticare la persona con cui stai lavorando e devi essere capace di trattarla con compassione. Se perfezioni queste qualità, le tue capacità di guarigione miglioreranno enormemente.

Quando cominciai a insegnare, capii quasi subito che le persone studiano il ThetaHealing per motivi diversi. C'è chi impara la tecnica ma non la utilizza a livello professionale. Altri arrivano per guarire il proprio corpo. Guariscono se stessi e qualche amico o parente, ma non si spingono oltre. Altri ancora imparano come insegnare la tecnica ma non praticano guarigioni regolari.

Se osservo i miei studenti sotto questa luce, capisco che c'è un motivo per cui alcuni riescono a utilizzare le tecniche che insegno mentre altri no. Molto dipende dal fatto che non lavorano con un numero di persone sufficiente per raggiungere la competenza di cui hanno bisogno. Negli anni ho lavorato con migliaia di persone in migliaia di situazioni diverse, e non tutti hanno l'opportunità di provare l'esperienza di operare una guarigione. Ma questa è solo una parte della risposta. L'altro lato della medaglia è la comunicazione con il Divino, ed è qui che entrano in gioco i Sette Piani di Esistenza.

Nei miei primi libri insegno che si può salire al Settimo Piano e connettersi con il Divino. Il ThetaHealing è una comunicazione con il Divino al servizio degli altri. Comunicare con il Divino e raggiungere il Divino dovrebbe essere il primo obiettivo di un buon ThetaHealer. Ma allo studente che vuole continuare a sviluppare le proprie capacità di guarigione, il ThetaHealing ha molto altro da offrire.

Una delle conversazioni che ho avuto con Dio riguardava il testimoniare una guarigione. Gli domandai: "Perché non tutti riescono a testimoniare una guarigione? Dopo tutto, è loro diritto di nascita."

Dio mi rispose: "Vianna, dipende dal fatto che mancano di gentilezza. La gentilezza è indispensabile per essere capaci di guarire."

Poi indagai il motivo per cui alcuni erano buoni guaritori mentre altri lo erano molto meno. Scoprii che molti comprendevano il lavoro di guarigione ma, per qualche motivo, non riuscivano ad applicare quel che sapevano. Attribuivano la colpa a Dio, ai loro clienti e, alla fine, al loro insegnante. Non riuscivano a capire che la causa stava nei loro stessi pensieri o nei pensieri che non avevano.

Un altro errore, come abbiamo visto, è quello dello studente che pensa di essere il Creatore e di compiere in prima persona le guarigioni e le letture. Se qualcuno ha questo tipo di pensieri, alla fine non riuscirà proprio quando ne avrà più bisogno.

Per testimoniare, e quindi ottenere una guarigione, devi avere il pieno *controllo*. Riesci a pensare a tutte le volte che avresti voluto dare un pugno sul naso a qualcuno e non l'hai fatto? Nel percorso di guarigione, ci saranno momenti in cui avrai voglia di dirne quattro a qualcuno, e questo farà cambiare la tua vibrazione. Per riuscire a guarire, devi avere compassione. La compassione è una Legge, ma è anche una virtù.

Fede nella guarigione

Ci eravamo appena trasferiti nella nostra casa di Kalispell, in Montana, e mia figlia Bobbi aveva portato i miei nipotini per festeggiare la nuova abitazione. C'erano ancora scatole dappertutto e la casa era nel disordine più completo. I bambini, pieni di energia e di esuberanza, cominciarono a esplorare ogni angolo. Concentrarono poi la loro attenzione su un ripostiglio al piano superiore, che era un posto perfetto per giocare.

Si divertivano tutti contenti da un po' quando, all'improvviso, il mio nipote più grande, Remington, scese di corsa, con gli occhi gonfi quasi chiusi e coperti di vesciche.

Ero terrorizzata perché sapevo che sarebbe potuto andare in shock anafilattico. Gridai a Bobbi: "Sbrigati! Caricalo in auto e corriamo all'ospedale!".

Lei, invece, mi guardò con tranquillità e rispose: "Non preoccuparti, mamma, andrà tutto bene. Non c'è tempo. Fagli una guarigione tu."

Così mi calmai e andai al Settimo Piano a testimoniare una guarigione sul piccolo Remington. Dopo qualche minuto, il gonfiore cominciò a diminuire. Mentre il tempo passava, sparì del tutto e il bambino tornò a stare bene. A quanto pareva, la reazione allergica era stata provocata da qualcosa nel tappeto del ripostiglio. Non avevo mai visto una reazione presentarsi e sparire così velocemente come quella, ma ciò che mi sorprese fu la fiducia incrollabile che Bobbi riponeva in me.

Perché una guarigione avvenga, devi avere almeno un po' di fede. Ecco perché il ThetaHealing funziona con diverse modalità e religioni: ti permette di mantenere la tua fede. Ti affidi a essa e la utilizzi. Avere fede in un Dio amorevole significa permettere a qualcosa di avvenire invece di bloccarlo. Devi possedere inoltre la virtù della gratitudine, dell'essere riconoscente. È necessario che tu abbia la capacità di stupirti e ciò che il Creatore definisce "speranza" e "servizio". Perché una guarigione funzioni, devi essere al servizio del tuo prossimo in quel momento. Se le guarigioni non avvengono, la causa è da ricercare nella mancanza di una di queste qualità.

Ovviamente, non possiamo far guarire chi non lo desidera, nemmeno dalla devastazione mentale o fisica. Alcune persone hanno dentro di sé qualcosa per cui non vogliono accettare una guarigione. Per alcuni guaritori può essere difficile tollerare questo. Ma, se prima di una guarigione, facciamo ai clienti degli inserimenti sulla fede, sulla gentilezza e sul perdono, le nostre possibilità di una guarigione istantanea saranno molto più alte.

Anche l'umore del guaritore è importante. Se, prima di una guarigione, andiamo al Settimo Piano e chiediamo una dose supplementare di fede, gentilezza e perdono, cambieremo il risultato. Occorre che tutti questi elementi siano presenti ogni volta, e questo può essere il motivo per cui le guarigioni non sempre funzionano.

D'altra parte, è possibile che le guarigioni vadano a meraviglia ma che, tutt'a un tratto, cominci a litigare con tua moglie, oppure con tuo marito, con tua madre o con il tuo capo. A quel punto le guarigioni non funzionano più. Questo significa che nella tua vita si sono introdotte altre condizioni che hanno cambiato la tua vibrazione. Forse, nelle tue guarigioni, si sono fatti strada sentimenti come risentimento, paura, dubbio e incredulità.

Per operare una guarigione non devi provare risentimento. Ciò non significa che tu debba esserne *completamente* privo, ma solo che, al momento della guarigione, nel tuo spazio non possono esserci rabbia e risentimento.

Devi essere in grado di salire al Settimo Piano e stabilire la connessione con il Creatore in un momento di pace e di amore puro. Tutti abbiamo il diritto di utilizzare questa energia d'amore, ma dobbiamo essere capaci di mantenerne l'essenza, la vibrazione pura.

Con l'esercizio, riuscirai a rendere questa connessione virtuosa sempre più forte. Più questo tipo di sentimenti positivi influenzerà la tua vita, meno i sentimenti negativi potranno trattenerti in basso.

Per prima cosa devi entrare in contatto con l'energia di Tutto Ciò Che È. Quando comprenderai di non essere separato da quell'energia, il Creatore ti mostrerà come testimoniare una guarigione. A quel punto potrai salire al Settimo Piano e testimoniarla, ma per farlo dovrai avere le virtù che ti permettono di governare i tuoi pensieri e di realizzare la guarigione. Testimoniare una guarigione è un diritto di tutti ed è sufficiente riuscire a mantenere quell'energia pura soltanto per mezzo secondo. Per essere testimone, occorre che tu tenga l'energia di Tutto Ciò Che È e della virtù necessaria per quel mezzo secondo. Questo significa che, per usarla nella guarigione, devi conoscere quella virtù e applicarla nella tua vita. E, quando l'acquisirai, dovrai tenerla attiva, praticandola per il resto dell'esistenza.

Anche se è Dio a fare la guarigione, come guaritrice sono il testimone che la rende possibile attraverso l'atto di co-creazione. Riesco a testimoniare le guarigioni perché ho fede nel fatto che si possano fare ma, come sappiamo, ho anche un altro attributo molto importante: la gentilezza, con cui sono nata. So come essere gentile. Se non sei gentile, non sarai un buon guaritore. Se vuoi migliorare in quest'ambito e preghi, Dio ti preparerà un programma di apprendimento per mostrarti come essere gentile o per imparare la compassione o per acquisire qualsiasi attributo ti manchi per accedere alla Legge della Guarigione.

Per facilitare una guarigione in un'altra persona, è sufficiente che tu crei un piccolo spazio nel suo cervello, eliminando una quantità di risentimento sufficiente perché funzioni. Ciò crea una piccola apertura nel continuum spazio-temporale. Una volta acquisita la consapevolezza che, per essere un guaritore migliore, devi possedere certe virtù, il passo successivo consiste nel fermarti ad analizzare le difficoltà della tua vita che potrebbero bloccare una guarigione.

La Legge della Guarigione corrisponde alla vibrazione del Libero Arbitrio. La Legge del Libero Arbitrio è una di quelle Leggi che non possono essere infrante. *Semplicemente è*. Un'altra cosa da tener presente circa la guarigione è che gli individui sono dotati di libero arbitrio. Ciò significa che, senza permesso, non possiamo fare nulla per aiutare una persona.

Il Libero Arbitrio è connesso ad altre Leggi, come quella della Verità e della Giustizia. Infrangere le regole di una Legge come il Libero Arbitrio significherebbe mettersi contro le altre Leggi che lavorano in maniera sinergica l'una con l'altra per potenziare le caratteristiche che sono loro proprie.

Due cose possono farti perdere molto velocemente il tuo dono di guarigione. Una è negare che esista un Dio, un'energia di Tutto Ciò Che È. L'altra è interferire con il libero arbitrio di un'altra persona, imponendo la tua volontà sul mondo o sugli altri. Imporre le tue credenze spirituali agli altri ti farà solo *pensare* che stai diventando potente. In realtà, accadrà che qualsiasi dono tu abbia perderà potenza o funzionerà male.

Tutte le Leggi devono essere attivate dal Settimo Piano, oltre che con le virtù appropriate. Le virtù necessarie alla guarigione sono: accettazione, compassione, coraggio, fede, perdono, gratitudine, speranza, gentilezza, controllo, servizio e capacità di stupirsi.

Ciò significa che devi provare autentica compassione per ciò che sta avvenendo al tuo cliente senza farti travolgere dall'intensità emotiva della situazione. Ciò significa anche che devi essere in grado di mantenere queste virtù come forme pensiero abbastanza a lungo perché la guarigione avvenga.

Abilità psichiche

La capacità di connetterci al Creatore ci appartiene per diritto di nascita. Certe persone nascono già con doti psichiche, ma devono comunque svilupparle ed esercitarle. Alcuni bloccano le loro doti psichiche da giovani e solo a una certa età le riprendono. Tutte le abilità hanno bisogno di pratica.

In genere, le capacità psichiche saltano qualche generazione, a meno che entrambi i genitori siano molto dotati e abbiano geni recessivi che portano questa predisposizione. È possibile che, nel loro DNA, molte persone abbiano capacità psichiche latenti.

Perché una lettura psichica sia accurata, devi fare esercizio. Non lasciare che nessuno t'inserisca il programma per cui "va bene sbagliarsi". Non inserire mai a nessuno il programma in base al quale "non bisogna necessariamente essere sempre accurati" nelle letture. Inserisci invece "va bene eseguire letture sempre corrette". Ho sentito molti sensitivi dire che hanno ragione il 10 per cento delle volte, ma un sensitivo dovrebbe avere quasi sempre ragione. Un buon sensitivo dovrebbe avere una percentuale di esattezza del 91,3 e del 97 per cento, se pratica da più di tre anni.

Perché alcune persone hanno doti psichiche e altre no? Ciò dipende dal fatto che i loro schemi di pensiero sono diversi da quelli degli altri. Tu accetti quello che gli altri definiscono come realtà oppure vai per la tua strada? Un buon sensitivo va per la propria strada.

Quando cominciai a fare letture psichiche, mi chiusi in una stanza e realizzai dalle diciotto alle venti letture al giorno, in modo da imparare quello che ti dico in questo libro. Sarebbe stato più facile se avessi saputo quali erano le domande giuste da porre al Creatore. Anche in quel caso, comunque, è possibile che, almeno all'inizio, non si capiscano alcune risposte e alcuni messaggi che si ricevono.

All'inizio del percorso che tutt'ora seguo, cominciai ad avere premonizioni sul futuro. In una di queste mi visualizzai in una grotta sotto una piramide. Pensai che fosse improbabile, ma molti anni dopo, la prima volta che andai in Messico, ebbi l'opportunità di visitare le grotte che si trovano sotto la Piramide del Sole a Teotihuacan, in cui il pubblico non è ammesso. Allora, la premonizione acquisì senso.

Quella premonizione riguardava il futuro di questa vita. È importante sapere da dove arrivano le premonizioni. La domanda che dovresti porre è: "Questa cosa viene dal passato, dal DNA o dal futuro?". Un buon sensitivo è capace di distinguere tra le proprie vite passate presenti e future, nel contesto di questa Esistenza.

Essere un buon sensitivo significa vedere la verità, essere gentile, esercitare la comprensione ed essere tollerante. La tolleranza è la virtù più importante in questo contesto, perché è possibile che quello che troverai nella mente di qualcuno non ti piacerà.

LA RICETTA SEGRETA PER ACQUISIRE ABILITÀ E LAVORARE CON LE LEGGI

Quali virtù devi padroneggiare perfettamente per acquisire particolari abilità? Quello che segue è un elenco di abilità e delle virtù necessarie.

Abilità di controllare gli elementi

L'abilità di controllare gli elementi dell'aria, della terra, del fuoco e dell'acqua è legata alla Legge della Vita.

Virtù richieste: accettazione, amore per gli altri, bellezza, capacità di stupirsi, concentrazione, convinzione, curiosità, determinazione, gratitudine, onore, perseveranza, purezza d'intenti, sincerità, tolleranza.

Blocchi: egocentrismo.

Abilità di essere sensitivi

Virtù richieste: affidabilità, comprensione, gentilezza, tolleranza.

Blocchi: risentimento.

Abilità di essere senza età

È incredibile che molti, benché riescano a controllare i loro pensieri per guarire il corpo dalla malattia, si fermino qui. Il passo successivo dovrebbe essere focalizzare i pensieri per dire al corpo di stare sempre bene, in forze e senza età. Per acquisire salute occorre un altro gruppo di virtù.

Virtù richieste: è la Legge del Tempo a governare la capacità di non avere età, quindi occorrono tutte le virtù relative a questa Legge, ossia amore, capacità di stupirsi, fiducia, gentilezza, purezza d'intenti, sincerità, venerazione, visione.

Blocchi: mancanza di speranza e paura.

Abilità di guarire

Virtù richieste: accettazione, capacità di stupirsi, compassione, controllo, coraggio, fede, gentilezza, gratitudine, perdono, servizio e speranza.

Blocchi: dubbio, incredulità e paura.

Abilità di leggere nel pensiero

Sono convinta che, in tempi remoti, fossimo in grado di comunicare telepaticamente. Da piccoli, quando veniamo al mondo, siamo ancora capaci di capire gli altri in questo modo. Ma per sopravvivere alla negatività da cui siamo bombardati, smettiamo di farlo. Quando cresciamo, il cervello conserva questa capacità, ma ormai non la usiamo più.

Virtù richieste: l'abilità di leggere nel pensiero è governata dalla Legge della Verità, quindi ci vogliono tutte le virtù legate a questa Legge ossia compassione, comprensione, fede, impegno, pazienza, tolleranza.

Blocchi: desiderio di vendetta, egocentrismo, rimorso, risentimento.

Abilità di manifestazione istantanea

Per manifestare qualcosa istantaneamente devi essere cosciente della Legge dell'Illusione.

Virtù richieste: le virtù relative alla Legge dell'Attrazione, alla Legge dell'Illusione e alla Legge della Vibrazione ossia accettazione, amore, capacità di stupirsi, concentrazione, creatività, determinazione, distacco, fede, fiducia, gioia, immaginazione, lealtà, nobiltà, onestà, perdono, pietà, purezza di cuore, purezza d'intenti, saggezza, senso dell'umorismo, speranza, tolleranza.

Blocchi: arroganza, dubbio, mancanza di comprensione, odio, paura, rabbia, risentimento.

Abilità di produrre arte e musica

Le abilità artistiche e musicali sono governate dalla Legge della Luce e della Vibrazione. L'Arte e la Musica sono infatti delle sotto-Leggi.

Virtù richieste: creatività, concentrazione, entusiasmo, immaginazione, pazienza e visione.

Blocchi: paura.

Abilità del teletrasporto

Virtù richieste: le virtù richieste per il teletrasporto sono quelle delle Leggi del Tempo e della Vibrazione, ossia accettazione, amore, capacità di stupirsi, concentrazione, creatività, determinazione, distacco, fede, fiducia, gentilezza, gioia, immaginazione, lealtà, nobiltà, onestà, perdono, pietà, purezza di cuore, purezza d'intenti, saggezza, sincerità, speranza, tolleranza, umorismo, venerazione, visione.

Blocchi: critica, egocentrismo e paura.

Abilità di vedere il futuro

L'abilità di vedere il futuro è governata dalla Legge di Attrazione, dalla Legge del Tempo e dalla Sala degli Archivi.

Virtù richieste: capacità di stupirsi, compassione, dedizione, devozione, fiducia, gentilezza, lealtà, servizio, tolleranza, visione.

Blocchi: paura.

Abilità di vedere la verità in un'altra persona

Per vedere la verità in un'altra persona bisogna essere in grado di vedere e di leggere nel suo cuore. Mi basta dare uno sguardo a ciò che c'è nel cuore di qualcuno per sapere che cosa progetta e a che cosa sta pensando.

Virtù richieste: compassione, comprensione, gentilezza, sincerità, tolleranza.

Blocchi: gelosia e risentimento.

LE LEGGI E LE LORO VIRTÙ

La Legge dell'Attrazione

Virtù richieste: accettazione, amore, capacità di stupirsi, concentrazione, creatività, determinazione, distacco, fede, fiducia, gentilezza, gioia, immaginazione, lealtà, nobiltà, onestà, perdono, pietà, purezza di cuore, purezza d'intenti, saggezza, speranza, tolleranza, umorismo.

Blocchi: arroganza, dubbio, mancanza di comprensione, odio, paura, rabbia, risentimento.

La Legge dell'Azione

Virtù richieste: amore, coraggio, pazienza, speranza.

Blocchi: abitudine a lamentarsi e a piagnucolare, paura e pigrizia.

La Legge di Causa-Effetto (Legge del Karma)

La mia migliore amica decise di parlare con la Legge del Karma riguardo a suo figlio, che stava prendendo una brutta piega. Quando lo fece, il ragazzo fu arrestato. Accadde perché la Legge del Karma aveva attivato quella della Giustizia. Quindi lui fu costretto a scontare una pena o, meglio, fu lei a farlo, perché il figlio era minorenne. Fu poi rilasciato e posto sotto la sua custodia così, alla fine, il sistema giudiziario ebbe un grande controllo anche sulla vita della mia amica. Il karma è collegato alla Legge della Giustizia e alla Legge del DNA, per cui ciò che accadde al figlio ebbe effetto anche sulla madre. Ecco perché è bene fare attenzione quando ti rivolgi a questa Legge. Dovresti essere lindo e senza macchia. Potrebbe infatti scatenare effetti cui non sei preparato. Con il lavoro sulle convinzioni è possibile ottenere molto in fretta le virtù necessarie per comunicare con questa Legge.

Virtù richieste: amore, capacità di stupirsi, compassione, determinazione, devozione, distacco, fede, gentilezza, gioia, immaginazione, perdono, purezza d'intenti, saggezza, servizio, sincerità, umiltà.

Blocchi: attaccamento a false credenze e a finta sofferenza, arroganza, orgoglio (in senso negativo), paura di andare avanti, prepotenza.

La Legge della Compassione

La Legge della Compassione è una potente Legge del mondo eterico che, una volta pienamente posseduta, è in grado di piegare molte altre Leggi.

Virtù richieste: amore, comprensione, pazienza, servizio, tolleranza.

Blocchi: arroganza cieca.

La Legge delle Dimensioni

La Legge delle Dimensioni sottostà a quella del Tempo. Quando la usi, sei in grado di spostarti da un posto all'altro attraverso piccoli buchi neri.

Virtù richieste: amore, audacia, coraggio, dignità, fede, fiducia in se stessi, gentilezza, immaginazione, lealtà, perdono, visione.

Blocchi: desiderio di vendetta, odio, rabbia.

La Legge del DNA

Virtù richieste: accettazione, amore, autenticità, comprensione, cooperazione, coraggio, impegno, onore, rispetto.

Blocchi: pentimento e risentimento.

La Legge degli Elementi

Questa Legge comprende ciascun elemento della tavola periodica. È sotto la Legge della Natura. Consente di cambiare la struttura atomica della materia.

Virtù richieste: azione, concentrazione, convinzione, fede e purezza d'intenti.

Blocchi: disturbi psicologici, egoismo, mancanza di rispetto.

La Legge dell'Emozione

Virtù richieste: amore, compassione, decisione, purezza d'intenti, umiltà.

Blocchi: depressione, odio, paura, risentimento e tristezza.

La Legge dell'Elettricità

Virtù richieste: abilità, amore, autodisciplina, dedizione, determinazione, fiducia in se stessi, intelligenza, lealtà, modestia.

Blocchi: risentimento.

La Legge dell'Equilibrio

Virtù richieste: accettazione, amore, capacità di stupirsi, comprensione, coraggio, flessibilità, gratitudine, passione, pazienza, perdono, tolleranza, venerazione.

Blocchi: critica ed egoismo.

La Legge dell'Illusione

Virtù richieste: accettazione, amore, capacità di stupirsi, concentrazione, creatività, determinazione, distacco, fede, fiducia, gentilezza, gioia, immaginazione, lealtà, nobiltà, onestà, perdono, pietà, purezza di cuore, purezza d'intenti, saggezza, speranza, tolleranza, umorismo, accettazione, amore, capacità di stupirsi, concentrazione, creatività, determinazione, distacco, fede, fiducia, gentilezza, gioia, immaginazione, lealtà, nobiltà, onestà, perdono, pietà, purezza di cuore, purezza d'intenti, saggezza, speranza, tolleranza, umorismo.

Blocchi: arroganza, dubbio, mancanza di comprensione, odio, paura, rabbia, risentimento.

La Legge della Focalizzazione

Virtù richieste: amore, perseveranza e purezza di intenti.

Blocchi: paura e risentimento.

La Legge della Giustizia

Quando mi sono rivolta alla Legge della Giustizia per occuparmi di una situazione, non mi ero resa conto che sarebbe stata così lenta. Se pensi che il sistema legale sia lento, dovresti vedere la Legge della Giustizia! La Legge della Giustizia opera in stretta combinazione con la Legge del Karma, quindi potrebbe volerci un'altra incarnazione prima che giustizia sia fatta. Quando ti rivolgi alla Legge della Giustizia, sappi che agisce su tutte le parti coinvolte, non soltanto su una. La Giustizia è lenta ad affermarsi ed è possibile che, quando arrivi, non ce ne sia più un effettivo bisogno.

Virtù richieste: amore, azione, gentilezza, gioia, immaginazione, perdono, pietà, purezza d'intenti, speranza.

Blocchi: desiderio di vendetta, risentimento.

La Legge del Libero Arbitrio

Questa Legge non può essere piegata, infranta, influenzata.

La Legge della Geometria Sacra

Questa Legge può essere utilizzata per modificare le strutture atomiche.

Virtù richieste: abilità, amore, capacità di stupirsi, comprensione, concentrazione, fede, fiducia, gentilezza, perdono, purezza d'intenti, rispetto, saggezza.

Blocchi: egoismo e paura.

La Legge della Luce

Virtù richieste: accettazione, amore, bellezza, capacità di stupirsi, creatività, fede, gioia, sincerità, speranza, testimonianza, visione.

Blocchi: depressione, disprezzo, dolore, paura e scoraggiamento.

La Legge del Magnetismo

Il magnetismo è una delle fonti di energia più potenti. Per piegare questa Legge occorre acquisire tutte le virtù di quest'elenco.

Virtù richieste: abilità, accettazione, affidabilità, amore, amorevolezza, appagamento, armonia, assertività, attenzione, audacia, autenticità, autodisciplina, bellezza, capacità di cooperazione, capacità di stupirsi, carisma, chiarezza di obiettivi, chiarezza, compassione, comprensione, comunicazione, concentrazione, convinzione, coraggio, cortesia, creatività, curiosità, dedizione, determinazione, devozione, dignità, disciplina, disponibilità, distacco, eccellenza, empatia, entusiasmo, fede, fiducia, fiducia in se stessi, flessibilità, forza d'animo, generosità, gentilezza, giocosità, gioia, giustizia, gratitudine, grazia, idealismo, immaginazione, impegno, integrità, intelligenza, lealtà, moderazione, modestia, moralità, nobiltà, onestà, onore, ordine, ottimismo, pace, passioni, pazienza, perdono, perseveranza, pietà, preparazione, pulizia, purezza di intenti, resistenza, responsabilità, rispetto, saggezza servizio, sincerità, socievolezza, speranza, tatto, temperanza, tenacia, tolleranza, umiltà, umorismo, unità, venerazione, visione.

Blocchi: egoismo, paura, pettegolezzo.

La Legge del Movimento

Virtù richieste: abilità, affabilità, amore, audacia, autenticità, coraggio, curiosità, flessibilità, servizio e visione.

Blocchi: gelosia e prepotenza.

La Legge di Natura

Per piegare questa Legge, devi acquisire tutte le virtù di quest'elenco. Quando avrai la comprensione della Legge della Natura, sarai in grado di controllare il tempo atmosferico e gli elementi dell'acqua, dell'aria, della terra e del fuoco.

Virtù richieste: amore, gentilezza, modestia, nobiltà, pace, perseveranza, purezza d'intenti e sincerità.

Blocchi: debolezza, mancanza di motivazione, scoraggiamento.

La Legge del Pensiero

Assieme alla Legge del Tempo, questa Legge è fondamentale per aprire altre dimensioni. La Legge del Pensiero ha un'energia multidimensionale e non è limitata a questo universo.

Virtù richieste: per governare questa Legge ci vogliono tutte le virtù.

Blocchi: critica e paura

La Legge della Protezione

Virtù richieste: perdono (il perdono è la protezione più grande.)

Blocchi: odio.

La Legge della Purezza d'Intenti

Virtù richieste: amore, chiarezza, compassione, cortesia, gentilezza, gratitudine, impegno, integrità, moralità, pazienza, perdono.

Blocchi: critica, confusione, pettegolezzo.

La Legge della Saggezza

Virtù richieste: amore, comprensione, empatia, gentilezza.

Blocchi: dolore e pentimento.

La Legge del Tempo

La Legge del Tempo ti permette di allungare e di piegare il tempo.

Virtù richieste: amore, capacità di stupirsi, fiducia, gentilezza, purezza d'intenti, sincerità, venerazione, visione.

Blocchi: dubbio e paura.

La Legge della Testimonianza

Virtù richieste: accettazione, autodisciplina, fiducia, pietà, sincerità, speranza.

Blocchi: critica, dubbio e gelosia.

La Legge dei Toni

Virtù richieste: affidabilità, amore, bellezza, capacità di stupirsi concentrazione, creatività, fiducia, servizio, venerazione, visione.

Blocchi: depressione, disprezzo di sé, paura.

La Legge della Velocità

Virtù richieste: amore, azione, gentilezza, gioia, immaginazione, purezza d'intenti, speranza.

Blocchi: critica e pigrizia.

La Legge della Verità

La Legge della Verità è al di sopra di tutte le Leggi, tranne quella della Compassione. Se ti connetti alla Legge della Verità e ti aspetti che ti risponda in modo gentile, resterai molto deluso. La risposta sarà immediata e puntuale. Per ottenere una risposta gentile, dovrai andare dal Creatore e far filtrare la risposta dal Settimo Piano.

L'abilità di leggere nel pensiero è governata dalla Legge della Verità, che è una Legge emozionale. Per lavorarci, devi essere nato con la predisposizione alla verità oppure essere disposto a diventare un suo cercatore.

Virtù richieste: compassione, comprensione, dedizione, fede, pazienza, tolleranza.

Blocchi: desiderio di vendetta, paura, rimorso, risentimento.

La Legge della Vibrazione

Virtù richieste: accettazione, amore, capacità di stupirsi, concentrazione, creatività, determinazione, distacco, fede, fiducia, gentilezza, gioia, immaginazione, lealtà, nobiltà purezza d'intenti, onestà, perdono, pietà, purezza di cuore, saggezza, speranza, tolleranza, umorismo.

Blocchi: scoraggiamento.

La Legge della Vita

Virtù richieste: accettazione, amore, bellezza, capacità di stupirsi, convinzione, concentrazione, curiosità, dedizione, gratitudine, onore, perseveranza, purezza d'intenti, sincerità, tolleranza.

Blocchi: depressione.

LINGUAGGI SACRI

Il Sesto Piano di Esistenza: la musica divina di Tutto Ciò Che È

Tutto nella creazione, dalla più piccola particella alla gigantesca distesa dell'universo, possiede un linguaggio sacro che è, di per sé, una musica divina. Tutti gli abitanti di ogni piano di esistenza comunicano con linguaggi sacri costituiti da toni musicali. La musica divina sembra quasi uniforme all'interno del proprio contesto, ma in realtà ogni aspetto della creazione ne emette una versione leggermente diversa.

C'è stato un tempo in cui i linguaggi erano noti a tutti e la Terra stessa parlava con noi. Nella nostra realtà del Terzo Piano di Esistenza, alcune persone hanno una connessione ai Piani di Esistenza tale per cui capiscono ancora i diversi linguaggi, che hanno una vibrazione come quella delle forme pensiero e, nella loro composizione, sono interdimensionali. Tutti sono formati da parole legate a pensieri che producono uno speciale effetto sull'universo. (La glossolalia, ossia la comunicazione in lingue sconosciute, propria dell'estasi mistica, fa parte dei linguaggi sacri e assomiglia all'ebraico o al sanscrito, ma è diversa dai linguaggi sacri che stiamo trattando.)

I linguaggi del Quinto e del Sesto Piano sono costituiti da toni e musica divini. Se, salendo al Sesto Piano di Esistenza, senti della musica, puoi chiedere che ti sia data chiarezza per comprendere quel linguaggio.

Il linguaggio universale è fatto di musica, toni e numeri. Quando sarai in grado di riconoscere che la musica è in tutto e che tutto ha un tono, scoprirai che è possibile guarire con il suono.

Se tu fossi una creatura del Quinto o del Sesto Piano di Esistenza che sente parlare noi del Terzo Piano, sapresti che stiamo utilizzando un tono musicale che ci contraddistingue. Hai notato che alcune lingue umane sono più musicali di altre? L'italiano, lo spagnolo e il francese sono molto musicali. Ciascuna delle nostre lingue ha una vibrazione unica. Sono convinta che, così come queste lingue si sono sviluppate in culture diverse, così anche il cervello degli individui che appartengono a tali culture si sia sviluppato in modo diverso. Secondo quello che ho potuto osservare, persone di culture diverse usano parti del cervello differenti per decodificare il linguaggio. Ciò significa che il cervello recepisce i toni della lingua in maniera diversa. Per esempio, credo che il giapponese sia recepito con la parte posteriore del cervello, mentre l'inglese con quella anteriore.

Come il DNA emette un tono di comunicazione divino, allo stesso modo gli organi del corpo fisico cantano gli uni per gli altri con un linguaggio sacro. Questa musica divina non si trova solo all'interno del corpo, poiché il corpo è solo una microscopica rappresentazione del cosmo. Il cosmo stesso comunica tramite una musica divina simile. Ogni mondo ha una propria melodia e la canta agli altri pianeti. Ogni sistema solare utilizza tonalità proprie. Ogni galassia ha la propria canzone e via così, fino a giungere all'universo stesso, che ha la propria melodia divina per comunicare attraverso i toni. Perfino l'essenza della luce ha un tono e una vibrazione che la contraddistinguono. Ciascuno dei Piani di Esistenza ha la propria musica, che esegue per gli altri piani, creando un'unione energetica.

Al Sesto Piano di Esistenza è contenuta la conoscenza dei toni che favoriscono l'equilibrio nel corpo. Inoltre, qui è depositata la conoscenza di quei toni che sono in grado di modificare la vibrazione di tutti i virus e i batteri. Possiamo apprendere i toni e la musica divina per comunicare con l'universo tramite la Legge della Vibrazione.

Se abbiamo il programma "posso capire solo la lingua che mi è stata insegnata quando ero piccolo", dobbiamo farci degli inserimenti per comprendere il vero linguaggio della musica divina di Tutto Ciò Che È. La lingua musicale divina è un'equazione del Sesto e del Settimo Piano di Esistenza.

Processo del Settimo Piano: i Linguaggi Sacri

Virtù richieste: capacità di stupirsi, concentrazione, fede, fiducia, gioia, immaginazione, onestà purezza di cuore.

1. Sali al Settimo Piano (vedi pp. 19 e 20) e dai il comando: "Creatore di Tutto Ciò Che È, è comandato [o richiesto] che io comprenda i linguaggi sacri dei Piani di Esistenza. Mostrameli nel più alto e migliore dei modi."
2. Testimonia che la conoscenza dei linguaggi sacri ti è insegnata su tutti i livelli del tuo essere.
3. Quando hai finito, risciacquati con l'energia del Settimo Piano e resta connesso.

Inserimento per i linguaggi sacri

Creatore di Tutto Ciò Che È, è comandato [o richiesto] che,
dal Sesto Piano, mi sia insegnato a comprendere
il linguaggio universale della musica, dei toni e dei numeri.

Non possiamo accedere al potere nei primi sei piani se non abbiamo un tono, un nome o se non andiamo prima dal Creatore, che ha accesso a tutto.

Quando riuscirai a eliminare abbastanza programmi depotenzianti da te stesso e ti renderai conto che sei in grado di piegare un cucchiaio con il pensiero, avrai la comprensione della struttura della materia del Terzo Piano e capirai come utilizzare più di un piano alla volta.

Nelle precedenti incarnazioni, molti di noi sono stati alchimisti, sciamani e sacerdoti o sacerdotesse di qualche tipo. Ci sono regole e regolamenti antichissimi legati a questi ruoli e connessi ai Piani di Esistenza. Se, però, prima sali al Settimo Piano, puoi avere accesso a queste energie senza dover sottostare alle regole e agli obblighi dei piani più bassi. Devi inoltre comprendere che tutto è fatto di qualcosa. Ciascun piano segue questa semplice Legge. Al Settimo Piano di Esistenza, quel "qualcosa" è l'energia di Tutto Ciò Che È.

Nomi sacri

In un determinato momento del nostro passato remoto, tutti conoscevamo i linguaggi sacri dei piani, le lingue dimenticate dei minerali, degli animali e delle piante. Il primo passo per la riscoperta di queste lingue dimenticate è conoscere il nostro nome sacro.

Ogni creatura dei Piani di Esistenza ha un nome sacro per ogni piano. In realtà, ognuno di noi ha quattro possibili nomi per ogni piano. Chiedi al Creatore il tuo nome per ogni piano e aspetta la risposta. Se non viene subito, aspetta e abbi fiducia. A volte, quando i nomi non arrivano subito, le persone si lasciano sopraffare dall'ansia. Poi, magari, le risposte, arrivano la sera stessa mentre loro si preparano per andare a dormire.

Ricorda che percepirai alcuni nomi sotto forma di toni oppure li sentirai come una musica in grado di cambiare la frequenza di vibrazione di un individuo.

Una volta che scopri i tuoi nomi sacri, ti consiglio di non divulgarli a chiunque. Sono sacri per te. E non è una buona idea nemmeno metterli sul tuo biglietto da visita e distribuirli.

Il tuo nome sacro costituisce buona parte della tua vibrazione naturale. Conoscendo la vibrazione di qualcuno puoi fare cose incredibili. Con il nome sacro puoi inviare quella che io chiamo l'"oscura notte dell'anima". Per scoprire che cos'è, chiedi al Creatore.

Funziona nello stesso modo per i virus e per i batteri. Tutto in natura ha una propria vibrazione e, se la conosci, puoi usarla. Per esempio, quando conosci la vibrazione distintiva di un virus grazie al suo nome sacro, puoi cambiarlo.

Per un certo periodo ho pensato che il modo migliore di trattare i virus fosse trovare una maniera per distruggerli. Chiedevo al Creatore la vibrazione opposta a un particolare virus e la utilizzavo per farlo sparire. La tecnica funzionava solo certe volte. Poi il Creatore mi mostrò una maniera migliore: cambiare le convinzioni che attirano a noi i virus e cambiarle, anche nei virus. In questo modo il virus può evolvere in un'intelligenza più alta ed essere meno dannoso. Ho imparato che, come tutte le forme di vita, i virus e batteri hanno uno scopo, e questo scopo può essere elevato con il lavoro sulle convinzioni.

Per cambiare la vibrazione della malattia in qualcosa di innocuo attraverso un tono del Sesto Piano, usa il seguente esercizio:

Inviare un tono dal Sesto Piano di Esistenza

In questo esercizio, sali al Settimo Piano, poi ti connetti al Sesto per inviare un tono a una persona, per fermare batteri o virus nocivi e guarirla.

Però è meglio cambiare le convinzioni della persona, in modo che non attragga più i virus. Infatti, quando cambiano le convinzioni, si modifica anche la vibrazione del suo tono. Usa quindi questo esercizio solo in caso di emergenza.

Virtù richieste: accettazione, capacità di stupirsi, compassione, controllo, coraggio, fede, fiducia, gentilezza, gioia, gratitudine, immaginazione, onestà, perdono, purezza di cuore, servizio, speranza.

1. Sali al Settimo Piano (vedi pp. 19 e 20) e dai il comando: "Creatore di Tutto Ciò Che È, è comandato [o richiesto] che io mi connetta al Sesto Piano di Esistenza e alla Legge del Magnetismo per inviare un tono per [indica lo scopo]. Grazie. È fatto, è fatto, è fatto. Mostrami."

2. Testimonia che il tono ti viene inviato per quello scopo e continua a guardare finché il processo è concluso.
3. Risciacquati con l'energia del Settimo Piano e resta connesso.

Tutte le Leggi hanno un nome sacro che indica la loro vibrazione. Una volta che avrai raggiunto il livello di maestria nelle abilità e nelle virtù necessarie per accedere a una Legge, dovrai conoscere il suo nome sacro. Questo nome è la pura quintessenza della Legge, ossia la vibrazione-intonazione da risvegliare e a cui dare indicazioni per lo scopo prefissato. Una volta acquisite le virtù per dominare una Legge, chiedere di conoscere il suo nome sacro è l'ultimo passo per sapere davvero come attivarla.

RICEVERE VIBRAZIONI DALLE LEGGI

L'essenza della vita è vibrazione. È importante quindi essere in grado di riconoscere le vibrazioni e di ricevere conoscenze da loro per arricchire la nostra esistenza. Per esempio, se fossi un artista, vorrei sapere dal Creatore quale vibrazione può infondere una divina ispirazione in chi guarda i miei dipinti. Se fossi una musicista, vorrei insegnare a me stessa e al mio strumento la vibrazione capace di procurare gioia nelle persone che mi ascoltano. Se fossi un inventore, vorrei sapere tutto il possibile sulla vibrazione delle Leggi che mi permetterebbe di creare cose incredibili. Attraverso il Creatore del Settimo Piano e le Leggi, hai il sapere della vibrazione universale ai tuoi comandi.

La vibrazione del colore

Ogni essere vivente che abbia un colore possiede un'essenza e un'energia a esso associate. Per esempio, stare in mezzo agli alberi ci dà un'inspiegabile sensazione di benessere. Quasi tutti gli alberi sono verdi e la vibrazione di questo colore emette un'energia di guarigione che ci circonda mentre crea l'ossigeno che ci permette di vivere. Il colore verde è la vibrazione di molte piante e di alberi dotati di componenti benefiche che infondono in essi potere di guarigione.

Come le piante e gli alberi, anche dentro di noi c'è uno schema di colori. Una delle nostre missioni in questa vita consiste nel concentrare la nostra energia nel creare qualità e virtù per rendere puro il nostro colore. Assieme a ciascuna virtù, acquisiamo anche una gamma diversa di colori dello spettro dell'arcobaleno. Quando tutti i colori operano in uguale quantità, convergono in quella luce bianca pulsante che indica perfezione di pensiero. Questa è l'energia della creazione, quell'essenza di puro amore del Settimo Piano.

Quando nasciamo, veniamo su questo piano in uno stato d'amore puro di energia extradimensionale che ha un colore bianco con una punta di rosa. Questo avviene perché, da bambini, abbiamo un perfetto equilibrio di colori, emozioni e amore. È la stessa energia bianca e pulsante che vogliamo raggiungere per connetterci al Creatore di Tutto Ciò Che È ed è prodotta dalla trasformazione di qualsiasi altro colore in un perfetto equilibrio. La nostra aura è bianca anche quando stiamo per morire o quando proviamo un dolore intenso.

Crescendo e facendo esperienza dei pensieri negativi di questo piano, la nostra aura comincia ad assumere tinte diverse. Le sequenze di luce primarie sono soltanto tre: rosso, verde e blu, che si mischiano per creare le altre variazioni. Se tutti i colori dell'aura si unissero, però, la tinta risultante sarebbe il bianco.

Il nostro obiettivo è cambiare il nostro sistema di convinzioni in modo che la nostra aura abbia un'energia bianca pulsante. In definitiva, il colore perfetto è il bianco, che è la luce iridescente di Tutto Ciò Che È. Questa luce è in grado di armonizzare tutto il corpo.

Il colore è importante perché ci aiuta ad acquisire virtù e ci permette di bilanciare corpo e mente in modo diverso. Quando il corpo è in equilibrio, anche spirito e mente sono in salute.

Allo stesso modo, tutte le virtù convergono per creare lo stesso tipo di perfezione. Ecco perché dobbiamo impegnarci ad acquisire nuove virtù a ogni incarnazione, anche se ora abbiamo l'opportunità di aggiungerle tutte in questo spazio-tempo.

Vedere l'aura

1. Per vedere l'aura, per prima cosa prendi un pezzo di carta bianco e disegnaci sopra un punto.
2. Appoggia la mano sul foglio, in modo che il punto che hai disegnato sia tra le dita.
3. Concentrati su quel punto.
4. Mentre fissi il punto, vedrai dell'energia bianca fluire intorno alle dita: è la tua aura.

Quando ti abituerai a farlo e sarai in grado di vedere l'aura bianca che circonda una persona, fissala, poi guarda appena oltre il suo bordo esterno e riuscirai a vederne il colore. È un tratto sottile che contorna il bianco. Questo colore cambia a seconda dell'umore.

Scattando una fotografia con una macchina fotografica Kirlian, il colore dell'aura dell'individuo medio è sempre lo stesso. Questa situazione cambia quando ti connetti al Creatore. Mentre aumenta la tua consapevolezza spirituale e diventi un bambino arcobaleno, il colore della tua aura può cambiare da una fotografia all'altra. Nel tempo comincerai a controllare la tinta che emetti. Inoltre, come effetto della crescita spirituale, la tua aura inizierà a espandersi.

Ciascuno di noi ha una certa sequenza di colori, rappresentati nell'aura che portiamo in questo mondo. Ma quando accediamo alla Legge del Colore e della Vibrazione, assieme al colore dell'aura cambia anche quello dei chakra.

L'aura dei bambini arcobaleno ha tutti i colori, il che significa che hanno la capacità di mescolarli insieme per creare il bianco pulsante. I bambini arcobaleno sono persone speciali venute in questo Piano di Esistenza per cambiare il mondo. Il mondo aspettava istintivamente bambini speciali che lo guidassero in una nuova era: ed eccoli qui. In qualsiasi modo vogliamo chiamarle, queste persone illuminate sono in grado di movimentare l'energia per portare cambiamento nel mondo.

Una persona cristallo, in una stanza, riflette l'energia di tutti, mentre una persona arcobaleno può *cambiarla*. È inoltre in grado di fare guarigioni. Una persona arcobaleno al massimo del proprio potenziale può stendere una mano e cambiare la dimensione spirituale di chiunque. Stiamo tutti evolvendo in persone arcobaleno.

LEZIONI DI VITA

Poiché nell'universo non ci sono errori, l'esperienza che stai vivendo ha uno scopo. Tutto nella tua vita è come un fuoco che è usato per forgiare la tua parte spirituale, perché raggiunga il suo obiettivo. Più ti espandi nell'energia di puro amore del Settimo Piano, diventando una cosa sola con lei, più virtù acquisisci per il semplice fatto di essere nella sua vibrazione. Lo scopo ultimo della vita è vivere sempre in connessione con il Settimo Piano.

Ma quando tornerai nella tua zona di sicurezza della realtà abituale, forse permetterai di nuovo a te stesso di avere pensieri pesanti. Questo capita perché il tuo subconscio è strutturato per tenerti su questo piano. Ecco perché, dopo essere stato nella pura gioia del Settimo, quando torni alla realtà del Terzo Piano, trovi un motivo per litigare con tua moglie o con tuo marito, ti arrabbi con i tuoi figli o con te stesso: insomma, fai qualcosa per tenerti sul Terzo Piano di realtà.

LAVORO SULLE CONVINZIONI - LEZIONI DI VITA

Siediti con un compagno e raccontagli che cosa sta accadendo nella tua vita. Analizza il tuo sistema di convinzioni per capire a cosa ti servono le lezioni e le situazioni difficili che stai affrontando.

Il tuo compagno potrebbe chiederti:

Che cosa sta accadendo nella tua vita e in quale modo ti aiuta a crescere?

Che cosa questa situazione ti dà e che cosa ti permette d'imparare? Quanto sei capace di uscirne?

Qual è la più grande sfida della tua vita?

Ti senti abbastanza amato?

Qualsiasi cosa stia accadendo nella tua vita, ti sta insegnando qualcosa. In quale modo queste situazioni negative (o positive) ti stanno aiutando ad abbandonare vizi e ad acquisire virtù?

LAVORO SULLE CONVINZIONI - VIRTÙ

Mettiti in coppia con un'altra persona e, a turno, raccontate che cosa sta accadendo nella vostra vita e che cosa avete imparato da queste esperienze. Per ogni esperienza, parla delle virtù che hai acquisito.

Cerca di capire quali virtù possiedi già.

LAVORO SULLE CONVINZIONI: "NE HO IN ABBONDANZA"

Una delle espressioni più importanti da usare nella vita è "in abbondanza". Fatti alcuni inserimenti con "C'è abbondanza di" e "Ne ho in abbondanza". Invece di percepire la mancanza, concentrati sulla pienezza.

Quando non avevo molto denaro, ero preoccupata che i miei figli non avessero abbastanza vestiti da indossare. In realtà, ne avevano sempre tanti, perché dicevo "ne abbiamo in abbondanza". Da allora questo è diventato uno dei miei mantra.

Test energetico con le seguenti affermazioni:

"Ho in abbondanza."

"C'è abbondanza."

"Ho clienti in abbondanza."

"Ho studenti in abbondanza."

"Ci sono soldi in abbondanza."

VORTICI E PORTALI

Vortici di energia

Un vortice è un'attività elettromagnetica caratterizzata da una forte rotazione che può causare la formazione di un portale. Esso si crea quando, su una particolare zona della Terra, c'è una combinazione di metalli tale da generare un campo elettromagnetico.
I vortici possono essere creati artificialmente mediante un cerimoniale o costruendo un luogo sacro, come un labirinto o un cerchio di pietre.

Quando le loro abilità psichiche sono in equilibrio, alcuni sensitivi hanno la naturale inclinazione a creare un'attività elettromagnetica controllata che forma vortici e portali di energia. I guaritori che vanno spesso al Settimo Piano diventano portali viventi. Un vortice di energia attrae spiriti caduti e altre energie, che possono anche dare luogo a contatti con gli alieni. La capacità naturale dei sensitivi di creare vortici potrebbe spiegare l'attrazione degli spiriti per i sensitivi.

Se un vortice ha un'energia negativa, una carica di segno opposto può cambiarlo.

I cristalli possono creare l'energia del vortice. In casa mia, ho disseminato cristalli ovunque per creare quest'energia, perché mi piace.

Portali

Un portale è diverso da un vortice. Un vortice è un'energia elettromagnetica con un veloce movimento rotatorio. Un portale, invece, è un tunnel di energia interdimensionale che attraversa il tempo e lo spazio. I portali sono ovunque. Trovando il portale giusto, potresti andare su un altro pianeta o dimensione.

Portali spirituali

Quando un vortice lascia questa terza dimensione e raggiunge la quarta o la quinta, crea un portale spirituale. Ogni volta che sali al Settimo Piano, crei un tuo piccolo portale spirituale. Anche uno spirito multidimensionale, per entrare in un corpo umano, deve attraversare un portale spirituale.

Tutti noi abbiamo uno di questi portali che conduce al Creatore di Tutto Ciò Che È. Quando una persona muore, il suo spirito lascia il corpo fisico e segue questo portale verso l'energia della luce di Dio e da quel momento in poi, torna naturalmente al luogo dei Piani di Esistenza cui appartiene. Usiamo il nostro portale spirituale per inviare uno spirito caduto alla luce di Dio.

Portali delle fate

L'energia emessa dagli alberi e dalle piante può creare dei portali. Le fate usano questa energia per creare portali per altre dimensioni (per informazioni sulle fate, vedi il capitolo 7.)

LACERAZIONE SPAZIO-TEMPORALE

Un vortice può creare un portale che si chiama "lacerazione spazio-temporale". È la traccia di un evento del passato che continua a ripetersi in questo tempo. Si verifica quando certe condizioni gli permettono di manifestarsi. A me i vortici di energia piacciono talmente tanto che una volta ho creato una lacerazione temporale a casa mia.

Quando numerose persone muoiono contemporaneamente nello stesso luogo, è possibile che si formi questo tipo di lacerazione, a causa dell'improvviso rilascio della forza vitale che abbandona il corpo. Una lacerazione non può essere inviata alla luce di Dio come uno spirito caduto, ma può essere spostata.

A volte un sensitivo deve spostare un vortice energetico da casa sua, portandolo in giardino, a causa dei portali che crea. Non si può chiudere un vortice, anche se molti sensitivi ci provano. Se però comandano all'energia di cessare, il vortice diventa come un vulcano che erutta. Ecco perché è meglio spostare i vortici qualche metro fuori dalla porta.

Il portale in Idaho

Nel 2011 mi fu comunicato che l'anno successivo, poco prima dell'inizio di giugno, avrei acquistato un cottage a Island Park, nell'Idaho. La città di Island Park si trova nella foresta nazionale di Targhee, sulle montagne che sovrastano la valle dello Snake River e che fanno parte della stessa catena montuosa del Parco nazionale di Yellowstone. Questo luogo era vicino a un mio punto di potere.

Fui guidata spiritualmente ad acquistare quel cottage per avere un luogo tranquillo in cui canalizzare le informazioni di questo libro. Doveva anche essere un posto in cui potessi riposare e ricaricare mente e corpo con l'energia delle montagne. Mi fu detto dov'era e, dopo qualche ricerca, lo trovai. Acquistarlo quell'anno, però, mi risultò difficile. Ci volle infatti qualche mese perché la persona che lo stava vendendo lo liberasse.

Il cottage era nel punto esatto in cui avrebbe dovuto essere, ma, appena vi entrai, trovai difficile dormire la notte senza avere incubi. Dormire in quel cottage era la cosa più strana che mi fosse mai capitata.

Dopo qualche giorno mi resi conto che c'era un gigantesco vortice di energia proprio di fianco al letto. Nel bel mezzo della notte si apriva un portale e ne uscivano strane creature di ogni genere. Ogni volta che quel portale si apriva, il cottage veniva pervaso da presenze malvagie. Tra di me pensai: *Il Creatore dovrebbe essere in grado di cambiare questo portale.*

Sapevo che a volte i vortici sono creati dalla composizione dei minerali della Terra o dalle energie di persone che vi hanno vissuto, e immaginai che questo fosse stato causato dai precedenti proprietari prima che ci andassi ad abitare io. Avevano infatti avuto una relazione molto conflittuale e si erano traditi a vicenda così tante volte che avevano finito per divorziare.

Credendo che la causa potesse essere quella, ripulii la casa dalla loro energia, dando per scontato che in quel modo avrei eliminato anche il vortice. Ma, nel bel mezzo della notte, quell'energia piena di rabbia continuava a entrare nel cottage, vicino al mio letto, e mi svegliava dalla tranquillità del riposo.

La terza notte di questo misterioso avvenimento, dormivo tranquilla quando feci uno strano sogno. Un'entità negativa venne da me attraversando il portale e mi disse che dovevo andarmene dal cottage. Ovviamente gli risposi che sarebbe stato lui ad allontanarsi e andai dal Creatore, richiedendo che ciò avvenisse.

Quando lo feci, tra di noi si scatenò una battaglia! Mi ritrovai strattonata fuori dal corpo e la mia cagnolina Jasmine cominciò ad abbaiare a quella cosa che mi stava attaccando. Mi svegliai e il mio spirito ripiombò nel corpo. L'entità non voleva accettare la mia decisione di inviarla alla luce! L'avevo mandata alla luce di Dio da sveglia e se n'era andata (o così credevo io). Ma, il mattino dopo, era tornata in perfetta forma. Ovviamente, stava accadendo molto più di quello che avevo pensato all'inizio.

Quella sera feci una chiacchierata con il Creatore sul mio dilemma. Gli dissi: "Creatore, questo posto durante il giorno mi dà moltissimi stimoli. Sono piena d'ispirazione, ho ricordi di vite passate e ricevo informazioni sui Piani di Esistenza. Come faccio a sbarazzarmi di questo portale?".

Il Creatore mi rispose: "Vianna, questo portale conduce a un altro spazio-tempo. È connesso a un'altra galassia piena di negatività. Spostalo in un altro punto."

Così salii oltre il mio spazio e comandai che il portale fosse portato fuori dal cottage, su un'altra collina. La soluzione funzionò per un giorno, poi il portale tornò nello stesso posto.

Chiesi a Dio: "Che cosa sto sbagliando?".

Dio mi rispose: "Vianna, mi hai frainteso. Devi spostare il punto d'origine del portale in un luogo che abbia energia positiva."

Così lasciai il portale di fianco al mio letto e attraversai lo spazio-tempo fino al punto d'origine del portale. Mi recai nella galassia la cui energia negativa penetrava nell'apertura del portale. Testimoniai che quell'apertura si muovesse nello spazio e nel tempo, fino a raggiungere un'altra energia planetaria che fosse giusta per me. Far muovere il tutto richiese uno sforzo di gentilezza e amore, assieme a una totale fiducia nella possibilità che ciò accadesse. Trasportai quel portale in un luogo che mi era più familiare, la costellazione delle Pleiadi. L'energia di quella zona, infatti, mi ha sempre fatto stare bene.

Fatto questo, l'energia del portale continuò a entrare nella mia stanza, ma questa volta si trattava di un flusso positivo, fatto d'illuminazione e informazioni sulla struttura dell'universo.

Dopo aver testimoniato che il Creatore aveva spostato il punto d'origine del portale, riuscii a canalizzare molte informazioni contenute in questo libro. Ero felice del risultato e, anche se un po' temevo che l'energia negativa potesse tornare, ciò non accadde mai. Ora l'energia positiva entra nel cottage quasi continuamente, giorno e notte.

Quell'esperienza m'insegnò che i vortici possono essere buoni o cattivi e che un portale può collegarsi a posti diversi, situati oltre il nostro Pianeta. Anche se conoscevo molti luoghi dove c'erano dei portali, spostarne uno dal suo punto d'origine fu un'esperienza nuova per me.

Per quanto riguarda l'entità negativa con cui ho combattuto, sono certa che troverà un altro luogo o tempo del Pianeta in cui stare.

Spostare un portale

È utile sapere che si può spostare un portale per sistemarlo in un luogo che lo renda innocuo.

Virtù richieste: audacia, fede, gentilezza, speranza e spirito d'avventura.

Blocchi: cinismo e paura.

1. Sali al Settimo Piano (vedi pp. 19 e 20) e dai il comando: "Creatore di Tutto Ciò Che È, è comandato [o è richiesto] che questo portale sia spostato in luogo dell'universo in cui sia attraversato da un'energia positiva."
2. Testimonia che il portale sia spostato tramite l'energia della gentilezza e dell'amore, con la totale fiducia nella possibilità che ciò avvenga. Testimonia che l'entrata sia collocata in un luogo dell'universo da cui entri solo energia positiva.
3. Appena il processo è concluso, risciacquati con l'energia del Settimo Piano e resta connesso.

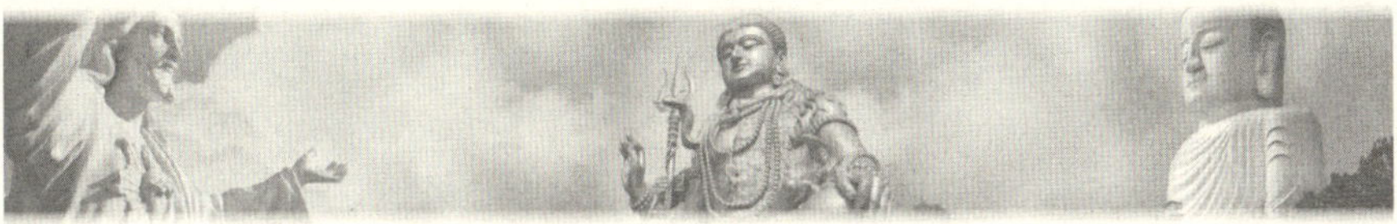

4
IL QUINTO PIANO DI ESISTENZA

Come ho spiegato nei primi libri, il Quinto Piano di Esistenza appartiene agli angeli, al Consiglio dei Dodici, alle famiglie d'anime, ai maestri e ai nostri madre e padre celesti. I maestri, come Budda e Cristo, creature ascese sia con il corpo fisico sia con quello spirituale, ora operano dai livelli più alti del Quinto Piano.

Chi canalizza gli angeli e i profeti e si serve degli spiriti per praticare la chirurgia psichica e le guarigioni si connette a questo piano. I guaritori che usano questa energia sono, però, vincolati alle regole di questo piano e spesso, se prima non salgono al Settimo Piano per operare guarigioni, poi devono ricorrere a un sacrificio o a uno scambio di energia.

Il Quinto Piano è diviso in livelli, che sono molto complessi e contengono diversi gradi. I livelli principali, però, sono quattro, ciascuno costituito da undici gradi, per un totale di quarantaquattro. All'undicesimo grado di ciascun livello c'è il Consiglio dei Dodici, che governa ogni famiglia d'anime.

La nostra famiglia d'anime è il gruppo di cui facevamo parte prima di questa incarnazione. Anche se ci incarniamo in una famiglia fisica, in qualche modo non dimentichiamo mai la famiglia spirituale che lasciamo. A volte i membri di una stessa famiglia d'anime s'incontrano in questa incarnazione e i reciproci sentimenti e ricordi li portano a unirsi. Ma è come se si sposassero un fratello e una sorella che non sanno della loro reciproca parentela e, per questo, la passione tra i due non durerà a lungo.

In questo momento le famiglie d'anime, ciascuna sotto la guida del proprio Consiglio dei Dodici, si stanno riunendo per svolgere qui, su questo Pianeta, il compito assegnato loro dal Creatore. Molti maestri del Quinto Piano in missione sulla Terra, che conducono un'esistenza normale in un corpo umano al Terzo Piano, fanno parte di questi consigli. Mentre dormono, infatti, escono dal loro spazio per prendervi parte.

Nel mio libro *ThetaHealing Avanzato* ho raccontato di un'esperienza in uno di questi consigli, dove chiesi che alla Terra venisse data la possibilità di cambiare attraverso l'amore. Ero assieme a molti esseri illuminati venuti su questo piano per creare una differenza. Molti membri del consiglio stavano votando a favore della distruzione della Terra e di tutti i suoi abitanti attraverso il caos, per ricominciare da zero. Il caos è il grande distruttore.

Tranne che ai livelli più elevati, al Quinto Piano la dualità è uno strumento per imparare, ma è una dualità diversa da quella del Terzo. Al Terzo Piano la dualità ha estremi contrapposti come il caldo e il freddo, il bene e il male, il nero e il bianco e via dicendo. Ai livelli più bassi del Quinto Piano, invece, l'opposizione è più tra il tiepido e il fresco, il bene puro e il bene con qualche sfumatura di male, il grigio e il crema e simili. Al Terzo Piano abbiamo una duplice natura. Abbiamo lati buoni e lati cattivi, caratteristiche positive e negative. Il segreto sta nel non separare queste caratteristiche, lavorando invece sul negativo per diventare persone migliori. Questo è un aspetto che appartiene al Terzo e al Quarto piano, ma non ai livelli più alti del Quinto. A quei livelli finalmente la dualità scompare.

Benché in questa dimensione risiedano esseri illuminati con diverse frequenze di vibrazione, ai livelli più bassi del Quinto Piano si trova anche l'ego.

Al Quinto Piano l'energia viene fatta muovere come al Terzo, ossia con la forza del pensiero. Come qui, anche là ci sono virtù da acquisire per poter lavorare con le Leggi. Alla fine, tutto nel Quinto Piano è fatto per raggiungere la perfezione dell'amore.

CONNESSIONI CON IL QUINTO PIANO

Molti profeti, come Mosè, hanno raggiunto il Quinto Piano. Parecchi sono arrivati al sesto sottolivello del secondo livello. Questi profeti avranno anche vissuto in modo retto ma, se vai a incontrare l'energia di Mosè, sentirai che è molto diversa da quella di un maestro come Gesù Cristo (entrambi, se posso aggiungere, erano persone in carne e ossa). Alcuni individui, in diversi momenti della storia, entrano in contatto con i profeti ed è possibile che svariate di queste essenze spirituali si trovino a un qualche livello del Quinto Piano. Ma il fatto che qualcuno sia menzionato nella Bibbia o in un altro testo spirituale non significa che sia un maestro illuminato. Alcuni profeti di cui si parla nella Bibbia non hanno mai superato il secondo livello del Quinto Piano.

Secondo me non si dovrebbe mai seguire ciecamente qualcuno o qualche energia spirituale. L'unica cosa da seguire è la verità suprema del Creatore. Va bene ammirare un'altra persona e ascoltare i suoi saggi consigli, ma non al punto che questa diventi un'ossessione. Ogni volta che leggi un libro spirituale, chiediti quali contenuti siano veri e quali no. Fai particolarmente attenzione con il materiale canalizzato. Chiunque canalizzi informazioni dal Quarto o dal Quinto piano, le filtra con un cervello di Terzo Piano che ha le proprie convinzioni. E qualsiasi canalizzazione contenga un messaggio di paura non è delle più spiritualmente elevate e delle migliori. Inoltre, anche se gli esseri di Quinto Piano sono incredibilmente sviluppati, sono ancora in fase di apprendimento, quindi non tutto quello che fanno e dicono sarà completamente puro, a meno che vengano da uno spazio compreso tra il trentatreesimo e il quarantaquattresimo grado. Per canalizzare qualcuno, dovresti andare dal Creatore e chiedere di parlare con la creatura dotata delle conoscenze più elevate e migliori. Ovviamente, il Creatore di Tutto Ciò Che È va oltre tutti i nostri concetti di dei, dee, madre e padri spirituali, per non parlare di tutti gli altri spiriti con cui veniamo in contatto.

Incontrare un essere di Quinto Piano

Questo esercizio ti permetterà di riconoscere i diversi tipi di divinità che potresti incontrare in una lettura. Al Quinto Piano ci sono divinità di diversi livelli e ciascun essere di questo piano trasmette una sensazione propria e caratteristica.

1. Decidi chi ti piacerebbe vedere dal Quinto Piano: un angelo, un dio, una dea, un'insegnante spirituale, la tua famiglia d'anime o il tuo Consiglio dei Dodici. Non stupirti se dovessi scoprire di far parte del tuo consiglio.

2. Sali al Settimo Piano (vedi pp. 19 e 20), dai il comando: "Creatore di Tutto Ciò Che È, è comandato [o richiesto] che io veda e parli con [nome dello spirito, del dio, della dea o dell'angelo], del Quinto Piano di Esistenza, [indica il giorno, mese, anno e ora]. Grazie. È fatto, è fatto, è fatto. Mostrami."

3. Visualizza che la tua coscienza sia inviata al Quinto Piano.

4. Aspetta che la creatura di luce venga da te. Parlaci.

5. Quando decidi di interrompere il contatto, risciacquati con l'Energia del Settimo Piano e resta connesso.

Gli dei Shiva e Parvati sono due degli aspetti del divino più elevati di cui abbia fatto esperienza. È accaduto la prima volta che sono stata in India.

Un messaggio dagli dei

La prima volta che mi recai in India per tenere un corso, provai la sensazione di esserci già stata parecchie volte. In vita mia sono stata in svariati luoghi, ma in nessun'altra parte del mondo ho sentito e assaporato la spiritualità nell'aria stessa come in India.

Penso anche che l'India sia la terra della notte più lunga del mondo. È come se la notte durasse per sempre e, nel sonno, sembra di perdersi nei meandri del tempo. In una di quelle notti sognai parecchio ed ebbi lo stesso sogno per tre volte consecutive. Mi svegliavo e tornavo immediatamente nello stesso sogno.

Nel sogno ero in piedi di fronte al dio Shiva e alla dea Parvati ed ero molto emozionata. Emanavano la più incredibile energia divina. Per rivolgersi a me, usavano il mio nome sacro e il mio nome comune e dicevano: "Carissima Vianna. Sei qui! Ti diamo il benvenuto. Vianna, qui molti apprezzeranno il tuo lavoro, ma non tutti gli indiani saranno aperti ad accettare i tuoi insegnamenti."

Chiesi: "Perché no?".

Mi risposero: "Non tutti qui sono pronti a progredire spiritualmente. Non sono ancora arrivati a quel punto."

Replicai allora: "Ma tutti dobbiamo progredire."

Mi spiegarono: "No, alcuni non lo faranno."

"Come affrontate questo problema?" domandai. "Deve essere molto frustrante."

Con semplicità, risposero: "Sono quello che sono."

"Perché siete venuti a dirmi questo?".

Con l'energia più gentile e compassionevole, aggiunsero: "Perché li amiamo. Perché sono nostri figli e noi siamo pieni di attenzione per i figli degli dei. Li amiamo, ma alcuni di loro non sono pronti a cambiare tutto nel loro karma. Non tutti sono pronti a progredire, ma li amiamo profondamente tutti quanti."

Sapendo che l'amore genitoriale di queste divinità era davvero importante, mi inchinai con grazia e scomparvero.

La parte strana del sogno era che io e gli dei ci conoscevamo e, quando mi diedero questo messaggio, non ebbi la sensazione che mi volessero dire "non puoi insegnare in India". Infatti, mi invitavano a lavorare con le persone che *accettavano* i miei insegnamenti. Erano felici che chi fosse pronto potesse progredire spiritualmente, liberandosi dagli obblighi del karma. Ma mi dissero che dovevo rispettare chi non voleva cambiare.

Il sogno servì anche a ricordarmi del padre e della madre che vegliano sui figli dell'India.

Alla fine del sogno, Guy saltò giù dal letto e disse: "Chi c'è? C'è qualcuno in questa stanza?".

Gli spiegai che era solo il mio sogno e tornammo entrambi a dormire.

ESSERI DEL QUINTO PIANO DI ESISTENZA

Angeli

Guerrieri di luce

Gli arcangeli risiedono al secondo livello del grado più alto del Quinto Piano. Non sono dolci, teneri o arrendevoli, bensì guerrieri di luce. Sono in prima linea per proteggere i reami celesti e prendono questa responsabilità molto sul serio. Per tale motivo possono avere un aspetto feroce.

Anche alcuni guaritori sono guerrieri del Quinto Piano. Alcuni di noi, nel sonno, salgono al piano astrale proprio per combattere contro le forze del male. Però, non sempre abbiamo il tempo di combattere il male sugli altri piani. Questo Pianeta ne ha già la sua bella quantità e tu sarai continuamente coinvolto in qualche tipo di lotta. Concentrati sul cambiare le persone che sono pronte a farlo e non perdere tempo con chi ha scelto le tenebre invece della luce.

Angeli custodi

Assieme agli arcangeli, sul Quinto Piano ci sono angeli dolci e gentili, che ci assistono, forse come custodi. E ci sono angeli che non hanno mai contatti con il Terzo Piano.

La categoria degli angeli custodi comprende una vasta gamma di esseri. Può trattarsi di creature di luce del Quinto Piano, nostri cari che sono trapassati, antenati dell'albero genealogico e animali totem. Possono anche manifestarsi con le sembianze di fate o di spiriti della natura. Ad assisterci possono essere molti angeli custodi o uno soltanto. Se viviamo una transizione spirituale innescata da un'esperienza di premorte o da qualsiasi altro evento che ci porti a crescere, ci vengono assegnati nuovi angeli custodi, più esperti, per aiutarci nella vita.

Alcuni di noi, in realtà, sono stati angeli. Se pensi di essere stato un angelo prima di entrare in un corpo umano, probabilmente lo eri. Se sei stato un angelo in un altro tempo o luogo, sei depositario di doni che non sono ancora stati analizzati.

Un angelo custode del Quarto Piano è diverso da un angelo di luce del quinto, come un arcangelo. Una creatura di luce del Quinto Piano è molto più potente. Un angelo custode o una guida del Quarto Piano ha ancora molto da imparare, e vegliare sulla sua famiglia del Terzo Piano fa parte del suo processo di crescita.

Una volta feci una lettura a una donna che desiderava parlare con il marito, scomparso da poco. Andai al Settimo Piano, uscendo dal mio spazio, e lo chiamai, ma non venne. Questa situazione continuò per un po'. Alla fine entrò nello spazio della donna e fu molto brusco con me.

"Cosa vuoi?" chiese. Poi indicò sua moglie. "Cosa vuole *lei*? Sono molto occupato!".

Dissi alla donna che l'avevo contattato e lei domandò: "Dov'è?".

Lui mi spiegò: "Sono un angelo custode di una bambina in una città della California e sto vegliando su di lei."

Mi diede il nome della città e quello della bambina. Li passai alla donna, che confermò che si trattava della città in cui era morto. In seguito, la signora mi raccontò che la lettura l'aveva motivata a darsi da fare e così aveva cominciato un'attività di volontariato in un ospizio. Tempo dopo si recò nella città californiana e trovò la ragazza. Per me questa è la prova che non siamo mai soli: qualcuno veglia sempre su di noi.

Inviare un angelo di protezione

Come esercizio per utilizzare l'energia del Quinto Piano, puoi inviare un angelo a protezione e guida di un'altra persona. Se inviati dal Settimo Piano, gli angeli si limiteranno a proteggere la persona, senza farsi coinvolgere nel conflitto tra bene e male.

Virtù richieste: audacia, fede, perdono e speranza.

1. Sali al Settimo Piano (vedi pp. 19 e 20) e dai il comando: "Creatore, è comandato [o richiesto] che un angelo custode del secondo livello del Quinto Piano protegga [nome della persona]. Grazie. È fatto, è fatto, è fatto."
2. Vai al Quinto Piano e testimonia che l'angelo venga inviato al tuo caro.
3. Dopo che l'angelo è stato inviato, risciacquati con l'energia del Settimo Piano e resta connesso.

Maestri del Quinto Piano

Poiché siamo essenze spirituali, tutti vibriamo a frequenze diverse. L'abilità di modificare le frequenze distingue il Terzo dal Quinto Piano. I maestri del Quinto Piano sono esseri illuminati che hanno imparato a modificare il tempo, la materia e le particelle subatomiche. Riescono a realizzare cose incredibili, perché hanno raggiunto la consapevolezza che la loro essenza spirituale non è separata da quella del Creatore. Sono in grado, inoltre, di ringiovanire i loro corpi fisici, mentali, emozionali e spirituali.

Diventiamo maestri quando raggiungiamo una certa frequenza di vibrazione. Se, a un certo punto, avremo imparato tutto ciò che dovevamo al Terzo Piano di Esistenza, il nostro processo di apprendimento continuerà al Quinto e potremo risiedere in uno dei suoi livelli. Quel livello dipende dalla vibrazione che abbiamo raggiunto al Terzo Piano.

I gran maestri del Quinto Piano sono composti di energia pura. Hanno imparato a controllare i loro pensieri in una maniera tale che a noi sembrano divinità. Sono molto più evoluti di quanto lo siamo noi allo stato attuale, ma ci sono delle somiglianze.

Gli esseri dei livelli più alti del Quinto Piano sono in grado di diventare materia solida, per ritornare, poi, energia spirituale. Riescono a spostarsi tra le dimensioni in forma di spirito. Gli angeli e le altre creature sovrannaturali che appaiono in una stanza e poi scompaiono si muovono tra le dimensioni. Quando ciò accade, vediamo un lampo di luce, causato dall'energia che si è creata nel momento in cui passano di dimensione.

Gli esseri multidimensionali del Quinto Piano, noti come esseri di luce, hanno imparato a usare l'energia dell'amore puro per creare nuovi mondi. Quando parlo di creare un mondo, non mi riferisco alla "terraformazione", che è ciò che alcune razze aliene fanno per colonizzare un pianeta, ma al fatto di creare spontaneamente pianeti interi, con tanto di forme di vita sopra.

Dal trentatreesimo grado del Quinto Piano i maestri sono capaci di creare mondi. Gli esseri di questo livello sono colmi d'amore e comprensione. Sono diventati come Cristo o Budda. La paura del male contro il bene è scomparsa. Padroneggiano con maestria tutte le virtù e hanno imparato a piegare le Leggi dei multiversi con il pensiero. Sono capaci di spostare forme di vita avanti e indietro tra i mondi di questo universo e di altre dimensioni.

Per esempio, il mio padre spirituale è un gran maestro in grado di piegare le energie e di creare mondi. Trentatré esseri del trentatreesimo grado costituiscono i primi gran maestri capaci di creare i mondi e la vita. I più elevati di questi maestri, tuttavia, sono quelli del quarantaquattresimo grado.

Quando qualcuno dice, come a volte accade, che esiste un ottavo o un decimo piano, si riferisce a uno dei gradi del Quinto Piano e lo confonde con un'essenza che si trova oltre il Settimo Piano di Esistenza. Ma il Settimo Piano è quello del Creatore di Tutto Ciò Che È.

Figli dei maestri

Ciascun livello del Quinto Piano contiene una gran varietà di creature illuminate. Il primo grado del Quinto Piano è quello da cui vengono i figli dei maestri, che sono accuditi sul Quarto Piano, come in un asilo. Alcuni dei loro genitori li seguono per aiutarli.

I figli dei maestri imparano a filtrare i loro pensieri e ad acquisire virtù in ogni esistenza trascorsa ai piani più bassi. Apprendono che i pensieri negativi li trattengono. E qui, al Terzo Piano, imparano ad amare. Ci sono tanti tipi d'amore, come l'amore di un padre, l'amore di una madre e l'amore di un amico, ma prima viene l'amore di Dio, l'amore di sé e l'amore di un compagno. Amare completamente un compagno fa parte della virtù della fiducia.

I figli dei maestri imparano sempre, ma non dovrebbe essere una sorpresa scoprire che il pianeta Terra non sta avanzando come dovrebbe. Per questo i maestri illuminati del Quinto Piano sono venuti qui a insegnare ai loro figli ad amarsi reciprocamente.

Maestri illuminati

I maestri hanno sempre vegliato sui loro figli al Terzo Piano. Fino al 1995, comunque, avevano il permesso di mostrare loro solo cosa fare, senza poter intervenire direttamente. In quel tempo, venivano chiamati

"Veglianti". Guardando che cosa facevano i loro figli sulla Terra, sentirono che c'erano due possibilità per il futuro. In una, la Terra era pronta a passare a un livello di vibrazione più elevato, ma era indietro nel lavoro. Nell'altra, invece, era a rischio di distruzione completa se non fossero avvenuti dei cambiamenti nella coscienza dei loro figli.

Così i genitori del Quinto Piano cominciarono a essere un po' preoccupati e ci fu una votazione tra i gran maestri per decidere se distruggere il Pianeta e ricominciare oppure salvarlo dall'autodistruzione. Alcuni maestri volevano semplicemente ricominciare e portare gli spiriti dei loro figli da qualche altra parte. Ma altri maestri presero le difese del nostro mondo. Dissero: "Sono i nostri figli, i nostri fratelli e sorelle! Saranno distrutti se facciamo ricominciare tutto daccapo. Hanno solo bisogno d'aiuto. Se ci date un po' di tempo, andremo a insegnare loro. Se capiranno chi sono in realtà, le cose miglioreranno."

Fu quindi deciso che una missione di salvataggio di maestri illuminati fosse inviata sulla Terra.

Quando la missione arrivò, però, i suoi membri scoprirono che la loro vibrazione era così alta che non riuscivano a stare su questo piano abbastanza a lungo da fare i cambiamenti necessari.

Così, un secondo gruppo si preparò a scendere. Questi maestri giunsero attraverso un portale spirituale, per nascere come bambini e crescere in un corpo umano. In questo modo sarebbero riusciti a restare sulla Terra abbastanza a lungo da creare il cambiamento che serviva. Sono qui in questo momento. Anche se, nel corso della storia umana, erano già venuti qui, mi è stato detto che non ce ne sono mai stati tanti tutti insieme come ora. Sono venuti con la missione di salvare l'umanità.

Che cosa ricavano i maestri da questa azione altruistica? Perfino un maestro che è venuto come supervisore è qui per imparare altre virtù. Al momento, così tanti maestri stanno vivendo incarnazioni umane sulla Terra, che le energie del Quinto Piano e quelle del Terzo si stanno intrecciando.

Questo secondo gruppo è composto dai genitori e dai fratelli e dalle sorelle maggiori dei bambini sulla Terra. Per essere qui, devono aver raggiunto il secondo o il terzo grado del Quinto Piano.

Questi esseri del Quinto Piano sono ancora maestri, anche se abitano in un corpo del Terzo Piano. Questo mondo può essere difficile per loro, perché devono ricordare chi sono e perché sono venuti, per non parlare di tutti gli altri adattamenti necessari per restare su questo piano. Un corpo umano vibra a una frequenza molto diversa da quella cui sono abituati sul Quinto Piano. Mettere una creatura del Quinto Piano in un corpo umano è come prendere un'enorme quantità di energia e infilarla in una bottiglietta. Ci starà molto stretta.

La vibrazione che questi esseri del Quinto Piano portano è così alta che, in qualche caso, nascono malati. Il corpo umano non può sostenere le informazioni contenute nella mente di un maestro e la vibrazione della sua energia spirituale. È possibile che gli ci voglia tempo per adattarsi. Se il maestro fa attenzione al corpo in cui abita, la malattia può essere evitata. Ma, quando cresceranno, questi bambini potrebbero opporsi al loro stesso DNA. Vedranno sempre gli spiriti, avranno un'istintiva connessione con il Creatore e probabilmente si sentiranno come stranieri sulla Terra. Penseranno che il mondo sia un luogo crudele, spietato e squilibrato, perché, nel loro profondo, i ricordi del mondo da cui provengono sono molto forti.

Durante il sonno avranno esperienze extracorporee e realizzeranno gli obiettivi del Quinto Piano. Ecco perché molti guaritori sognano di guarire altre persone e di partecipare al Consiglio dei Dodici. Poiché l'onda Theta è un'onda del sonno, un ThetaHealer utilizzerà questo tempo per quello che chiamo "lavoro notturno". Chi ha avuto esperienze di "lavoro notturno" sa esattamente di che cosa parlo. Si tratta di ricordare i sogni di livello astrale e di avere ricordi di vite passate. Questi ricordi ed esperienze provengono da fonti diverse.

Ti renderai conto di essere un maestro illuminato che è qui per fare da supervisore agli altri se sei nato con il desiderio di aiutare le persone e hai la sensazione di ripetere quello che hai già fatto in precedenza. Questa sensazione potrebbe renderti un po' critico nei confronti di te stesso, quindi è importante non analizzarla troppo. Forse, ti ritrovi anche a pensare: *Sono in questo mondo per sbaglio. Le persone sono cattive e di animo malvagio.* Eppure le ami e ne ignori il motivo, perché gli umani sono creature strane. Ciononostante ti senti spinto ad aiutarle. È possibile che tu senta anche frasi come: "Dobbiamo salvare la Terra prima che si autodistrugga" oppure "L'ultima volta che siamo stati qui, ci siamo distrutti e siamo venuti a cambiare il passato."

Ti trovi in una missione. Poiché sei una creatura multidimensionale, fai il "lavoro notturno" mentre dormi. Desideri guarire il Pianeta e incoraggi le persone ad aiutarsi a vicenda. Hai la capacità di amare, anche se da piccolo non hai ricevuto amore. Senti l'obbligo di risvegliare le persone.

IL RISVEGLIO

Molti su questo Pianeta hanno ricordi sfocati di un periodo in cui vivevano al Quinto Piano come maestri o figli dei maestri. I ricordi dei figli dei maestri sono meno chiari di quelli dei loro genitori. Il loro potenziale spirituale deve essere risvegliato.

Sono stata accusata di vedere solo il buono nella gente e di essere superficiale nel mio ottimismo nei confronti della specie umana. Ma se tu riuscissi a vedere le persone come le vedo io, resteresti sorpreso. Io le guardo dalla prospettiva del loro potenziale spirituale, del loro sé-Dio. Quando comincerai a considerare gli individui da questo punto di vista, capirai che la maggior parte di noi non ha nemmeno iniziato a rendersi conto del proprio potenziale. Non abbiamo idea di quello che il nostro spirito ha da offrire al mondo.

Quasi tutti i maestri venuti sul Terzo Piano risvegliano naturalmente il proprio potenziale. Sognano di attraversare lo spazio-tempo e ricordano le cose strabilianti che erano in grado di fare.

Prima di tutto, un maestro risveglia il proprio DNA spirituale, come nell'attivazione del DNA. Un maestro attiva il proprio DNA in maniera istintiva, ricorda come operare guarigioni e, a volte, si scoraggia davanti ai limiti di questo piano. Vede che cosa sta accadendo al mondo e vuole soltanto tornare a casa, perché a qualche livello sa che esiste un luogo molto più piacevole di questo. Nei miei corsi, uno dei temi che ricorre tra i miei studenti è: "Voglio tornare a casa mia." Ciò avviene perché, a livello spirituale, sentono la mancanza del Quinto Piano.

La missione dei maestri risvegliati è, ovviamente, quella di risvegliare i loro figli. Se mille persone in ogni Paese si risvegliassero, il corso della storia cambierebbe in modo permanente. Se solo cento persone in ogni Paese si risvegliassero, il mondo potrebbe salvarsi.

Cinque anni fa le nostre possibilità di sopravvivere all'autodistruzione erano del 50 per cento. Oggi sento che la percentuale di successo è del 65 per cento. Ciò non significa che un nuovo cambiamento sarà semplice. So che nel mondo accadono ancora stranezze di ogni tipo. Ma ci sono anche cambiamenti positivi, perché la coscienza collettiva sta mutando in meglio. Per elevare ulteriormente questa coscienza globale, è sufficiente che si risvegli una piccola percentuale di individui. Questo risveglio è il passo successivo nella nostra evoluzione spirituale sulla Terra.

Attualmente, circa il 4 per cento della popolazione mondiale è costituita da maestri illuminati. Ma il numero di quelli che sono consapevoli della loro vera identità è molto più basso.

I maestri del Quinto Piano vengono qui in gruppi, con un leader per risvegliarli. Una volta che ciò è avvenuto, si dedicano alla formazione dei propri figli. Concluso l'addestramento, i maestri risvegliati saranno l'11 per cento della popolazione della Terra. Il progresso del Pianeta va di pari passo con quello dei maestri.

È facile vedere la differenza tra un maestro del Quinto Piano e uno dei suoi figli che abita in un corpo umano. Emerge con molta chiarezza in alcune situazioni quotidiane. I maestri del Quinto Piano sono capaci di ascoltare il punto di vista di un'altra persona, mentre i loro figli no. I maestri condividono le loro idee e riconoscono semplicemente la verità quando la vedono, mentre i loro figli a volte sono polemici e rendono difficile l'insegnamento. (È uno dei motivi per cui le informazioni di tipo spirituale molto spesso sono plagiate.) I maestri, invece, mostrano sempre amore e rispetto per i loro insegnanti.

I maestri, su questo piano, non possono obbligare i figli ad ascoltarli. Possono solo essere pazienti e amarli.

Ecco perché ci vengono forniti strumenti, come il lavoro sulle convinzioni, sulle emozioni e sulle virtù, per risvegliare sia i maestri illuminati sia i loro figli. Questo risveglio ci permetterà di cambiare il destino del mondo. Fa parte della nostra missione e cammino di vita.

È il motivo per cui siamo venuti qui. È come se qualcuno avesse creato un videogioco per noi e, quando ci giochiamo, ricopriamo un ruolo. Ma la maggior parte del nostro essere è seduta fuori dal videogioco. La nostra mente è concentrata sulla partita, ma il nostro spirito è all'esterno.

Mi ricordo che, quando mia nipote Jena era piccola, credeva in un potere superiore ed era convinta che tutto si potesse cambiare. Sembrava che osservasse gli adulti che la circondavano come un saggio guarda i suoi discepoli. Poi, crescendo, assaggiò il cibo del Terzo Piano, sia fisicamente sia a livello di coscienza. Gli ormoni, inoltre, cominciarono a fare la loro parte e, quando questo avviene, una persona giovane può perdere di vista, per un po' di tempo, le proprie passate esperienze spirituali e il proprio talento psichico. Alcune persone si risvegliano di nuovo più avanti e si riappropriano dei loro poteri. Il risveglio sembra verificarsi più di frequente in determinate età: ventisette, trentuno, trentaquattro, trentasette e quarantadue anni. Altre persone non hanno bisogno di essere risvegliate e sanno chi sono per tutta la vita.

Molti giovani oggi si danno alle droghe e all'alcol perché hanno un lato psichico troppo sviluppato e vogliono spegnerlo. Ecco perché è così importante insegnare a un bambino molto dotato a controllare le proprie abilità. Con una formazione adeguata, i ragazzi possono superare questa fase pericolosa e non incontreranno mai più questo tipo di problemi.

Siamo stati tutti inviati qui per imparare, e la dualità è lo strumento che abbiamo a disposizione per farlo. Impariamo ad amare. Impariamo a superare la paura. Proviamo tutte le emozioni allo stato puro. Impariamo a fare le scelte giuste. Impariamo che, con la guida del libero arbitrio, possiamo dare ai nostri pensieri la direzione che vogliamo, acquisire virtù e lavorare con le Leggi. Quando iniziamo a fare questo, ci diplomiamo alla scuola di questo Piano di Esistenza.

Tecnicamente, dobbiamo imparare a smettere di ucciderci a vicenda. Sarebbe un bel cambiamento. In questo momento la Terra avrebbe già dovuto raggiungere un livello di evoluzione superiore.

Spirito del Quinto Piano, Corpo del Terzo Piano

Quando capisce di essere una creatura di Quinto Piano, il tuo spirito può voler tornare dove l'energia è più compatibile con esso. Molti di noi si chiedono di continuo se stare qui o se andare a casa. Ma la verità è che, invece, possiamo raggiungere un livello di perfezione in cui non è più necessario che invecchiamo o moriamo e ci muoveremo avanti e indietro dal Terzo al Quinto Piano.

Per farlo, occorre effettuare tre aperture della Kundalini, senza morire durante il processo. Allora, quando torneremo a casa, al Quinto Piano, saliremo a un luogo più elevato.

Le aperture della Kundalini

- La prima apertura della Kundalini è alla base della spina dorsale.
- Questa apertura coincide con il risveglio. Apre un individuo ai propri talenti psichici. Molti, se il processo avviene troppo rapidamente, stanno male. Ecco perché sarebbe meglio che l'apertura avvenisse in uno stato Theta, che puoi raggiungere con la meditazione per il Settimo Piano. In questo modo favorirai un'apertura graduale. Anche l'attivazione del DNA può essere utile in questo senso.
- La seconda apertura della Kundalini comincia nel cuore.
- Con questa apertura, l'individuo conosce il vero amore incondizionato e acquisisce la capacità di superare il dolore e di cambiare le vite degli altri.
- La terza e ultima apertura è nella corona, nella ghiandola pineale.
- Con quest'apertura, l'essenza dell'individuo diventa pura e il colore della sua aura diventa bianco. Inoltre, egli comprende che sta vivendo in un'illusione e riesce a creare in modo consapevole, con la forza del pensiero.
- In passato, questa apertura significava che la persona non voleva più stare in un corpo tridimensionale e aveva deciso di morire per ascendere al Quinto Piano. L'individuo aveva acquisito tutte le virtù e non aveva più bisogno di continuare il gioco della vita. Se lo desidera, però, oggi gli è consentito restare.

IL TUO NOME SACRO DEL QUINTO PIANO

Al Quinto Piano hai una vibrazione specifica. Quindi, il tuo nome sacro del Quinto Piano abbraccia il tuo intero essere e racchiude l'aspetto più elevato della tua energia spirituale.

Conoscerlo ti permette di effettuare guarigioni più efficaci. Per esempio, io dico al Creatore: "Creatore, sono Vianna [e aggiungo il mio nome sacro] e chiedo una guarigione per questa persona."

Ricorda che il tuo nome sacro di Quinto Piano non è il nome di una vita passata. Posso garantirti che non è qualcosa come Cleopatra o Giulio Cesare. Questi nomi, così come "Gesù", sono molto gettonati nelle vite passate. Quando le persone vengono da me a dirmi che in una vita passata erano Gesù Cristo, chiedo loro se per caso non vivevano in Messico o in un altro Paese latino, in cui la gente usa chiamare i propri figli "Gesù". Domando loro: "Quale Gesù eri?".

Non fraintendermi: è possibile che alcuni abbiano un legame genetico all'unico e solo Gesù Cristo, che in effetti aveva fratelli e sorelle, e forse anche dei figli. Questo potrebbe spiegare i ricordi e le emozioni che provano. Possono esserci molte ragioni per cui hanno queste esperienze. Una potrebbe essere legata al fatto che, quando ami incondizionatamente, ami con il tuo sé più elevato, il che significa che raggiungi il livello di Cristo, ossia sei in connessione totale con il Divino. E, allo stesso modo, quando sul Quinto Piano raggiungi un certo livello e, come madre, ami i tuoi figli in maniera incondizionata, ti poni al livello di Maria. Ma questi nomi non sono il tuo nome sacro. Per conoscerlo, sali a chiederlo al Creatore.

Il tuo nome sacro del Quinto Piano

Come ti chiami al Quinto Piano di Esistenza?

1. Sali al Settimo Piano (vedi pp. 19 e 20) e dai il comando: "Creatore di Tutto Ciò Che È, è comandato [o richiesto] che io conosca il mio nome sacro del Quinto Piano di Esistenza. Grazie. È fatto, è fatto, è fatto."

2. Visualizza che la tua coscienza sia mandata al Quinto Piano.

3. Aspetta che ti sia rivelata la vibrazione del tuo nome sacro.

4. Quando decidi di interrompere il contatto, risciacquati con l'Energia del Settimo Piano e resta connesso.

TEMPO E SPAZIO

Viaggi spaziali sulle ali del pensiero

Esistono mondi a quattro e a cinque dimensioni, con civiltà che hanno imparato a spostarsi nel tempo, nello spazio e tra le dimensioni. Ci sono anche specie tridimensionali che hanno imparato a superare distanze enormi piegando lo spazio. Nel nostro futuro, proprio come in questi mondi, si viaggerà nello spazio vincendo il tempo.

Ma un modo molto più avanzato per viaggiare nello spazio è inviare un pensiero mirato. La mente umana è incredibilmente espansiva e ha capacità che ancora non comprendiamo appieno. Quando arriveremo a capire l'estensione completa delle nostre capacità, la mente e lo spirito s'integreranno completamente e saremo in grado di spostarci nell'universo senza aiuti meccanici.

Per spiegare meglio questo concetto, possiamo dire che lo *spirito* si trova nel corpo, mentre l'anima è multidimensionale ed è in grado di spostarsi su vaste distanze e vivere esperienze infinite. L'energia della nostra anima è quella che continua a esistere dopo la morte, ossia diventa energia del Quinto Piano. Gli spostamenti dimensionali delle creature di Quinto Piano richiedono, però, molta energia. Ecco perché questi esseri sembrano circondati da un'energia luminescente.

Questo genere di teorie è fuori dalla zona di sicurezza di parecchi miei studenti. Quando le propongo, molti reagiscono con incredulità, rabbia o paura. Credo che queste emozioni siano in parte create per tenerci legati alle nostre situazioni qui. Che cosa accadrebbe se riuscissi a concentrarti e a connetterti immediatamente a una Legge dell'universo, per creare un cambiamento istantaneo? Che cosa succederebbe se, in quanto maestro illuminato, ti ricordassi come piegare il tempo?

Tempo e maestri illuminati

Nel processo di co-creazione del ThetaHealing, il tempo non esiste. Il pensiero, infatti, può viaggiare più veloce della luce e, nel farlo, piega il continuum spazio-temporale. Ogni volta che mandi la tua coscienza ai Piani di Esistenza, stai facendo un viaggio nel tempo con l'onda Theta.

Poiché sei una creatura interdimensionale che fa un'esperienza tridimensionale, e poiché il tempo in realtà non esiste, che cosa ti fa pensare che questa vita sia l'unica esperienza che stai affrontando? Forse stai vivendo parecchie vite tutte in una volta, in diversi momenti della storia, o persino in tempi e spazi differenti nell'universo.

Per esempio, io so di essere in un corpo umano, ma posso entrare in uno stato mentale tale da vedere nei dettagli una delle mie vite passate. La presa di coscienza successiva è la consapevolezza che la mia anima si trova in altri tempi e spazi e sperimenta tante vite simultaneamente. Ho raggiunto questa consapevolezza connettendomi alle esistenze multiple e mantenendo questo stato mentale. Ora posso averne cognizione in maniera conscia.

Piegare la Legge del Tempo

Ricorda che, quando influenziamo la Legge del Tempo, possiamo solo *piegarla*. Non cambiamo il tempo di tutto il Pianeta, ma solo del nostro piccolo mondo. Facciamo un esempio e diciamo che, al mattino, in due usciamo per andare al lavoro. Siamo a bordo di due auto diverse e percorriamo la stessa strada. Se io piego il tempo per andare al lavoro, magari per arrivare mi ci vorranno trentotto minuti, mentre all'altra persona quarantacinque. Piego il tempo per me stesso e per nessun altro. Vivo su questo Pianeta con altri milioni di anime dotate di libero arbitrio e non ho il permesso di infrangere una condizione posta da una Verità Ultima. Ricorda sempre che i modi migliori per perdere i tuoi talenti di guarigione sono negare l'esistenza di Dio e interferire con il libero arbitrio di un'altra persona.

Una volta acquisita la capacità di piegare il tempo a livello spirituale, possiamo andare nel passato per creare un nuovo presente, cambiando così anche il futuro. Personalmente, credo che una parte di me sia nel futuro e che stia guardando quello che sto facendo adesso. Lo so perché sono in grado di ricordare alcune cose prima che accadano.

Poter dimostrare che un evento si verificherà prima che effettivamente si realizzi, significa dimostrare anche che lo spirito si muove avanti e indietro tra passato, presente e futuro, per creare il futuro.

La gente mi chiede: "Com'è possibile che il passato e il futuro stiano avvenendo contemporaneamente, se io vivo nel presente? Com'è possibile che io riesca a vedere sia il futuro sia il passato? Come funziona questa cosa?".

Rispondo con due domande: "Come fai a dire alle persone che staranno bene, se non le vedi star bene nel futuro? Come fai a operare una guarigione se non credi di poter influenzare il futuro?".

Secondo la mia interpretazione, quando diciamo al corpo di qualcuno di migliorare la propria condizione, che è il risultato che vogliamo, creiamo la nostra realtà e, fino a un certo punto, riusciamo a vederla prima che si realizzi.

Predire il futuro

Quando guardiamo nel futuro, sono le nostre paure a creare le visioni oppure la nostra predizione è libera e non influenzata da paure e convinzioni? C'è una bella differenza. Per esempio, ho visto una mia amica creare una situazione per cui, alla fine, suo marito l'ha lasciata. Penso che le sue paure fossero così forti che le ha manifestate nella realtà. Credo che capiti la stessa cosa con l'anima gemella. Molti di noi hanno tanta paura di non incontrarla mai, che così avviene.

Alla fine, se l'esito è positivo, non importa se quella che si realizza è una predizione o una manifestazione. In alcune situazioni, però, è utile conoscere la differenza fra le due esperienze. L'importante è credere che il futuro non sia stabilito e che si possa cambiare. È anche bene essere consapevoli del fatto che, magari, c'impediamo di vedere e di creare il nostro futuro perché abbiamo fatto nostra la paura di altri, come nella storia che segue.

Una volta incontrai una giovane donna che voleva avere dei figli. Era stata da un sensitivo e gli aveva chiesto informazioni al riguardo, ma le era stato detto che non avrebbe mai potuto averne.

Quando venne da me per una lettura, le risposi: "Questa sì che è bella: io, nel futuro, ti vedo con tre bambini."

Al che lei replicò: "Oh no, non posso avere figli."

Passato del tempo, la rividi. Mi disse che in quel momento aveva tre figli.

A quanto pareva, il sensitivo aveva visto le sue paure e le aveva proiettate nella lettura, scambiandole per informazioni reali. Questa è la differenza tra una lettura fatta dal terzo occhio e una fatta dal Settimo Piano di Esistenza.

Leggere il futuro e ricordare il futuro

Nel ThetaHealing s'insegnano due maniere per vedere il futuro: leggere il futuro e ricordare il futuro.

Leggere il futuro significa semplicemente avere una percezione di quale sia il futuro più probabile. In apparenza tutti creiamo il nostro futuro con i pensieri e le azioni. Ciascuno di noi tesse un disegno, compone un mosaico che rappresenta la propria vita. Queste azioni possono cambiare grazie al libero arbitrio. Il futuro di molte persone, però, è prevedibile, perché loro non sanno come cambiare gli atteggiamenti e gli schemi di comportamento che li vincolano a quello che alcuni chiamano "fato".

Ma quando prendi coscienza che non sei vincolato dal fato, il tuo futuro di solito ha molteplici esiti. La vita ha infinite possibilità e il futuro può sempre essere cambiato da piccole azioni compiute nel modo e al tempo giusti. Questo pone la responsabilità dell'avvenire nelle mani di ciascun individuo.

Chi è abile nelle letture riesce a predire l'esito più probabile, ma il potere del libero arbitrio può piegare il fato e il tempo nel contesto della tua splendida missione dell'anima in questa vita.

La storia che segue spiega come sono arrivata a prendere coscienza di tutto questo.

Una sera, prima di rientrare a casa dopo un corso in Nuova Zelanda, all'improvviso provai l'urgenza di andare al Settimo Piano per controllare come sarebbe andato il viaggio che avevo in previsione di lì a poco. Vidi che, per qualche motivo, ci sarebbe stato un ritardo e che avrei dovuto passare una notte a Salt Lake City e che non avrei avuto un cambio di vestiti.

A quel punto mi chiesi se in qualche modo fossi stata io a creare questo ritardo. Pensai che, forse, nell'atto stesso di visualizzare il ritardo, lo stavo causando. In ogni caso, portai un ricambio in più nel bagaglio a mano.

Quando viaggi da un po', ti rendi conto che, una volta partito, sei nelle mani esperte delle compagnie aeree. Qualsiasi cosa accada, arriverai a destinazione sempre e comunque. Forse non nel giorno che desideravi, ma ci arriverai. Inoltre, riceverai le valigie che hai imbarcato... prima o poi.

Quando devi fare scalo e cambiare più aerei, hai l'impressione che il bagaglio a mano diventi sempre più pesante. Per questo motivo, di solito, non ci metto dentro molto. Se viaggi spesso come me, impari di che cosa puoi fare a meno e che cosa invece è indispensabile. Così, vedendomi aggiungere degli abiti, Guy mi chiese che cosa stessi facendo.

Gli risposi: "Ci sarà un ritardo e sto preparando un cambio di vestiti. Non si sa mai."

Stanco dal lungo viaggio, rispose: "Va bene, fai come vuoi. Puoi portarli, se credi, ma domani partiamo molto presto e spero proprio che non ci saranno ritardi. Sei sicura che non è qualcosa che stai creando tu?".

"No, non credo."

Cominciammo ad accumulare ritardo fin dal primo volo dalla Nuova Zelanda. Il nostro volo da Los Angeles a Lake City era così in ritardo che finimmo per dormire qualche ora in aeroporto. Quando finalmente arrivammo a Salt Lake City, avevamo perso tutti i voli in partenza e ci dissero che avremmo dovuto trascorrere la notte là. La compagnia aerea ci sistemò in un bell'hotel e indovina chi aveva un cambio di vestiti? Credimi, a quel punto del viaggio, gli abiti puliti erano un lusso incredibile!

Ovviamente, avevo modificato il mio futuro portando un cambio di biancheria in più, ma non avevo avuto l'impressione di aver influenzato, in qualche modo, il ritardo degli aerei.

Qualche settimana dopo, cominciai ad avere una strana sensazione sul successivo viaggio di ritorno che mi aspettava, questa volta dall'Italia. Salii al Settimo Piano e chiesi di ricordare il futuro di quel viaggio. Ricordai che avevamo avuto ritardi a Washington ed eravamo stati obbligati a passare la notte in Virginia. Quello che avevo visto non aveva alcun senso. Perché mai avrei dovuto fermarmi in Virginia, se ero a Washington? Comunque, vidi che avevo bisogno di un cambio d'abito e di nuovo lo aggiunsi al bagaglio a mano.

Questa volta, quando Guy vide che cosa stavo facendo, disse: "Uhm, credo proprio che mi porterò anch'io dei vestiti."

Come volevasi dimostrare, subimmo un ritardo a causa del maltempo e rimanemmo bloccati a Washington. Tutti gli aerei erano obbligati a restare a terra e l'hotel più vicino per il pernottamento era in Virginia, a un'ora di taxi. Poiché il pensiero di dormire sul pavimento dell'aeroporto a quel punto era più di quel che potessimo sopportare, ci appisolammo in taxi fino all'hotel.

E, ora, ti chiedo, avrei potuto evitare tutto questo? No, mi spiace: con la forza della mia mente inconscia non sarei riuscita a evitare che quella notte migliaia di persone subissero un ritardo. Vidi, però, le circostanze che avrei potuto modificare all'interno del mio paradigma, e lo feci.

Ecco come funziona: non puoi *vedere* il tuo futuro, perché non si è ancora verificato ma, poiché tutto accade simultaneamente, puoi *ricordarlo*. Sali al Settimo Piano e chiedi al Creatore di Tutto Ciò Che È di mostrarti qualcosa di specifico, dicendo: "L'ultima volta che ho fatto questo, che cos'è successo?".

Questo concetto può creare il panico in alcune persone che non vogliono vedere il proprio futuro.

Lavoro sulle convinzioni che riguardano il futuro

Test energetico con le seguenti affermazioni:

"È sbagliato vedere ciò che sto creando ora."

"Ogni decisione che prendo può cambiare il futuro in positivo."

"Io creo la mia realtà."

Inserimenti:

"So *come ci si sente* e so *come* vivere la mia vita quotidiana senza essere nervoso o avere paura del futuro."

"So come praticare guarigioni senza scoraggiarmi."

"Sono paziente con me stesso mentre raggiungo la perfezione."

Alcuni si spaventano per le porte della morte. Ma se una si apre per loro, devono prenderla per forza? No, possono scegliere: e io glielo faccio sapere. Per esempio, se eseguo una lettura per qualcuno e vedo che, nel giro di due settimane, gli si aprirà una porta della morte, posso dire: "Sai, se vuoi restare su questo Pianeta, devi prendere alcune decisioni."

Le decisioni sono la chiave per il cambiamento. Le decisioni personali che prendi agiscono sul futuro. Quando vai al Settimo Piano per ricordare il tuo futuro, cerchi una maniera per cambiare le cose prendendo decisioni diverse a livello personale.

Ci sono momenti in cui, guardando al tuo futuro, non riesci a vedere molto in là, perché non l'hai ancora creato. Ma vedere ciò che stai creando ora, per poterlo modificare, non è sbagliato. Ricordare il futuro è una pratica efficace quando si tratta di cambiare eventi su scala mondiale con piccoli atti di coraggio. C'è una vecchia credenza superstiziosa per cui un sensitivo non può vedere il proprio futuro. Non è vero. Non solo può vederlo, ma può anche crearlo.

In una visione ristretta e meccanicistica della realtà, si dice che non si può vedere il futuro semplicemente perché non è ancora avvenuto. Io credo invece che passato, presente e futuro siano la stessa cosa e che non esistano indipendentemente l'uno dall'altro. Secondo me viviamo in tutti e tre i tempi contemporaneamente e, così come possiamo ricordare il passato, possiamo ricordare anche il futuro.

La nostra linea genetica è una catena che collega il passato al presente, e il presente al futuro. Penso che una parte della nostra coscienza sia oltre passato, presente e futuro: è il sé-Dio, la scintilla di creazione che è dentro tutti noi e che ci consente di cambiare la realtà.

Se ti connetti al Creatore e gli chiedi di *ricordare* il futuro, potrai averne una visione cristallina. Bisogna ammettere che ci vuole esercizio. In molti casi le persone cercano di vedere – o di creare – il futuro che vogliono, senza considerare chi le circonda o la missione che hanno concordato per questa vita. Un esempio è offerto da chi crede di poter lanciare incantesimi, ossia inviare pensieri a un altro individuo, per ferirlo o per controllare la sua vita. Quest'azione è del Quinto Piano e va contro la Legge del Libero Arbitrio.

Un buon sensitivo è sempre impermeabile ai pensieri negativi altrui e riesce facilmente a capire che gli altri creano la loro stessa esistenza e, così facendo, prende coscienza delle vite e dei diritti delle persone.

Ci sono diversi modi per ricordare il futuro. Uno è salire dal Creatore e chiedere di leggere il Registro Akashico. Ma io preferisco salire dal Creatore e andare al limite estremo dell'universo, dove si vedono il passato, il presente e il futuro allo stesso tempo. Questo metodo ha un vantaggio in più: quando vedi il futuro, puoi semplicemente modificarlo o, meglio ancora, crearlo nel contesto più ampio del tuo tempismo divino.

Ricordare il futuro

1. Sali al Settimo Piano (vedi pp. 19 e 20) e dai il comando: "Creatore di Tutto Ciò Che È, è comandato di vedere e ricordare il mio futuro adesso. Grazie. È fatto, è fatto, è fatto." Questo ti porterà al Sesto Piano di Esistenza, al limite estremo dell'universo. Qui risiede la Legge di Causa-Effetto e qui potrai vedere che cosa le tue azioni hanno creato, fino a oggi, nella tua vita, sia nel passato sia nel futuro.
2. Fermati qui per un momento. Vedrai due aspetti ai tuoi lati, in uno troverai il passato, nell'altro il futuro.
3. Puoi anche comandare di visitare il Registro Akashico grazie alla Legge di Causa-Effetto, che si sovrappone alla Legge del Tempo, che a sua volta si sovrappone al Registro Akashico. Fermati e osserva ciò che stai creando nella tua vita.
4. Guardando il tuo futuro, chiedi: "L'ultima volta che è successo questo, che cosa ho fatto per migliorare le cose?".

Il metodo più efficace per cambiare il futuro, che è anche il mio preferito, è quello che segue:

1. Sali al Settimo Piano e comanda di essere portato al giorno successivo all'evento riguardo cui stai chiedendo.
2. Testimonia che la tua coscienza si trova in quello spazio-tempo.

3. Dai il comando: "Creatore, che cos'è accaduto l'ultima volta che è successo questo?" oppure "Creatore, posso ricordare cos'è successo."
4. Osserva in silenzio.
5. Quando hai concluso l'osservazione, riporta la tua coscienza al tempo presente.
6. Quando l'evento che hai ricordato si verifica nel presente, controlla quanto sei riuscito a percepire. Non concentrarti sugli errori della previsione, ma su quello che hai visto in modo corretto. Così abituerai il tuo cervello a individuare il futuro giusto.

Le prime volte che fai questo esercizio, potresti concentrarti troppo sulle tue paure, ricevendo così risposte sbagliate o creando energia negativa nel tuo futuro. Contrasta questa tendenza con il lavoro sulle convinzioni.

All'inizio, è meglio andare avanti nel futuro solo di un paio di giorni.

Se vai avanti di un anno, è possibile che tu ti renda conto che c'è più di un evento importante che ti aspetta. Quando guardi così in là nel futuro, è meglio suddividere la lettura nei vari mesi dell'anno e chiedere di vedere tutti gli eventi significativi che avverranno in ciascuno. Puoi anche concentrarti su diversi aspetti della vita come la famiglia, il lavoro, le relazioni e simili.

È possibile che, nel tornare indietro dopo essere andato così avanti nel futuro, tu ti senta un po' frastornato o abbia le vertigini. È meglio allora radicarti nello spazio e nel tempo presente. Stai allenando la tua mente a fare qualcosa cui potrebbe non essere abituata. Non scoraggiarti se quello che hai visto accadere a gennaio non si verifica fino a febbraio. Si tratta solo di una piccola sfasatura nel tempo. Il segreto sta nel riconoscere le informazioni giuste, senza torturarti quando sbagli. Vedere nel futuro richiede tanta pratica. Ma mi raccomando: non ti esercitare troppo al punto di non goderti il presente.

Quando faccio letture del futuro, cerco di vedere se l'evento avviene in primavera, in estate, in autunno o in inverno. Questo può essere difficile per chi vive in luoghi in cui le stagioni non si distinguono in modo netto. Se fai questa lettura nell'emisfero meridionale, ricorda che le stagioni sono al contrario.

Ricordare il futuro di un'altra persona

In questo esercizio ricorderai il futuro di un'altra persona. È meglio che tu non vada più avanti di una settimana e che non cerchi di cambiare eventi lontani mesi. Prima di utilizzare questo esercizio in una situazione seria, devi aver visto il futuro in maniera corretta almeno cento volte.

1. Chiedi alla persona che cosa vuole sapere su un evento del futuro.
2. Chiedi il permesso di ricordare il suo futuro.
3. Sali al Settimo Piano (vedi pp. 19 e 20) e dai il comando: "Creatore, è comandato [o richiesto] che io veda e ricordi il futuro di [nome della persona] adesso. Grazie. È fatto, è fatto, è fatto."
4. Il Creatore ti porterà dalla Legge di Causa-Effetto. Osserva in silenzio. Guarda ciò che la persona sta creando nella propria vita.
5. Chiedi: "L'ultima volta che è successo questo, che cosa poteva fare [nome della persona] per migliorare le cose?".

I CAMBIADESTINO

Come creature inviate qui per aiutare la Terra nella sua elevazione verso l'amore e la pace, i maestri illuminati hanno la capacità di compiere ciò che io chiamo "rifare daccapo". Molti di noi, infatti, sono tornati per modificare gli eventi della propria vita che non sono riusciti a cambiare la prima volta che sono stati qui. Agiamo in questo modo grazie ai nostri sé del futuro, che sono consapevoli che il passato deve essere cambiato perché possiamo realizzare la nostra missione nel futuro.

Fino al 1995 i maestri illuminati non avevano il permesso di interferire con il futuro della Terra, ma adesso possono entrare in azione per evitare i futuri che si sono verificati prima. Con "prima" intendo che c'è una possibilità molto forte che in uno dei futuri il mondo finisca. I profeti hanno predetto eventi apocalittici e credo che alcune energie spirituali siano tornate a cambiare gli eventi che hanno portato a questo disastro.

Un maestro illuminato non solo riesce a percepire il futuro più logico, ma anche a vedere che cosa accadrà se prendiamo decisioni diverse. Ciò significa che i maestri possono vedere diversi futuri multipli. Hanno la capacità di farlo a partire da un solo evento, e percepiscono gli eventi più probabili. Se utilizzano la tecnica di "ricordare il futuro", sono in grado di vedere l'esito complessivo del destino della Terra su ampia scala. Ricordando il futuro in questo modo, riescono a cambiare eventi come massacri, rivolte sociali, guerre e altri atti violenti.

Definisco le persone che usano questa tecnica, a qualsiasi livello, "cambiadestino", perché ricordano che cos'è successo l'ultima volta e cambiano il futuro riconoscendo su che cosa è necessario intervenire in questo momento. Vedono anche le decisioni che prenderanno in futuro e operano dei cambiamenti anche lì. Credo che, in questo momento, sulla Terra ci siano così tanti cambiadestino che si sono create due realtà sovrapposte: "la fine del mondo" e "il nuovo inizio del mondo".

Più facciamo scelte che portano a risultati positivi, più aumentano le probabilità che non provocheremo la nostra stessa scomparsa. In particolare, le persone che si occupano di guarigione compiranno piccoli atti di gentilezza che porteranno grandi cambiamenti in grado di salvare il mondo.

Come cambiadestino, siamo qui per modificare una serie di cose e per aiutare un certo numero di persone, e non ci fermeremo finché non avremo realizzato il nostro compito. Se anche non riusciamo a completare la lista delle cose da fare in questa incarnazione, possiamo tornare per finire quello che ci manca. Credo che noi torniamo qui diverse volte, nello stesso spazio e tempo, e che compiamo diversi tentativi per cambiare una certa situazione.

Secondo me la nostra anima ha un'energia espansiva. L'intelligenza animica è straordinaria perché va ben oltre questo corpo del Terzo Piano. Ciò significa che può essere in molti luoghi allo stesso tempo.

Cambiare il destino corrisponde alla differenza tra andare contro la corrente della coscienza del Terzo Piano ed essere il pesce morto che segue la corrente del fiume. Il mio lavoro e quello di altri come me è portare il risveglio, così che le persone possano cambiare le proprie convinzioni e creare la vita che desiderano. Quando incontrai Guy, gli dissi che siamo qui per un motivo speciale. I nostri spiriti sono venuti in questo spazio-tempo per una missione specifica.

Se non si fa qualcosa adesso, la natura autodistruttiva dell'umanità vincerà, come ha fatto in molti futuri possibili. Ma stiamo imparando che possiamo fare la differenza guarendo l'inconscio collettivo. Più arriveremo a capire che abbiamo qualcosa d'importante da fare, più possibilità avremo di sperimentare la successiva presa di coscienza: che siamo molto più di questo corpo, molto più di questo spazio-tempo.

Déjà vu

Hai mai pensato che ti sarebbe piaciuto aver seguito il consiglio di un vecchio amico e aver agito come ti aveva suggerito? Hai mai preso una decisione per poi desiderare di poter rifare tutto? Questi messaggi di déjà vu sono i sussurri del Creatore al nostro spirito per rifare qualcosa daccapo.

Credo che un'esperienza di déjà vu capiti quando ci avviciniamo a un evento importante che deve essere cambiato. I nostri sé futuri diventano consapevoli che siamo in questo spazio-tempo e che sta arrivando il momento di cambiare l'evento.

Che cosa accadrebbe se tu sapessi che c'era un sé futuro e che eravamo qui per cambiare le cose? Quello che facciamo e quello che diciamo in questo mondo è così importante perché siamo qui per correggerlo. Se, in questo spazio-tempo, compiamo le azioni giuste, il nostro sé futuro non dovrà più tornare indietro per cambiare gli eventi del passato.

Che cosa succede se una decisione che prendi questa mattina influenza il resto del mondo? Che cosa succede se dici a una persona che può cambiare il mondo e quella segue il consiglio e diventa presidente di un Paese, tutto perché le hai detto che poteva farlo?

Qualche anno fa stavo attraversando una situazione difficile. Guardando la mia vita da una prospettiva animica, vedevo che le cose che stavo realizzando erano decisamente migliori di quelle dell'ultima volta che avevo vissuto questa vita. L'ultima volta le cose mi erano sfuggite di mano, ma adesso le stavo gestendo in maniera migliore perché non reagivo in modo eccessivo. All'inizio avevo voluto reagire negativamente, ma ero stata in grado di ascoltare il consiglio che avevo ricevuto dal Divino. Ecco perché è importante sapere quando sei in un momento che ti permette di "rifare daccapo".

Per me, la sensazione di déjà vu *è un segnale di avvertimento* che un evento che deve essere cambiato sta per verificarsi e che il mio spirito mi sta ricordando d'intervenire. Quando ho un déjà vu, mi dico: "Che cosa ho fatto l'ultima volta che è successo questo? Questa volta agirò in modo diverso."

Credo che, ogni volta che abbiamo un déjà vu, è perché abbiamo già vissuto questa vita prima e adesso abbiamo l'opportunità di fare dei cambiamenti. Il déjà vu *è un sistema di avvertimento anticipato per eventi che stanno per verificarsi e che devono essere cambiati.*

Salvare una vita

Questa storia fornisce un esempio su come usare un messaggio dal futuro per cambiare qualcosa che è successo l'ultima volta che hai vissuto questa vita.

Lascia che ti dia qualche spiegazione preliminare: Guy ha un'ex moglie e, come molti divorziati, l'unico contatto che hanno adesso è rappresentato dai figli che hanno avuto insieme. Tramite il figlio di Guy, Tyrel, sapevamo che sua madre aveva una relazione con una donna grande e grossa e molto instabile e che le due avevano liti molto violente.

Un pomeriggio ero a casa tranquilla, seduta sul divano a guardare la televisione con Guy. Poi, senza pensare a quello che stavo dicendo, lo guardai e dissi: "Questa è la sera in cui la tua ex moglie viene uccisa."

Guy mi guardò per qualche secondo ed esclamò: "Cosa!?!".

Risposi: "La sua fidanzata stasera le spara."

Incredulo, mi chiese: "Di cosa stai parlando?".

"*L'ultima volta è successo questo*" gli spiegai, "le hanno sparato ed è morta."

"Cosa posso fare?".

Senza chiedere altro, Guy andò subito a chiamare Tyrel, che al momento abitava con la madre.

"Cosa fai stasera?" gli chiese.

Tyrel rispose: "Esco. Quelle due stanno litigando di nuovo."

Guy allora disse: "Tyrel, fammi un favore, non andare da nessuna parte stasera. Resta a casa e dai un'occhiata alla situazione. Fammi questo favore. Va bene?".

"Va bene, papà."

Mezz'ora dopo, Tyrel ci richiamò. La lite era degenerata. La fidanzata della madre aveva tirato fuori un fucile, con l'intenzione di spararle.

Grazie al mio avvertimento e all'intervento di Guy, Tyrel era lì, attento e pronto a intervenire. Dopo una colluttazione con la donna, era riuscito a metterla al tappeto e, con grande coraggio, a disarmarla. Molto probabilmente aveva salvato la vita della madre.

Dopo l'accaduto intervenne la polizia e questo mise fine alla relazione. La donna perseguitò la madre di Tyrel per un certo periodo, finché alla fine la polizia la arrestò con un'altra accusa e lei andò in prigione. Se non fosse stato per il mio messaggio dal futuro, la situazione avrebbe preso una piega molto diversa e penso che l'ex moglie di Guy, quella sera, sarebbe stata uccisa. Ci era stata data l'opportunità di cambiare l'esito dell'evento e di fare la cosa giusta. Ho cambiato il futuro perché ho avuto la percezione di quello che era successo l'ultima volta che quel fatto era accaduto. Quella percezione era stata accompagnata da un senso di déjà vu, come se fosse una delle cose che ero tornata dal futuro per cambiare.

Questa esperienza non soltanto salvò una vita, ma aiutò anche me e Guy a sviluppare nuove virtù, perché entrambi superammo il risentimento verso una persona che in passato ci aveva creato delle difficoltà.

I momenti di déjà vu non si riferiscono solo a piccoli fatti, ma possono suggerirci anche l'opportunità di cambiare l'esito di grandi eventi come uragani, guerre e terremoti. Se ci esercitiamo a salire dal Creatore e a chiedere di ricordare "che cos'è successo l'ultima volta", la situazione può essere corretta compiendo, al momento giusto, una scelta diversa.

Lavoro sul futuro per i cambiadestino

Per cambiare il futuro:

1. Sali al Settimo Piano di Esistenza (vedi pp. 19 e 20) e vai avanti nel tempo fino al giorno successivo rispetto all'avvenimento che vuoi ricordare.
2. Se l'esito della situazione non è di tuo gradimento, torna al presente e cambia le decisioni per modificare il futuro.
3. Poi torna nel futuro per vedere se queste decisioni hanno cambiato gli esiti della situazione.
4. Fai l'inserimento: "So come creare il mio futuro tornando nel passato e influenzando il presente per modificare il futuro."

Come qualsiasi altra cosa, questo lavoro richiede pratica e può accadere di non riuscire a cambiare al primo tentativo.

Non so quante vite abbiamo a disposizione per "rifare daccapo". Ma sono sicura che siamo qui per fare la differenza su questo Pianeta. Siamo qui per insegnare la maniera giusta, quella dell'amore. Per realizzare questa trasformazione del livello di coscienza planetario è sufficiente solo che cento insegnanti di ThetaHealing cambino le proprie convinzioni e offrano la possibilità di risveglio a ogni Paese. Riesci a immaginare che cosa potrebbero fare mille insegnanti? Se diecimila guaritori di *qualsiasi* filosofia e tecnica abbracciassero la via dell'amore, potremmo cambiare quello che è successo l'ultima volta che siamo stati qui.

I subentranti

Molti anni fa provai l'ipnosi. In una seduta dichiarai di essere stata poche volte in un corpo umano, mentre ero stata una subentrante 274 volte. All'epoca non sapevo, allo stato conscio, che cosa fosse un "subentrante", invece sotto ipnosi, in qualche modo, conoscevo quella parola. Con il passare del tempo imparai che cosa significasse per me.

Secondo gli indù, un subentrante è uno spirito avanzato che non ha concluso il proprio compito durante la vita e torna da un'altra dimensione come essenza spirituale, per fare in modo che certi eventi vadano come dovrebbero. Il subentrante, per completare la propria missione, entra nel corpo di una persona che sta morendo o che desidera farlo. Ciò non significa che questo spirito sia uno spirito caduto oppure che la persona sia posseduta: il subentrante è un essere illuminato venuto per fare del bene e che, a livello spirituale, ha stretto un accordo con l'individuo che sta lasciando il corpo.

Credo che molti di noi siano qui per completare la propria missione di questa vita. E, se non riusciamo a realizzare tutti gli obiettivi, possiamo tornare utilizzando il corpo di una persona cui non serve più, oppure, quando il nostro spirito sta per lasciare il corpo, un essere illuminato può subentrare per completare la nostra missione. Questo può spiegare i cambiamenti di personalità che si verificano in alcune persone che hanno esperienze di premorte.

In altri casi, un subentrante vive dentro di noi come essenza spirituale, condividendo il nostro corpo fisico dopo aver stretto un *accordo* con noi. Questo fenomeno non va confuso con la capacità dell'anima di sperimentare contemporaneamente tante vite diverse.

In ogni caso, i subentranti sono più rari di quel che s'immagina. Molti risvegliati hanno la forte sensazione di essere "saltati" dentro la loro vita ma, secondo me, nella maggior parte dei casi confondono un subentrante con il loro sé spirituale tornato dal futuro per cambiare qualcosa.

Credo anche che quello che alcuni definiscono "subentrante" in realtà è parte del loro sé superiore venuto da una vita passata o futura. È possibile inoltre che qualcuno parli di subentrante quando aumenta il livello d'integrazione tra il sé superiore attuale e il proprio corpo.

Parecchie persone, quando sono piccole, bloccano le capacità psichiche e poi quando le loro abilità si risvegliano, nel corso della vita, pensano che nel loro corpo sia subentrato un altro spirito. Questa convinzione consente di spiegare il grande cambiamento che le sta investendo.

Tutte queste persone sono convinte di rientrare nella categoria dei "subentranti", ma non è assolutamente così. Hanno cominciato soltanto a prendere coscienza delle proprie qualità spirituali e delle proprie abilità psichiche. Questo le può rendere molto diverse dagli altri membri della loro famiglia. Così, a volte, preferiscono considerarsi subentranti piuttosto che cercare di spiegare agli altri, o perfino a se stesse, che cosa vivono.

Quando qualcuno viene a dirmi di essere un subentrante, faccio un inserimento per insegnare al suo spirito come ci si sente a essere al sicuro nel proprio corpo. Questo aiuta l'integrazione corpo-spirito, in modo che non ci sia più separazione.

LA MIA MISSIONE DIVINA

Molti anni fa, quando cominciavo a fare letture a Idaho Falls, incontrai un uomo che, come me, era interessato alla guarigione alternativa e insegnava programmazione neurolinguistica (PNL). Spesso parlavamo del significato dell'esistenza e del perché fossimo qui. Un giorno mi chiese quale fosse il mio scopo nella vita. La mia risposta lo lasciò perplesso. Gli dissi, infatti: "Voglio vedere ricrescere il braccio di una persona."

Mi disse che una cosa del genere era impossibile e che questo era un obiettivo irrealistico. Nel corso della conversazione, aggiunse: "Vianna, hai qualcosa che non va. Continui a pensare che salverai il pianeta. In realtà, ti stai illudendo. Le persone devono salvarsi da sole e tu dovresti occuparti di più di te stessa. Non pensare al resto del mondo."

Dentro di me sentivo che quel ragionamento era egoista. Sapevo che anche solo una persona *poteva* fare la differenza. Ero sicura che nel mondo ci fossero persone più simili a me, che facevano parte della mia famiglia d'anime, persone che volevano che il mondo smettesse di comportarsi in modo stupido. Subito dopo cominciai ad avere delle visioni in cui alcuni gruppi d'individui portavano avanti un cambiamento nel Pianeta.

La struttura del ThetaHealing è in parte dovuta a queste prime visioni di famiglie d'anime riunite. Nel Theta non c'è una gerarchia. Non ci sono generali o capitani. Siamo tutti in un particolare stato della mente che si basa sulla premessa per cui "possiamo fare la differenza". Siamo una famiglia d'anime su questo piano, perché lo eravamo anche al Quinto, nostro luogo d'origine. Lavoriamo insieme perché ci amiamo. Questo è l'unico modo in cui il ThetaHealing può diffondersi. Ciò non significa che tutti devono praticare il ThetaHealing. Basta solo creare una massa critica nella coscienza collettiva, e questo creerà un cambiamento in milioni di persone. È possibile che sia sufficiente che le persone cambino qualche convinzione per spostare l'equilibrio del mondo verso il bene.

Creare il ThetaHealing, in realtà, era il secondo obiettivo della mia missione divina o tempismo divino, un qualcosa che abbiamo concordato e progettato di realizzare in questa esistenza. Quando il nostro spirito si risveglia e prende coscienza del proprio scopo divino, arriva il momento di concretizzare quel "qualcosa". In quel frangente si apre la finestra del tempismo divino e ci viene data l'opportunità di compiere la nostra missione.

Come lo facciamo dipende da noi. Ma il nostro spirito farà in modo che ci troviamo dove dobbiamo per portare a termine la nostra missione. Questo è possibile perché i bisogni del nostro spirito hanno un peso superiore rispetto a quelli della mente conscia.

La prima tappa della mia missione sono stati i miei figli. Una volta, un astrologo mi disse che la mia famiglia era venuta con me per servire uno scopo divino. Questo potrebbe essere vero, visto che lavorano tutti per me. Sono stati i primi membri della mia famiglia d'anime su questo piano. Il ThetaHealing comprende il resto della mia famiglia d'anime.

So che il mio tempismo divino è costituito da quattro obiettivi principali. Il terzo è finire certi dipinti che mi sono vista realizzare quando ero adolescente. Quando finalmente ho visualizzato anche il quarto obiettivo, ho cominciato a sentirmi stressata, perché sto ancora lavorando sul secondo. Il ThetaHealing è un obiettivo molto esteso!

Durante un corso, una volta, una studentessa mi chiese: "Non ti pesa stare in piedi tutto il giorno a insegnare ThetaHealing, quando sai che ci credono in pochi e che la maggior parte ritiene che stai insegnando qualcosa di strano?".

Io risposi: "Di che cosa stai parlando? Quelli strani sono *loro*! Io sono *normale*!".

Ecco perché insegno ThetaHealing. Io ci credo e sto risvegliando la mia famiglia d'anime. Insegno a chi crede e non m'interessa ciò che pensano gli altri. Non ci vuole molto coraggio a insegnare quella che, secondo me, è la verità, ma non è sempre facile. A volte sono esausta, ma mi alzo comunque a fare letture per chi ne ha bisogno. Qualcosa dentro di me mi spinge ad aiutare le persone.

Appena avevo iniziato a insegnare, certe volte nei viaggi mi stancavo troppo e, prima del corso, mi veniva il raffreddore. Guy allora mi diceva: "Dovresti cancellare la lezione. Non stai bene e non puoi lavorare in queste condizioni."

Ma io rispondevo: "No, io lavoro."

Poi, poco prima di iniziare, mi riprendevo.

Guy pensava che fosse strano, e certamente per qualcuno lo è. Ma riesco a farlo perché qualcosa dentro di me mi spinge ad andare avanti. Qualcosa mi dice "Questo Pianeta può essere cambiato".

La mia spinta a insegnare è legata alla mia missione. E, con il passare del tempo, Guy cominciò a capire che, indipendentemente dalle sfide che la vita aveva in serbo per noi, indipendentemente dalle difficoltà, la nostra missione divina doveva essere portata a termine.

Ho imparato che è importante distinguere tra la nostra missione divina e le nostre convinzioni. Per anni ho temuto di morire prima di Guy. Ma, in realtà, questa era una *sua* paura e non aveva niente a che fare con un evento prestabilito. Era il suo timore, non il fiume della vita, a parlarmi.

A qualche strano livello, però, sapevo invece che, se fossi andata in coma, sarei tornata in vita. Credo infatti che il piccolo incidente del coma, che mi accadde a Roma nel 2007, facesse in qualche modo parte del mio tempismo divino. A qualche livello, dovevo avvicinarmi il più possibile alla morte e tornare alla vita. Penso di essere tornata indietro dopo essere stata in punto di morte perché così avevo deciso io stessa. Sono convinta che sia stata una delle esperienze più importanti che avevo stabilito per me. Un mese prima di quell'evento, dicevo a tutti che non avrei insegnato DNA 3 (uno dei corsi di ThetaHealing) finché non fossi stata in coma o non avessi resuscitato qualcuno. Ovviamente, a qualche livello, stavo premendo per fare quell'esperienza.

Nei tempi antichi, questa era la prova: "Sei abbastanza bravo da morire e tornare indietro?". Dopo averlo fatto, mi sentii molto sicura e pronta a dire: "Sono sopravvissuta. Lo so fare. So che posso andare di là e tornare indietro. So che si può guarire il corpo." Forse non è un'esperienza per tutti, ma so che faceva parte della mia missione divina.

Quando ci sposammo, dissi a Guy: "Se mai andrò in coma, non ti preoccupare. Non spegnere il respiratore: tornerò indietro."

Da piccola, avevo paura delle istituzioni. Avevo visioni in cui ero incatenata e chiusa a chiave in una stanza dove nessuno riusciva a sentirmi. Nell'ospedale di Roma ero legata al letto perché mi stavano somministrando così tanti steroidi che, se mi fossi alzata, mi sarebbe esploso il cuore. E i medici italiani non riuscivano a capire quello che dicevo, né io capivo loro. Quando cercavo di parlare, si limitavano a guardarmi confusi. Alla fine, furono costretti a chiamare dei dottori che sapessero l'inglese. Allora mi tornarono in mente brevi ricordi d'infanzia. Avevo già visto tutto questo!

Da allora ho avuto molte visioni di realtà e futuri alternativi. Ho visto gli scenari terrestri cambiare a velocità frenetica. Ho visto la distruzione della Terra. Alla fine ho capito che la possibilità di quel particolare futuro può cambiare di giorno in giorno. Se sali al Settimo Piano e chiedi: "La Terra sarà distrutta?", avrai una risposta diversa tutti i giorni, perché tutti i giorni noi cambiamo le nostre *convinzioni*.

Che cosa penseresti se sapessi che il tuo tempismo divino comprende il fatto di aiutare 224.000 persone? Saperlo potrebbe farti sentire sopraffatto. Che cosa penseresti se sapessi che cambierai la vita di 1.400.042 individui con la tua semplice esistenza? Potresti sentirti troppo schiacciato da questo peso per portare a termine la tua missione.

Ma se essere a Singapore il 18 maggio 2018 per aiutare una determinata persona fa parte del tuo tempismo divino, sarai là ad aiutarla. La tua missione può essere piccola, come dire la cosa giusta al momento giusto per ispirare qualcuno, ma potrebbe cambiare ugualmente la vibrazione del Pianeta.

Puoi anche non credermi: non importa. Ecco perché non dico alle persone qual è il loro tempismo divino. Lascio che lo scoprano da sole.

Lo tsunami del Giappone

Anche se non dico alle persone quale sia il loro scopo in questa esistenza, a volte, quando tengo i miei corsi, colgo qualche immagine del tempismo divino dei miei studenti. Queste visioni possono mettermi a disagio, soprattutto quando so che non posso fare nulla per cambiarle.

L'accettazione può essere molto difficile.

Nel 2010, l'anno prima che in Giappone ci fosse il terremoto con lo tsunami, tenni un seminario in quel Paese. Durante un corso cominciai a vedere parti del tempismo divino degli studenti. In una visione, c'era una delle donne in prima fila che teneva lezione a migliaia di persone in un auditorium. Poi guardai la signora seduta vicino e rimasi scioccata: stava per essere sommersa dall'acqua e trascinata via. Mentre veniva risucchiata, spingeva un bambino in alto, su una sponda, dove sarebbe stato al sicuro, poi spariva. Questa visione mi sconvolse profondamente.

Tornai poi in Giappone due settimane dopo la grave catastrofe. La prima persona che cercai in classe fu quella donna. Sapevo che non ci sarebbe stata, ma guardai lo stesso. Non c'era. Questo mi rese molto triste. Da quel momento in poi non volli più visualizzare il tempismo divino della gente.

Poi il Creatore mi disse: "Vianna, alcuni vivono tutta la loro vita per eseguire un solo gesto divino. Se lo scopo ultimo di quella donna era salvare un bambino molto importante, la sua è stata una maniera incredibile di passare alla prossima vita."

Non so quanti anni avrà quel bambino adesso, ma una cosa posso dirla: sarà un'anima incredibile!

Non tutte le missioni hanno un esito felice, ma credo dipenda dalla prospettiva con cui le guardi.

Il tempismo divino è immutabile

Posso dire che, quando viviamo in armonia con il nostro tempismo divino, la vita è più semplice. Il tempismo divino è sempre incredibile. Ha quasi un alone di miracolo. È sempre per il nostro bene supremo e per il nostro meglio, anche se non lo capiamo del tutto. Alcuni pensano che sia una regola, e le regole sono fatte per essere infrante. Niente di più lontano dalla verità. Il tempismo divino è semplicemente una quintessenza immutabile, come il sorgere del sole tutti i giorni.

A volte, sento gente dire: "Io cambierò il mio tempismo divino." Se vuoi provarci, benissimo. La ricreerai e in ogni caso succederà la stessa cosa.

Alcuni invece pensano: "Non voglio realizzare il mio tempismo divino. Voglio creare la mia vita." Va bene, come preferisci. Se ti fa piacere pensarlo, perfetto. Andrà a finire che porterai avanti la tua missione divina comunque, probabilmente senza saperlo.

Altri ancora, poi, dicono: "Va bene, sono pronto. So per che cosa sono venuto qui, adesso diamoci una mossa e vediamo di finire questa cosa."

Come se volessi farla finita...

Nell'ultima categoria ci sono quelli che semplicemente non credono nel tempismo divino.

A questi rispondo: "Non importa, accadrà lo stesso."

Non importa quali capricci farai qui sulla Terra: sarai comunque guidato verso la tua missione divina.

Una volta avevo un amico che sosteneva di poter togliere ed eliminare il tempismo divino di chi non voleva portarlo a termine. Lo trovavo divertente, perché so bene che, nell'attimo in cui vai a dormire, il tuo spirito lo ricrea, perché sa qual è il tuo vero compito. Ricorda che sei venuto qui perché lo volevi. Può non sembrare così all'apparenza, ma a livello spirituale sei venuto qui per fare la differenza. Adesso stai imparando come.

Se il sentiero che conduce alla tua missione divina diventa difficile, può essere giunto il momento di discuterne con il Creatore. Ma se vai su a dire: "Creatore, questo percorso mi è un po' scomodo, posso decidere di non seguirlo?", che genere di risposta pensi di ottenere? Indovinato: una risata compassionevole. (Dio ha un grande senso dell'umorismo.)

Potresti poi ricevere una risposta simile: "Figlio mio, il sentiero che conduce al tuo tempismo divino non sarà sempre facile. È possibile che per un periodo incontrerai delle difficoltà, ma poi, all'improvviso, tutto andrà al suo posto e la situazione volgerà in tuo favore. Quando accadrà, vorrà dire che la tua missione divina sta lavorando per te e che tu non ti stai opponendo. Nel frattempo, potrebbe essere ora di cambiare le tue convinzioni."

Per prepararci al nostro tempismo divino, dobbiamo eliminare anche i blocchi che riguardano aspetti semplici come il denaro. Sei pronto a ricevere tutta l'abbondanza che il Creatore ha da darti? L'energia di amore incondizionato del Creatore porta amore, risate, famiglia, amici e grande abbondanza per tutti quelli che la usano, perché il Creatore non è povero, il Creatore è onnipotente. Quando cominciamo a utilizzare quello che è nostro per diritto di nascita, non attiriamo abbondanza solo nella nostra vita, ma anche in quella di chi ci circonda.

Voglio sottolineare una domanda: "Come vuoi arrivare al tuo tempismo divino?". Per esempio, preferiresti essere un miliardario o arrivare a stento a fine mese? Alla realizzazione della nostra missione arriveremo tutti comunque, ma la strada per arrivarci dipende da noi. E quella strada può essere qualsiasi cosa scegliamo.

Ho l'impressione di aver cercato di andarmene da questo mondo parecchie volte ma, a causa della mia missione divina, in punto di morte sono stata rimandata indietro, per concludere il mio compito qui. Ricordo che ero sdraiata in un letto d'ospedale e che la mia pressione stava scendendo a zero. Ricordo che il mio spirito stava cominciando a uscire dal corpo, ma alcune vocine mi dicevano: "Oh no, non ancora, Vianna. Non morirai adesso. Tu tornerai a vivere." Mi sono ritrovata spesso in situazioni simili, tanto da decidere che, mentre fossi stata qui, mi sarei divertita, perché non dovevo andarmene, almeno non ancora.

Con il tempismo divino si può realizzare molto più di quello che immagini. E se riusciamo a vedere il nostro futuro in maniera accurata, possiamo sempre migliorare proprio *a partire* da esso. Per quella che è la mia esperienza, ci sono solo due cose che non si possono cambiare: bambini che devono nascere e anime gemelle che si devono incontrare.

Vedere il tuo tempismo divino

Il tempismo divino è unico e individuale. Gli altri possono coglierne delle parti, ma solo tu puoi vederlo nella sua totalità. Quando sarai pronto, il Creatore te lo mostrerà.

Chiedere di vedere il tuo tempismo divino

Stai cercando il tuo scopo divino? Connettiti al Creatore di Tutto Ciò Che È e chiedi se sei pronto a conoscerlo.

Virtù richieste: audacia, convinzione, coraggio, determinazione, fede, speranza e umiltà.

1. Sali al Settimo Piano (vedi pp. 19 e 20) e dai il comando (o richiesta): "Creatore di Tutto Ciò Che È, se sono pronto, mostrami il mio tempismo divino. È fatto, è fatto, è fatto. E così è."

2. Osserva il tuo tempismo divino.

3. Quando hai finito, risciacquati con l'energia del Settimo Piano e resta connesso.

Se non sei pronto a vedere il tuo tempismo divino, non riuscirai a visualizzarlo. Salirai oltre il tuo spazio per guardare e non riceverai *nulla*. Può essere che tu debba lavorare ancora sulle convinzioni o che la tua missione, al momento, ti sembrerebbe troppo impegnativa.

Se ricevi informazioni del tipo: "Tu sei l'unico che possa svelare al mondo un grande segreto", molto probabilmente il tuo ego sta interferendo con la tua connessione al divino. Invece, se vedi grandi cose oltre te stesso, non hai un ego negativo.

Potresti anche avere dei programmi che impediscono di vedere il tuo tempismo divino.

Fai un test energetico con:

"Questa è la mia ultima incarnazione."

"Io sono stato creato per venire qui."

"Odio la Terra."

Inserimenti per il tempismo divino

Se hai paura di vedere il tuo tempismo divino, forse c'è una ragione. Forse devi fare molto più di quello che hai sempre pensato. In ogni caso, è importante che individui e cambi la tua *paura di vedere il futuro e di scoprire e conoscere il tuo tempismo divino*.

Inserimenti:

So come vivere senza paura di vedere il mio tempismo divino.

So come accogliere il mio tempismo divino.

Conosco la differenza tra il mio tempismo divino e il mio ego.

So come ricordare le mie vite passate nel più alto e nel migliore dei modi.
Sono capace di ricordare e di provare la gioia che ho portato su questa Terra.
Sono capace di ricordare le possibilità che mi sono state offerte prima che venissi su questa Terra.
So che cos'è il tempismo divino su tutti i livelli.
So come fare progetti per il futuro.
So che cos'è un'opportunità.
So come trarre vantaggio da un'opportunità.
So come ci si sente a portare a termine le cose.
So come ci si sente a fare progetti per il futuro.
So come vedere il futuro.
Conosco il tempismo divino della Terra.
So che il mio tempismo divino è il motivo per cui sono qui.
So come realizzare il mio tempismo divino.

Tempismo divino e libero arbitrio

Quando spiego il tempismo divino ai miei studenti, alcuni di loro credono che questo significhi che la loro vita è già tutta programmata e che quindi sono costretti a seguire per forza un certo percorso. Mi dicono: "Se è già tutto predestinato, che senso ha che io sia qui?".

Prima di tutto, un evento predestinato su cui ci eravamo accordati prima di venire qui non è necessariamente una cosa brutta. Abbiamo dato il nostro consenso per venire qui con uno scopo e realizzarlo. È vero che nella vita abbiamo la libertà di fare le nostre scelte. Poiché siamo scintille di Dio, siamo dotati di libero arbitrio. E nel nostro egocentrismo e nella nostra cocciutaggine, a volte ci opponiamo al sacro scorrere della vita e, mentre agiamo così, ci chiediamo perché le cose non vadano come vogliamo noi.

Ma l'applicazione del libero arbitrio non riguarda solo questa vita. Prima di venire qui, abbiamo preso delle decisioni su quello che avremmo fatto tornando su questo Pianeta. Questo è il nostro tempismo divino. È qualcosa che noi, a livello animico, *vogliamo* fare, non qualcosa che *dobbiamo* fare.

Se vivi con la consapevolezza che tutto ha uno scopo divino e che hai dato il tuo consenso a fare la tua parte, la vita su questo Piano di Esistenza diventa più semplice.

La missione dei figli dei maestri

Ho scoperto che, a seconda dell'essenza spirituale di una persona, ci sono due tipi di tempismo divino.

Il primo è il tempismo divino dei figli dei maestri, che sono stati mandati qui dal Quinto Piano. Questo tipo di missione divina riguarda l'acquisire virtù. I figli dei maestri sono qui per imparare la perfetta gentilezza e il perfetto amore.

Un figlio di maestri di solito acquisisce diverse virtù a ogni esistenza e le porta con sé in quella successiva, in una costante spirale di apprendimento, vita dopo vita, fino a quando lo spirito ascende al Quinto Piano e lascia la terza dimensione. Acquisire le virtù può essere lo scopo divino di ogni vita.

Molti figli dicono di non poter morire fino a quando non avranno portato a termine la loro missione di vita. Il loro desiderio interiore è, quindi, che lo spirito non se ne vada finché il loro compito non è concluso. Se non riescono in questa vita, continueranno nella prossima o nel mondo degli spiriti del Quarto Piano.

La missione dei maestri illuminati

Il tempismo divino dei maestri illuminati che sono venuti al Terzo Piano con una missione è un po' più complesso. Un maestro risvegliato, in genere, ha una lunga lista di obiettivi da raggiungere, tanto da arrivare ad avere anche otto tempismi divini.

Un maestro illuminato sentirà una fortissima spinta a guarire le persone e a cambiare in meglio il Pianeta. Il suo tempismo divino può essere risvegliare un milione di anime o ispirare una persona che cambierà il mondo. (Questa motivazione non è normale in un figlio di maestri finché non è stato risvegliato.)

Il tempismo divino di molti maestri può essere riassunto nel concetto di Quinto Piano: "Guaritore, guarisci te stesso." Se è così, anche un guaritore può aiutarli, ma alla fine parte della loro missione divina è guarirsi da soli. Molti dei miei studenti, per esempio, lavorano sulla stessa malattia da anni. Alcuni di loro hanno avuto problemi dalla nascita. Stanno migliorando, ma non sono del tutto guariti. Ciò non significa che non succederà.

Ci sono state molte teorie sul motivo per cui l'anima sceglie di abitare un corpo che ha difficoltà fisiche fin dalla nascita. Secondo alcuni dipende dal karma. Secondo altri, l'anima sceglie quel corpo per apprendere una lezione spirituale o per insegnare ai genitori l'amore incondizionato. Ma, per come la vedo io, la ragione è un'altra: io credo che alcune persone abbiano creato la propria malattia per potersi guarire.

Energia irrisolta

Poiché i maestri illuminati sono già stati qui parecchie volte, hanno l'opportunità d'incontrare anime che hanno conosciuto in altri luoghi e tempi. Quelle anime potrebbero appartenere alla loro famiglia spirituale del Quinto Piano oppure a vite passate.

Se i maestri sono uniti a quelle anime da un'energia irrisolta, avranno l'opportunità di scioglierla quando le incontreranno. La situazione in sospeso può avere origine dalla relazione che li legava in una vecchia vita. In ogni caso i due avranno la possibilità d'incontrarsi di nuovo nella vita successiva e di risolvere il karma che li lega. In molti esempi le persone intraprendono delle relazioni per correggere il proprio karma e, quando il processo è concluso, non hanno più motivo per continuare il rapporto e voltano pagina.

Spesso incontriamo anime gemelle a noi affini sulla base dell'energia che ricordiamo da altri tempi e luoghi. Ecco perché molti di noi, nel corso dell'esistenza, hanno più di un'anima gemella. Per esempio, io sono stata sposata quattro volte e ho divorziato tre volte. (Sì, ho un marito per ogni punto cardinale!) Tra le altre ragioni, ho sposato tre persone perché, a un livello più alto, avevamo dell'energia irrisolta che proveniva da un altro spazio-tempo. Questo non significa necessariamente che la situazione fosse in sospeso solo da parte mia: lo era infatti anche da parte del partner.

C'è anche un altro fattore che entra in gioco: alcuni di noi hanno preso accordi per fare qualcosa di speciale in questa vita. È la nostra missione. Chiunque intralci questa missione sarà tolto di mezzo, e questo comprende i compagni che non condividono la nostra visione. Aiutare il Pianeta e fare guarigioni per me era tanto importante che, per seguire il cammino della mia missione divina, ho lasciato due mariti. Sapevo che era l'unico modo per farlo. Nell'ultimo divorzio ho rinunciato a tutto quello che possedevo tranne che alla mia attività, una pietra, un tavolo da caffè e una sauna. Sapevo che tutto poteva essere sostituito, perché avevo trovato qualcosa che mi rendeva felice. Vedere la gente risvegliarsi e imparare a operare guarigioni mi rendeva molto felice.

Ho divorziato da questi tre uomini perché le questioni irrisolte tra noi si erano concluse. Uno di loro m'insegnò alcune cose su me stessa e mi aiutò a raggiungere una consapevolezza più alta. Per quanto difficili siano state queste relazioni, a loro modo mi hanno aiutata nel risveglio spirituale.

L'attuale relazione che ho è con il mio partner di vita divino (*divine life partner*). Lo dico perché condivide la mia visione e ha il mio stesso tempismo divino. Un partner divino è diverso da un'anima gemella compatibile. Si tratta di qualcuno che ha già imparato tutto dal ciclo di incarnazioni e il suo tempismo divino è in sincrono con quello del suo compagno.

Quando due anime sono state insieme al Quinto Piano, nell'incarnazione umana si cercheranno per portare a termine la loro missione divina sulla Terra. C'è una particolare firma energetica di cui sono alla ricerca. Sembrano conoscere l'aspetto della persona di cui sono in cerca e, se condividono lo stesso cammino, è quasi inevitabile che s'incontrino.

So per certo di essere con il partner di vita divino che mi è stato assegnato. Credo che quando Guy e io c'incontrammo, si aprirono i Cieli ed entrambi ci ricordammo l'uno dell'altra, innamorandoci di nuovo.

Detto questo, è importante sapere che non tutti hanno bisogno di un compagno o di un'anima gemella affine per portare a termine il proprio scopo divino. Ma molti di noi hanno la sensazione di non voler stare da soli. Sai perché? Non siamo destinati a realizzare la nostra missione da soli, bensì a portarla a termine con l'aiuto e il sostegno di una persona speciale. Ciò significa che parte del nostro compito è imparare a offrire il nostro amore completamente.

Molte persone con un compito spirituale non cercano un'anima gemella, ma la persona con cui devono stare per completare quella missione. Trovare questa persona può essere una questione spinosa.

So che, perché il ThetaHealing diventasse quello che è, dovevo avere Guy al mio fianco. Per tantissimi anni prima d'incontrarlo, lo visualizzai così chiaramente e distintamente che ormai sono convinta che faccia parte del mio tempismo divino.

Tempismo divino collettivo

Il tempismo divino non si limita al processo di apprendimento spirituale di una singola persona, ma include l'apprendimento collettivo di ogni abitante del Pianeta. Ecco perché è importante che ogni tempismo divino sia rispettato, non solo per il bene del singolo individuo, ma per il bene di tutti.

Credo che riunirci alla nostra famiglia d'anime faccia parte del tempismo divino collettivo e del nostro percorso di crescita e sviluppo. Parte della nostra verità divina consiste nel riunirci come una famiglia d'anime, per lavorare sul nostro sistema di convinzioni. Il lavoro sul sistema di convinzioni, infatti, ci aiuta a conoscere la nostra missione divina.

Da una prospettiva cosmica, anche la Terra ha un proprio tempismo divino. Ecco perché è una buona idea comandare che ti sia mostrato il tempismo divino del Pianeta inserito in una prospettiva più ampia. Prendendo coscienza della maestosità del progetto divino, sarai pronto ad aprirti a una nuova consapevolezza, che potrai usare nelle letture, nelle guarigioni e nelle manifestazioni. Mentre fai una lettura o una guarigione, puoi chiedere di vedere parte del tempismo divino della persona. E nel momento in cui comprenderai il disegno più grande, saprai che cosa, quando e come manifestare.

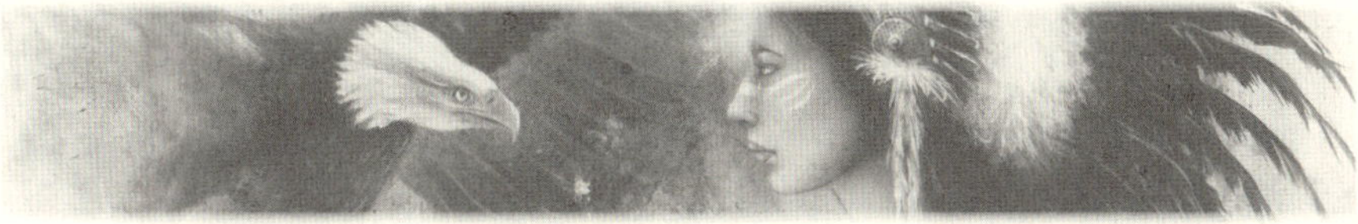

5
IL QUARTO PIANO DI ESISTENZA

Il Quarto Piano di Esistenza è il regno degli spiriti. Quando moriamo e passiamo oltre, il nostro corpo a base di carbonio viene posto a riposare, ma il nostro spirito continua il viaggio fino al Quarto Piano. Se non abbiamo acquisito abbastanza virtù da influenzare le Leggi e da viaggiare tra le dimensioni, rimaniamo là per imparare ed evolvere, a meno che non scegliamo di incarnarci di nuovo nel Terzo Piano. Quante volte torneremo al Quarto Piano dipende totalmente da noi e dalla nostra capacità di crescere e di cambiare.

Il Quarto Piano ha un tempo e un'energia completamente diversi dal Terzo. Quella che a noi sembra un'ora là corrisponde a pochi secondi.

Le energie del Quarto Piano hanno una frequenza di vibrazione molto più elevata rispetto a quelle del Terzo. Si muovono, infatti, più velocemente di quanto l'occhio umano riesca a percepire. Una volta che gli spiriti si adattano al Quarto Piano, riescono a piegare l'essenza della luce e della vibrazione molto più facilmente.

Al Quarto Piano tutti i sensi sono più acuti e gli spiriti hanno ancora qualche forma di alimentazione. Come al Quinto Piano, esistono ancora l'essenza maschile e quella femminile e gli spiriti continuano ad avere relazioni.

Gli spiriti del Quarto Piano raggiungono nuovi livelli di apprendimento. Il piano stesso è diviso in sezioni, dove s'insegnano le energie dei piani inferiori. Ciò permette agli spiriti d'influenzare le persone al Terzo Piano. Molte guide altamente evolute vengono da questo piano.

Se aiutano gli individui del Terzo Piano, gli spiriti del Quarto hanno la possibilità di crescere e, crescendo, possono ottenere l'energia di cui hanno bisogno per raggiungere piani più alti.

LA MORTE È SOLO L'INIZIO

Quando arriviamo al Quarto Piano, all'improvviso siamo in grado di vedere migliaia di colori. La percezione si alza e i sensi si acuiscono. Tutto accelera. La morte non è la fine, ma solo un cambiamento di vibrazione dello spirito.

Quando abbandoniamo questa energia tridimensionale, il tempo non esiste più. Qui, sulla Terra, il tempo è una benedizione, perché ci dice quando è ora di tornare a casa. Invecchiare è una benedizione, anche se, per paura di diventare anziani e morire, non ce ne accorgiamo.

Ad alcuni, quando invecchiano, capita una cosa strana: cominciano a percepire la propria mortalità e tornano alla religione. Spesso si tratta della religione in cui sono stati cresciuti e, se posso aggiungere, che hanno rifiutato per la maggior parte della vita.

Questo accade per la paura del giudizio. Tutti sanno che, quando muori, vieni giudicato per la tua vita. Ma non esiste nessun dio padre che, seduto su un trono, ti esamina; la persona più critica verso la tua vita sei *tu*. E sarai molto più duro con te stesso di quanto non lo sarebbe mai Dio!

L'amore perfetto che crea l'universo sa tutto di te. Sa come sei stato trattato quando eri bambino. Sa come ti sei sentito in ogni istante della tua esistenza, ha per te una compassione e un amore infiniti e privi di giudizio.

GLI SPIRITI ERRANTI

Alcuni muoiono con la sensazione di non essersi comportati abbastanza bene nella vita, e i loro spiriti hanno paura di raggiungere la luce della creazione. Temono di essere giudicati. Forse hanno davvero fatto qualcosa di male o sono morti tragicamente, e hanno l'impressione che la loro esistenza non sia conclusa. Altri spiriti non vanno alla luce di Dio perché sono trattenuti dal loro sistema di convinzioni. Tutti questi spiriti temporaneamente intrappolati tra Terzo e Quarto Piano sono noti come "spiriti erranti".

In genere, uno spirito errante ha un problema da risolvere o un qualche altro tipo di questione non conclusa. Se riescono a sbloccare quello che li trattiene, ascendono istantaneamente alla luce di Dio. Poniamo il caso che un uomo si suicidi e diventi uno spirito errante, perché vuole ancora dire ai propri genitori che li ama e che gli dispiace per quello che ha fatto. Finché non riesce a far avere loro quel messaggio, resterà tra i mondi. Quando è mandato alla luce o riesce a superare la propria paura e ad andare avanti, può dimostrare il proprio amore ai genitori in modo decisamente migliore, come angelo custode o come guida del Quarto Piano.

Nel regno degli spiriti erranti non esiste il tempo. Uno spirito può essere morto nel 1814 e apparire nel presente, senza essere consapevole di quanto tempo sia passato. Ma alla fine ogni anima trova la propria strada verso il Creatore. Nessuno spirito è mai dimenticato. E dopo che la luce del Creatore avrà guarito la sua anima spezzata, proseguirà verso il Quarto Piano di Esistenza.

Alcuni guaritori hanno una predisposizione naturale a mandare gli spiriti alla luce di Dio. Lo fanno utilizzando il proprio portale spirituale. Mandare uno spirito alla luce di Dio significa aiutarlo a raggiungere il Quarto Piano, dove può imparare e crescere. Gli spiriti erranti di solito sono giovani, ancora in fase di crescita e apprendimento.

In genere, quando un guaritore manda uno spirito alla luce di Dio, il suo portale viene attraversato da più spiriti insieme. A volte, ne vengono inviati alla luce migliaia.

Alcuni guaritori si occupano della situazione irrisolta dello spirito, mentre altri la ignorano, perché sanno che gli spiriti erranti possono risolvere i loro problemi in modo migliore andando alla luce di Dio.

Possessione

Poiché le loro anime sono spezzate, la luce interiore degli spiriti erranti è meno brillante di quel che dovrebbe, motivo per cui sono attratti dalla luce dei viventi. Quando si attaccano alle persone, possono privarle di energia, rendendole irritabili. A volte si dedicano ad attività di vario genere per spaventare le persone e per potersi nutrire dell'energia della loro paura.

Alcuni hanno una predisposizione più spiccata di altri a ospitare dentro di sé l'energia di uno spirito, e da questo possono nascere strani comportamenti. Una situazione di questo genere può implicare una possessione parziale o totale dell'individuo, che è un'altra buona ragione per inviare gli spiriti erranti alla luce di Dio.

Ho scoperto, però, che in alcuni casi i guaritori confondono virus, batteri e parassiti con spiriti caduti e impianti alieni. Così pensano che una persona sia posseduta quando, invece, c'è un agente patogeno nel suo corpo. Dicono: "Stavo lavorando con un cliente, quando mi sono accorto che era posseduto. Ho mandato lo spirito alla luce di Dio, ma è ancora lì."

Quello con cui hanno a che fare, probabilmente, è un virus abbastanza intelligente da cambiare la propria energia. Un virus ruba il DNA di una cellula e può letteralmente prenderne possesso. Sia i virus sia gli spiriti erranti invadono il corpo, ma la loro azione sull'individuo è completamente diversa. Eppure, i guaritori dicono: "Tutti quelli con cui lavoro sono posseduti. È pieno di spiriti negativi!".

In realtà può voler dire che ci sono infezioni virali che si trasmettono da una persona all'altra. Ho scoperto che molti hanno il virus di Epstein-Barr e che i guaritori possono scambiarlo per altro. Penso anche che parecchi confondano i parassiti con gli spiriti erranti. Una persona con i parassiti emette il programma "mi stanno mangiando", e il guaritore crede che sia attaccata da un'entità spirituale.

Fin dai tempi antichi si è sospettato che le malattie venissero da organismi e da altre forze invisibili. Perfino quando i microbi furono visibili al microscopio, ci vollero centinaia di anni prima che la gente accettasse che quelle piccolissime creature fossero i responsabili delle malattie. Quando fu introdotta, la teoria dei microbi risultò controversa, anche se oggi è alla base di molti aspetti della moderna medicina.

Perfino nell'Ottocento la scienza non credeva che virus e batteri causassero le patologie o che si diffondessero tramite contatto fisico. Fu necessario che qualcuno, grazie all'intuizione, facesse un atto di fede, affermando che era il contatto con le mani sporche del medico a diffondere i microrganismi! Questo gesto di coraggio venne da Ignác Fülöp Semmelweis, il primo dottore a suggerire che i medici avrebbero dovuto lavarsi le mani con soluzioni a base di calce clorata prima di toccare i pazienti. Poiché Semmelweis non portò prove scientifiche, la sua teoria fu rifiutata a priori. L'idea del medico ungherese fu largamente accettata e diventò prassi comune solo dopo la sua morte. Da dove il medico aveva pescato l'idea che i microrganismi si diffondessero in quel modo? Da dove aveva tratto la nozione che qualcosa che non riusciva a vedere, percepire, toccare o annusare si trasmettesse per contatto fisico? Proprio così: dalla sua intuizione! Come i sensitivi oggi sono messi in ridicolo, così Semmelweis in passato fu ridicolizzato per la propria intuizione.

Tutto ciò spiega perché è importante fare domande quando si è nello spazio di un'altra persona, in una guarigione o in una lettura.

Se un'area o una casa è invasa di continuo da tanti spiriti erranti, controlla se c'è un portale e, se è così, spostalo dove non faccia danni (vedi p. 82).

Se invece il problema è causato da un vortice (vedi p. 78), caricalo di energia positiva.

GLI SPIRITI CADUTI

Molto tempo fa, un gruppo di spiriti decise che i loro figli del Terzo Piano sarebbero tornati a casa: li avrebbero costretti a trascendere al Quinto Piano. Ovviamente, quando provarono a farlo, infransero la Legge del Libero Arbitrio e persero la loro capacità di creare, anche se mantennero qualche potere inferiore. Nonostante questo, oggi continuano a pensare che, mettendo insieme abbastanza spiriti, riusciranno a infrangere la Legge del Libero Arbitrio e, al momento, sono su questo Pianeta a reclutare chi la pensa come loro. Sono noti come "gli spiriti caduti".

I nostri antenati li chiamavano "demoni". Possono scendere al Terzo Piano e creare disagi, ma poi hanno difficoltà a tornare indietro. Sono creature potenti, ma niente è più potente del Creatore. Un maestro risvegliato può comandare a uno spirito caduto di andarsene e, se usa il suo nome sacro, questi non potrà opporre resistenza.

Tuttavia, se vengono mandati alla luce di Dio con un tono remissivo, la pratica non funziona bene. Il comando dovrebbe essere: "Creatore! Invia questo spirito nella luce!" E dovrebbe essere pronunciato con autorità, potere e convinzione.

Durante un corso, una studentessa entrò in contatto con uno di questi spiriti. Capivo che le era molto difficile meditare e, quando le chiesi che cosa stesse facendo, mi rispose che da più di un'ora mandava amore a uno spirito malvagio, per farlo andare alla luce, ma non funzionava! Era molto frustrata. Le spiegai che lo spirito stava rifiutando l'amore che lei gli inviava e che doveva mandarlo nella luce con autorità. Poi, diedi il comando per conoscere il nome sacro della creatura. Usando quel nome, ordinai che fosse inviato alla luce di Dio, lo visualizzai mentre veniva risucchiato verso l'alto attraverso il mio portale e mi assicurai che fosse effettivamente entrato nella luce.

Gli spiriti caduti e alcuni spiriti erranti tentano di opporsi quando li rimandi nella luce. Vogliono attirarti nel conflitto, cosa da evitare; anzi, è meglio evitare di parlarci del tutto. Possono anche assumere forme strane e dire cose terribili per spaventarti. Ecco perché devi essere forte, chiaro e deciso mentre testimoni che siano risucchiati dal portale e mandati per direttissima alla luce di Dio.

Mandare uno spirito caduto alla Luce di Dio

1. Sali al Settimo Piano (vedi pp. 19 e 20) e dai il comando (non la richiesta), con convinzione e autorità: "Creatore di Tutto Ciò Che È, è comandato che io conosca il nome sacro di quest'essere."
2. Aspetta che arrivi la vibrazione del nome sacro della creatura e utilizzala per dare questo secondo comando: "Creatore di Tutto Ciò Che È, è comandato che [nome sacro] sia mandato alla luce di Dio. Grazie. È fatto, è fatto, è fatto."
3. Non discutere con gli spiriti caduti. Devono andare alla luce di Dio come hai ordinato, perché tu sei una scintilla di Dio.
4. Testimonia che lo spirito caduto sia risucchiato nel tuo portale spirituale e portato alla luce di Dio. Continua a guardare finché l'essere non diventa tutt'uno con quella luce.
5. Quando decidi d'interrompere il contatto, risciacquati con l'energia del Settimo Piano e resta connesso.

GETTARE UN PONTE TRA I PIANI

L'onda Theta forma un ponte tra i Piani di Esistenza. In stato Theta siamo molto più coscienti delle energie spirituali. Questo vale soprattutto quando dormiamo e sogniamo. Sono entrata in comunicazione con energie spirituali di tutti i generi in questo modo, ma non ne avevo mai toccata una fisicamente fino a una notte, a Nuova Deli, in India.

Al termine di una lunga giornata di lezione, andai a dormire e sognai una splendida donna indiana che volteggiava sopra di me. Solo la sua parte superiore era visibile; il resto sembrava quasi svanito. Nel sogno allungavo la mano, afferravo la parte inferiore della sua essenza nebulosa e la trattenevo. Non so perché mi comportassi così ma, dopo quel gesto, mi ritrovai perfettamente sveglia.

A volte mi è capitato di svegliarmi e vedere alcuni spiriti volteggiare sopra di me, ma quella volta avevo le mani strette intorno allo spirito e la stavo tenendo come se ne andasse della mia vita. Lei mi svolazzava intorno come un aquilone nel vento, lottando per liberarsi dalla mia stretta, sempre più spaventata.

Svegliai Guy e gli dissi: "Svelto, accendi la luce!".

Mentre la luce si diffondeva nella stanza, vidi che stavo tenendo la parte inferiore del busto di una bellissima ragazza indiana. La parte che stava più in basso era evanescente, come quella del fantasmino Casper. Era come se avessi gettato un ponte fra i piani e l'avessi tirata fuori dal mio sogno, portandola dal Quarto al Terzo Piano. Si dibatteva ancora, tentando disperatamente di scappare. La lasciai andare e sparì come un fulmine. Avevo preso in mano un fantasma. Che esperienza incredibile!

IL DNA SPIRITUALE

Il Quarto Piano ci permette di accedere agli spiriti dei nostri antenati. Alcuni guaritori intuitivi imparano a creare un'apertura tra i piani, operando guarigioni tramite questi spiriti. I cosiddetti sciamani e gli uomini medicina spesso ricorrono a questa prassi, per farsi aiutare nella guarigione. Oltre a utilizzare la saggezza dei loro antenati, suggeriscono al cliente antichi rimedi tradizionali a base di erbe. In questo modo formano un'equazione tra il Secondo, il Terzo e il Quarto Piano di Esistenza. Quando un figlio di maestri arriva a comprendere il Quarto Piano di Esistenza, raggiunge il livello dello sciamano. I guaritori che utilizzano l'energia specifica del Quarto Piano, tuttavia, sono vincolati agli obblighi che lo caratterizzano.

Quando i figli dei maestri vanno al Quarto Piano tra un'incarnazione e l'altra, non imparano soltanto dai propri antenati, ma anche dalla discendenza genetica che vive al Terzo Piano. Ciò significa che uno dei nostri antenati del Quarto Piano può, nei fatti, guardare la nostra vita in ogni momento per vedere che cosa stiamo imparando dalla nostra esperienza. Sapere che la tua vita può essere osservata, cambia un po' il tuo modo di considerarla.

Quando Dio mi disse che la mia vita sarebbe stata un libro aperto e che le persone l'avrebbero utilizzata come riferimento, capii che avrei dovuto vivere in modo esemplare. Che cosa non va nella tua vita? Spesso è il tuo DNA a remarti contro senza che tu lo sappia. Ecco perché è importante scoprire l'eredità ancestrale che è giunta a te con il DNA.

I nostri antenati e la loro eredità

Nel DNA sono presenti le memorie di tutti gli antenati della nostra linea genetica. Questi archivi contengono un'incredibile sapere e possono lasciare un'eredità ben definita. Per esempio, quando un antenato lascia molte convinzioni negative nel DNA, di solito si concentrano su una persona della famiglia. A causa delle convinzioni genetiche che porta su di sé, quest'individuo spesso ha una casa disordinata o è quello che pesa di più. I pensieri tossici, infatti, si accumulano nel corpo sotto forma di cellule adipose.

Secondo alcuni scienziati, l'80 per cento del nostro DNA è spazzatura. Ma io ho la sensazione che dentro quell'80 per cento ci sia una vasta conoscenza, che, una volta compresa, ci darà la capacità di realizzare cose incredibili.

Siamo venuti tutti qui con un codice genetico e questo codice non ci dice *che cosa* siamo, quanto *chi* siamo. Siamo il frutto della globalità delle esperienze dei nostri antenati e queste conoscenze possono essere recuperate. Chi erano i tuoi antenati? Ovviamente, sono tra quelli che sono riusciti a sopravvivere e che sapevano come andare avanti sempre e comunque. Avevano il programma per cui erano in grado di sopravvivere a qualsiasi cosa accadesse nella vita. Ecco perché nel tuo DNA c'è il bisogno di sopravvivere. Alcuni antenati erano leader, mentre altri erano gregari, quindi puoi scegliere tra queste due opzioni. Alcuni, scoprendo che amare era troppo doloroso, impararono a non amare nessuno. Altri impararono che l'unica cosa che permetteva loro di superare tutto era l'amore.

Io credo che gran parte della nostra personalità odierna dipenda da quello che hanno fatto i nostri antenati. Per esempio, anche se non sono cresciuta con mio padre, ho ereditato alcuni schemi genetici da lui. All'inizio quest'idea non mi piaceva per niente, perché mio padre ha alcune caratteristiche che detesto. Naturalmente non volevo prendere da lui nessun tratto negativo, ma riflettendo sulla mia linea ancestrale, vidi che conteneva anche molte buone qualità.

So di essere venuta in questo mondo con il sentimento della gentilezza a livello genetico. Mio padre è molto gentile, mentre il materiale genetico di mia madre è diverso. Penso che vinca la convinzione genetica più forte e, in questo caso, mi sia stata trasmessa la gentilezza.

Mio padre mi ha insegnato a lavorare sodo e questa tendenza gli è stata trasmessa dalle generazioni passate. Veniva da gente di frontiera, buona e forte. La mia trisnonna era una levatrice e faceva nascere bambini nello Utah.

Per tutta la vita ho sempre dormito con i piedi fuori dalle coperte, come mio padre. L'ho scoperto solo di recente. Non appena posso, mi piace stare scalza, e ho scoperto di venire da una discendenza di nonne cui piaceva la stessa cosa.

Non mi ero resa conto di quanto sangue dei nativi americani mi scorresse nelle vene finché non mi sottoposi al test genetico che stabilisce le percentuali di DNA provenienti dall'Europa, dall'Asia, dall'Africa sub-sahariana e dai nativi americani. Allora scoprii che una parte di me era nativo-americana, l'altra europea, come aveva detto mia madre.

Mi resi conto che assomiglio molto a un Nativo Americano. Anche se questa è solo parte della mia eredità, ho cresciuto la mia famiglia come una tribù. Ancora oggi, ci aiutiamo in tutto. Quando nacque mia nipote Jenaleighia, fu l'intera famiglia a prendersene cura. Vogliamo, inoltre, che i nostri familiari ci restino vicino e rimangano nella tribù.

Prima d'incontrare Guy, avevo cambiato trentanove case. Da quando conosco Guy, mi sono spostata tre volte in diciassette anni, ma ho fatto il giro del mondo diverse volte, con un calendario di spostamenti quasi costanti. Posso lamentarmi del viaggio, ma quando raggiungo la meta, metto un fiore in un vaso, appendo il cappello e mi sento a casa. Da dove viene quest'energia di "movimento"? È nel mio DNA. Come i miei antenati indiani e pionieri europei, mi adatto molto facilmente ad ambienti diversi.

La Terra, a causa delle intense esperienze delle generazioni che si sono susseguite su questo piano, racchiude molte emozioni. Grazie al lavoro sulle convinzioni, possiamo liberarle, anche dalla nostra linea genetica.

Ecco perché lavoriamo sulle convinzioni: per liberare i nostri antenati dalle emozioni negative che hanno provato quando erano vivi, così che, attraverso il collegamento genetico, possano liberarsene nel mondo degli spiriti del Quarto Piano.

Il lavoro sulle convinzioni con gli antenati

Interagendo con le energie del Quarto Piano, interagiamo con il nostro DNA futuro, rappresentato dai nostri figli, e con il nostro DNA del passato, ossia quello dei nostri antenati. Cambiare i nostri programmi genetici aiuta tanto i nostri antenati quanto i nostri figli a raggiungere un livello di sviluppo successivo.

L'influenza energetica del nostro progresso spirituale entra nel DNA complessivo della nostra linea familiare ed è trasmessa all'indietro, nel passato, e in avanti, nel futuro. Ciò significa che, se impariamo qualcosa d'importante, lo impareranno anche i nostri antenati al Quarto Piano.

Quando lavoriamo sulle convinzioni, sostituiamo le credenze di diverse generazioni di antenati. Se chiedessimo al Creatore a quando risalgono determinate convinzioni, la risposta potrebbe essere: "A dodici generazioni fa."

Sappiamo che il campo morfogenetico è il contrassegno energetico di una conoscenza che fluisce attraverso il DNA, dicendogli che cosa fare. Esso spiega alle cellule del bambino quante gambe, piedi e mani il bambino deve avere. Contiene, inoltre, le memorie genetiche delle ultime sette generazioni, almeno. Per determinare un cambiamento nelle nostre memorie ancestrali, dovremmo comandare che avvenisse anche nelle sette generazioni passate e nelle sette generazioni a venire, a partire dal bambino nell'utero.

CAMBIARE LA NOSTRA ENERGIA ANCESTRALE

Virtù richieste: compassione e gentilezza.

1. Sali al Settimo Piano (vedi pp. 19 e 20) e dai il comando: "Creatore di Tutto Ciò Che È, è comandato [o richiesto] di mandare amore a questa persona, come bambino in utero, per sette generazioni avanti e sette generazioni indietro. Grazie. È fatto, è fatto, è fatto."
2. Sali e testimonia che l'amore incondizionato del Creatore circondi il bambino, che si tratti di te, di tuo figlio o dei tuoi genitori.
3. Testimonia che l'amore riempia l'utero e resta a guardare mentre avvolge il feto ed elimina tutti i veleni, tutte le tossine e le emozioni negative per sette generazioni avanti e sette generazioni indietro.
4. Testimonia che la persona sia circondata d'amore per tutta la sua vita e oltre.
5. Risciacquati con l'energia del Settimo Piano e resta connesso.

Il livello genetico e gli antenati

Il lavoro sulle convinzioni a livello genetico ha una connessione diretta con il Quarto Piano. Comprende infatti il codice genetico dei nostri antenati e i programmi genetici del DNA. Questi ultimi, al Quarto Piano, esistono come intelligenza concreta che opera in comunione con la Legge del DNA.

Il registro del DNA comprende:

- convinzioni genetiche attive nella nostra vita, che possono avere effetti positivi o negativi;
- convinzioni genetiche latenti. Se vengono attivate, potrebbero operare a nostro vantaggio o a nostro svantaggio.

Le guarigioni che facciamo sono influenzate dal nostro sistema di convinzioni per una percentuale che va dal 94 al 96 per cento. La persona che riceve la guarigione deve quindi essere convinta che la guarigione sia possibile solo per una percentuale del 4 o del 6 per cento.

Quando lavori abbastanza sulle convinzioni di una persona, apri la possibilità che guarisca. In una seduta, la finestra di possibilità si può aprire solo per dieci minuti, ma in quel tempo la persona potrebbe guarire.

Ogni volta che testimoni una guarigione, è meglio che tu salga dal Creatore per vedere come la persona ha reagito.

Chiedi al Creatore: "Ha accettato la guarigione?".

Il Creatore risponde: "Sì."

Poi chiedi: "Quanto?".

Il Creatore risponde: "Soltanto un po'."

A questo punto continui con il lavoro sulle convinzioni e fai un'altra guarigione.

Poi chiedi al Creatore: "Quanto ha accettato la guarigione?".

Il Creatore risponde: "L'ha accettata al 50 per cento."

Ciò significa che è possibile che sia completamente guarita.

Se riusciamo a creare la possibilità che la guarigione avvenga, possiamo far sì che il cambiamento accada. Sotto la guida del Creatore, possiamo tornare indietro e cambiare il passato. Se, per esempio, stessi lavorando su un caso di diabete dovuto a una predisposizione genetica, lavorerei comunque su tutte le convinzioni della persona riguardo a questa malattia, ma l'intervento fondamentale sarebbe quello di tornare indietro al primo antenato con il diabete, cambiando quel passato. Oppure, nel caso in cui qualcuno avesse il cancro, potrei cambiare la sua predisposizione genetica andando indietro al punto in cui ha avuto origine, magari quattro generazioni fa, e cambiare l'inizio dell'anomalia nel DNA del suo antenato.

Riparare un difetto genetico

Conoscendo il tuo corredo genetico, puoi trovare un difetto e seguirlo a ritroso, fino al momento in cui è stato creato da uno dei tuoi antenati. Poi il Creatore può cambiarlo usando il DNA di una delle altre linee genetiche. Dopo che il difetto è stato riparato, l'energia è riportata al presente.

Questa tecnica ha funzionato su molti bambini in Theta.

1. Sali al Settimo Piano (vedi pp. 19 e 20) e dai il comando: "Creatore di Tutto Ciò Che È, riportami indietro nel tempo al momento in cui è stato creato questo difetto genetico. Grazie. È fatto, è fatto, è fatto."
2. Testimonia di tornare indietro nel tempo a quando è stato creato il difetto.
3. Testimonia che il difetto sia sostituito usando un'altra linea genetica e che il cambiamento sia riportato al presente.
4. Testimonia che i cambiamenti siano integrati nel corpo, nel presente, attraverso ogni cellula, e che lo rafforzino.
5. Quando il processo è concluso, risciacquati con l'energia del Settimo Piano e resta connesso.

Recuperare informazioni dagli antenati

Possiamo eliminare, sostituire e cambiare le convinzioni genetiche che conosciamo, ma che cosa possiamo fare per quelle sconosciute? E come recuperare invece le qualità che ci piacerebbe risvegliare e fare nostre?

E se potessimo tornare alla vita di un nostro antenato per appropriarci delle sue qualità, facendole riemergere nella nostra esistenza? Dopotutto, queste informazioni sono già contenute in forma latente nel DNA. E se potessimo tornare indietro per capire meglio i nostri antenati e recuperare istantaneamente doti che loro hanno acquisito nel corso di anni? Se queste sono latenti nel nostro DNA, dobbiamo solo risvegliarle, senza crearcele da soli. In fin dei conti, hai già ereditato dai tuoi antenati alcuni tratti evidenti, ma se invece potessi andare indietro nel tempo, per comprenderli più profondamente, e poi tornare nel presente con doti che loro hanno accumulato in anni di apprendimento? La capacità istintiva di tornare indietro nel tempo e di portare con noi le caratteristiche positive dei nostri antenati è una delle abilità latenti nel nostro DNA.

L'importante è che siamo consapevoli di quali convinzioni e caratteristiche dei nostri antenati sono utili per noi e di quali invece non lo sono. In questo modo possiamo risvegliare le doti positive e cambiare quelle negative.

Tornare indietro a recuperare le caratteristiche dei tuoi antenati può farti risparmiare un sacco di tempo e fastidi. Io ho recuperato l'audacia, perché avevo la sensazione che mi mancasse. Molti pensano che io ce l'abbia già, quando invece il mio è coraggio. Riesco ad affrontare la paura e ad andare avanti, ma volevo riuscire a non avere paura del tutto, volevo essere audace. Così il Creatore mi ha riportato indietro nel tempo e ho recuperato questa caratteristica dai miei antenati. Ora la sto integrando nella mia vita. Lo sto facendo senza provare paura. Ho deciso di farlo e ci riuscirò.

Mi fido delle risposte del Creatore e anche della mia intuizione. Ma continuo comunque a testarmi, perché il test riesce a superare l'ego, dandomi un'immagine reale di quello che accade nella mente inconscia. L'ego può essere tuo amico oppure tuo nemico. Devi tenerlo sempre sotto controllo, altrimenti non riuscirai a lavorare su te stesso. Ci sono guaritori convinti di essere già perfetti e di non aver più bisogno di lavorare su se stessi. Per quanto mi riguarda, quando sarò perfetta, sono sicura che me ne accorgerò. È una specie di ossimoro, perché noi siamo già perfetti: abbiamo la malattia perfetta e il disturbo perfetto nella forma perfetta. Ma io penso comunque che possiamo continuare a lavorare su di noi per diventare persone migliori.

Tutti hanno un ego, inclusi i nostri antenati. Io ritengo che sia possibile entrare in contatto con loro attraverso la meditazione, creando risultati positivi, ma dobbiamo fare attenzione. Quando torniamo alla vita di un nostro antenato per riportare al presente le sue caratteristiche positive, dobbiamo evitare di prendere anche quelle negative legate all'ego.

Possiamo anche viaggiare in tutto il mondo per recuperare memorie di tempi e luoghi diversi. Se sentiamo che sta riaffiorando un ricordo genetico, dobbiamo salire al Settimo Piano e dare il comando che le informazioni utili siano trattenute, mentre le energie negative siano escluse.

Per riportare al presente le caratteristiche positive dei nostri antenati, possiamo utilizzare una tecnica basata sulla griglia di cristalli, che permette di recuperare le qualità utili latenti nel nostro DNA e di potenziarle nella nostra vita.

La griglia di cristalli

Per griglia di cristalli s'intende un tipo di meditazione guidata in cui si dispongono alcuni cristalli intorno al corpo. È un buon esempio di connubio tra cristalli del Primo Piano ed energie del DNA degli antenati del Quarto Piano. In origine questa meditazione era stata pensata per le regressioni alle vite passate ma, subito dopo aver iniziato a usare questa tecnica, ci accorgemmo che, nel percorso di ritorno, alcuni restavano bloccati in altri spazi e tempi. Così capimmo che, per evitare che accadesse, dovevamo guidarli fino alla conclusione di un'esistenza e risolvere tutte le questioni in sospeso, iniziando e finendo la meditazione dal Settimo Piano. Visti gli ottimi risultati, cominciammo a utilizzare le griglie di cristalli per molti scopi diversi.

Gli studenti di ThetaHealing, nel corso "World Relations", imparano a usare il lavoro sulle convinzioni per trovare le credenze negative ereditate dai loro antenati. La differenza con la griglia di cristalli è che, in questo caso, si vanno a cercare le cose *positive* che gli antenati ci hanno lasciato.

Prenditi un po' di tempo e segna su un pezzo di carta le caratteristiche positive che hai al momento. Vorresti averne di più? Quale ti piacerebbe potenziare? Vorresti essere più gentile o più attento agli altri?

Quando le persone fanno regressioni o utilizzano la griglia dei cristalli per vedere le vite passate, non è detto che l'esperienza riguardi una loro vita passata. In molti casi si tratta di una memoria genetica che appartiene a un antenato. Facciamo tutti parte di "Atanaha", di "Tutto Ciò Che È", perciò credo che, volendo, sarebbe possibile vedere e conoscere i ricordi di tutti quelli che hanno vissuto. Ma queste incarnazioni possono essere ben di più di esperienze umane del Terzo Piano. Per esempio, in un'altra incarnazione forse eri un angelo e aiutavi la gente in quella forma, che appartiene al Quinto Piano.

Quali qualità vorresti recuperare dai tuoi antenati? Per trovare empatia e amore incondizionato, devi tornare alla vita di un antenato che ne ha fatto esperienza. Puoi tornare indietro di duemila anni o anche di più, anche al tempo di Cristo. Potresti scoprire che nella tua memoria genetica ci sono cose particolari. Alcuni scoprono di essere i successori di persone straordinarie e di grandi profeti.

La griglia dei cristalli per recuperare informazioni dagli antenati

In questo tipo di meditazione con i cristalli, si usa un quarzo a forma di Stella di David. Può andar bene anche un pezzo di quarzo ialino o un opale.

In questo esercizio dovrebbero sempre esserci due persone: una che funge da guaritore, l'altra da cliente. Non farlo mai da solo. Avere un'altra persona ti farà sentire più tranquillo e avrai bisogno di una guida per essere certo di proseguire correttamente e di recuperare le informazioni giuste.

Quando utilizzi una certa griglia dei cristalli per recuperare le informazioni, dovresti sempre eliminare gli eventuali ricordi che potrebbe trattenere. Questo va fatto per evitare di confondere i ricordi della pietra con quelli che vuoi vedere. Poiché le molecole dei cristalli hanno una frequenza di vibrazione più bassa, la pulizia dura circa un'ora, poi i ricordi tornano. Vai al Settimo Piano (vedi pp. 19 e 20) e chiedi che le pietre siano ripulite da qualsiasi ricordo contengano.

Per regredire e lavorare sugli antenati, usa il tuo nome sacro: ti aiuterà ad accedere agli archivi che contengono i ricordi di tutti quelli con cui hai qualche legame di parentela.

Mentre recuperi le virtù dei tuoi antenati, potresti avere la sensazione che la vita che stai sperimentando sia la tua.

1. Il cliente si sdraia con la testa rivolta a sud, perché questa posizione gli consente di connettersi a una forte energia psichica.
2. Chi conduce la meditazione si siede dietro la testa del cliente, all'altezza della sua corona, e, se al cliente non dà fastidio essere toccato, gli appoggia dolcemente entrambe le mani sul capo. Attraverso il contatto fisico, il cliente condivide informazioni genetiche con il guaritore. Non toccare mai un cliente che non vuole: se, però, comprendi come funziona questo esercizio, il tuo tocco insegnerà al suo DNA come fare la meditazione.
3. Il cristallo di quarzo fatto a stella di David (o il cristallo di quarzo o di opale) viene collocato sul terzo occhio del cliente, al centro della fronte, e i due cristalli sferici, chiamati cristalli guida, si tengono uno per mano. Se, durante la meditazione, il cliente vuole vedere meglio quello che sta accadendo, dovrà solo far ruotare i cristalli, perché lo aiutino a mantenere la concentrazione.
4. Il guaritore fa degli inserimenti a tutti i cristalli, insegnando loro che hanno la capacità di guidare il cliente durante la meditazione, di mantenerlo in stato Theta e di tenere memoria di tutto ciò che si verifica nell'esperienza. I cristalli fungono quindi da registratori e, ogni volta che il cliente li tiene in mano, ricorderanno l'accaduto nel dettaglio.
5. Il guaritore conduce il cliente nella meditazione.

Per darti un'idea di quello che può emergere in una meditazione come questa, ti propongo un esempio.

Le qualità di un antenato

Vianna (guida il cliente nella meditazione nel seguente modo): Fai un respiro profondo e immagina che l'energia cominci a salire dalle piante dei tuoi piedi. Sale in alto, fino alla sommità della testa, e diventa una splendida sfera di luce. Di che colore è? [Chiedo il colore che la persona sta visualizzando per mettermi al suo livello energetico].

Donna: È rosa.

Vianna: Immagina di salire oltre gli strati di luce, oltre una luce dorata, attraverso una sostanza gelatinosa, fino a raggiungere una luce bianca e pulsante. Dai il comando: "Creatore di Tutto Ciò Che È, è comandato – o è richiesto – che io veda e testimoni la vita di questo antenato e che testimoni che le qualità che mi sono utili vengano riportate alla mia vita. È fatto, è fatto, è fatto."

Ora immagina di scendere al centro dello spazio-tempo, dove è visibile il continuum spazio-temporale, e di vedere una porta. Tra un attimo torneremo indietro alla vita di un antenato e visualizzerai ciò che hai chiesto. Sei pronto?

Uno, due, tre, entra dalla porta. Guardati i piedi. Sei un uomo o una donna?

Donna: *Sono un uomo.*

Vianna: Riesci a capire che anno è?

Donna: *Sento che è il 1790.*

Vianna: Dimmi il primo evento significativo della vita di questa persona.

Donna: È *venuto per mare.*

Vianna: Da dove?

Donna: *Dalla Scozia.*

Vianna: Ora vai avanti nel tempo di questa vita. È riuscito ad attraversare il mare?

Donna: *Sì.*

Vianna: E quest'uomo ha una famiglia?

Donna: *Sì.*

Vianna: E ha figli?

Donna: *Sì.*

Vianna: E li ama?

Donna: *Sì, ma ha fatto la traversata per mare per primo.*

Vianna: L'hanno raggiunto? La sua famiglia è venuta in un secondo tempo?

Donna: *Sì.*

Vianna: Quindi è l'energia che ha nei confronti della sua famiglia che stai cercando: empatia, amore incondizionato e la sensazione di lavorare bene con gli altri. Ha tutte queste caratteristiche?

Donna: *Sì.*

Vianna: È benvoluto dalla gente?

Donna: *Sì.*

Vianna: È forte?

Donna: *Sì, molto.*

Vianna: Ha un credo religioso?

Donna: *Sì. È protestante.*

Vianna: Ora voglio che tu vada avanti fino al prossimo evento significativo.

Donna: *Ha in braccio un bambino.*

Vianna: C'è nient'altro che vuoi dirmi?

Donna: *No, no, non sembra importante.*

Vianna: Allora procedi fino al prossimo evento significativo.

Donna: *Ah, il bambino, anzi la bambina, cresce. Sono diventata lei.*

Vianna: Ha le stesse caratteristiche di suo padre?

Donna: *Sì... sì.*

Vianna: Ora voglio che tu vada alla conclusione della vita sia dell'uomo sia della bambina.

Donna: *Lei si trasferisce in Australia.*

Vianna: Ora voglio che immagini di guardare la vita di lei fino alla fine e di risolvere tutte le questioni ancora aperte. Avvertimi quando hai finito. Come muore?

Donna: *Muore di vecchiaia, ma è ancora abbastanza giovane. Muore perché ha faticato molto.*

Vianna: Muore di cause naturali?

Donna: *Sì.*

Vianna: Riesci a vedere le sue difficoltà?

Donna: *Sì. Era una terra arida e dura.*

Vianna: Ora voglio che la immagini mentre sale tra le vite e risolve le sue questioni. Va alla luce di Dio?

Donna: *Resta sulla Terra per un po', perché è preoccupata per i suoi figli e per i suoi nipoti.*

Vianna: Quanto tempo le ci vuole per salire alla luce di Dio?

Donna: *Resta per trent'anni, poi se ne va.*

Vianna: Posso chiedere che tu riporti al presente tutti gli insegnamenti genetici di gentilezza, empatia, amore incondizionato e l'energia di lavorare bene gli altri? Posso chiedere che siano riportati a oggi attraverso il tuo DNA, potenziati di dieci volte?

Donna: *Sì.*

Vianna: Fai un respiro profondo. Brava. Ora voglio che tu dia il comando per cui "Queste qualità, abilità e virtù siano ora riportate al presente attraverso il mio DNA e attraverso ogni mio antenato fino a me, potenziate dieci volte; è comandato inoltre che il mio corpo le accetti pienamente e che abbiano il permesso di arrivare fino a oggi. Creatore, insegna al mio corpo che le merita. Testimonio che queste energie giungano a me attraverso tutta la mia linea genetica." Dimmi quando il processo è concluso.

Donna: È concluso.

Vianna: Ora voglio che immagini di uscire dalla porta. Vai nell'universo e torna a quella luce bianca e pulsante. Senti l'amore incondizionato attraversare tutte le cellule del tuo corpo. Bene. Ora voglio che torni qui, a questo giorno e a quest'ora. Stai partecipando a un corso di ThetaHealing, nell'Idaho. Fai un respiro profondo e apri gli occhi.

Assicurati che il cliente veda qualche evento significativo della vita del proprio antenato e che segua tutto il corso di quella esistenza fino alla morte. Assicurati inoltre che l'antenato vada nella luce. Lascia che risolva ogni questione tra le vite. Grazie alla connessione del DNA, puoi anche andare avanti e vedere la vita di uno dei suoi figli.

Poi fai in modo che il cliente, attraverso il DNA, riporti tutte le qualità di cui ha bisogno al presente. A quel punto fallo uscire di nuovo dalla porta e conducilo ancora dal Creatore. Assicurati che torni indietro sano e salvo. È probabile che, per tutto il giorno, ricordi le esperienze e l'energia della vita dell'antenato. Quest'energia sarà trasmessa anche ai suoi figli.

Puoi riportare al presente le qualità di una persona con cui non hai legami di parentela? No, ma puoi percepirle e chiedere al Creatore di inserirtele, anche se, quando le qualità arrivano per via genetica, sono percepite in maniera diversa.

Ogni volta che fai una meditazione simile con i cristalli, dovresti arrivare a un punto in cui non hai più bisogno di usarli; li applichi solo all'inizio, perché ti aiutano a mantenere uno stato Theta e trattengono tutto ciò che accade nell'esperienza.

Ecco un altro esempio.

Vianna: Quali qualità cerchi?

Uomo: *Autodisciplina ed entusiasmo.*

Vianna: Va bene, è intenzione del cliente e del guaritore recuperare queste qualità. Immagina una sfera di luce. Di che colore è?

Uomo: *Blu.*

Vianna: Sali al Settimo Piano di Esistenza e dai il comando: "Mostraci la vita dell'antenato che ha queste qualità." Attraverseremo una porta che conduce alla vita di un antenato che ha queste abilità. Uno, due, tre, entra dalla porta. Ora sei nella vita di quell'antenato. Guardati i piedi. Sei un uomo o una donna?

Uomo: *Un uomo.*

Vianna: Dove sei? Riesci a vedere che cosa indossi?

Uomo: *Sandali e pelli di pecora.*

Vianna: A quanto tempo fa risale tutto questo?

Uomo: *Tremila anni fa.*

Vianna: Guarda la vita di quest'uomo. Tocca, assapora e senti le emozioni della sua esperienza di vita. Vai al prossimo evento significativo della sua esistenza.

Uomo: *Sta prendendo parte a una specie di cerimonia.*

Vianna: Com'è? È una persona simpatica? È gentile?

Uomo: *Ha senso dell'umorismo ed è un uomo molto forte, macho.*

Vianna: È sposato?

Uomo: Sì, ha due mogli e tanti bambini.

Vianna: È felice?

Uomo: *Sì.* È una persona felice.

Vianna: Voglio che tu senta la sua fede. Com'è?

Uomo: È credente.

Vianna: Riesci a sentire l'energia della sua fede?

Uomo: *Sì. Non è fede ma conoscenza.*

Vianna: Voglio che tu vada avanti nella sua vita fino al momento della morte. Come muore?

Uomo: *Ha qualcosa a che fare con l'acqua. Lo vedo sdraiato su una grossa roccia. Muore in silenzio.*

Vianna: Voglio che tu vada oltre la sua morte e visualizzi che tutte le questioni della sua vita siano risolte. Voglio che lo immagini salire alla luce. Voglio che tu veda i suoi figli.

Posso chiedere che tu riporti al presente tutta la sua fede, la sua autodisciplina e il suo entusiasmo? Posso chiedere che queste qualità siano riportate a oggi, attraverso il tuo DNA, potenziate di dieci volte?

Uomo: *Sì.*

Vianna: Ora voglio che tu dia il comando per cui "Queste qualità, abilità e virtù siano ora riportate al presente attraverso il mio DNA e attraverso ogni mio antenato fino a me, potenziate dieci volte; è comandato inoltre che il mio corpo le accetti pienamente e che abbiano il permesso di arrivare fino a oggi. Creatore, insegna al mio corpo che le merita. Testimonia che queste energie giungano a me attraverso tutta la mia linea genetica." Dimmi quando il processo è concluso.

Uomo: È concluso.

Vianna: Esci dalla porta, torna dal Creatore di Tutto Ciò che È e apri gli occhi.

Le virtù di un antenato

Ecco un esempio di come recuperare le virtù.

Vianna: Quali virtù vorresti recuperare da uno dei tuoi antenati?

Uomo: *Proteggo gli innocenti, quindi mi piacerebbe essere coraggioso.*

Vianna: Sei già coraggioso. Venire a un corso di metafisica richiede coraggio. Anche solo attraversare i controlli doganali statunitensi richiede coraggio! Vorresti avere coraggio oppure audacia?

Uomo: *Sì, vorrei avere audacia.*

Vianna: Essere audace significa agire senza paura. Andiamo a cercare un antenato con questa virtù.

Fai un respiro profondo e immagina che l'energia cominci a salire dalle piante dei tue piedi. Sale in alto, fino alla sommità della testa e diventa una splendida sfera di luce. Di che colore è?

Uomo: *Blu.*

Vianna: Immagina di salire oltre gli strati di luce, oltre una luce dorata, attraverso una sostanza gelatinosa, fino a raggiungere una luce bianca e pulsante. Dai il comando: "Creatore di Tutto Ciò Che È, è comandato – o è richiesto – che io veda e testimoni la vita di un antenato con un'incredibile audacia nel DNA e che testimoni che le qualità che mi sono utili siano riportate alla mia vita. È fatto, è fatto, è fatto."

Ora immagina di scendere al centro dello spazio-tempo, da dove è visibile il continuum spazio-temporale, e di vedere una porta. Tra un attimo torneremo indietro alla vita di un antenato molto audace. Sei pronto?

Uno, due, tre, entra dalla porta. Guardati i piedi. Sei un uomo o una donna? In quale punto della storia sei? Sei andato indietro di molte generazioni o solo di poche?

Uomo: *Sono un uomo. Sono molte generazioni indietro e porto gli stivali.*

Vianna: Ascolta i nomi delle persone che ti chiamano. Dove vivi?

Uomo: *Quest'uomo* è un guerriero *incredibile!*

Vianna: Ha una spada?

Uomo: *Ha una bellissima spada leggera con decorazioni in oro.*

Vianna: Per che cosa combatte?

Uomo: *Per la libertà. Combatte per la libertà del suo popolo.*

Vianna: Senti l'energia di questa persona. Non è solo audace, ha anche amore per la libertà e molte altre qualità. Vai avanti nella sua vita. Come muore?

Uomo: *Muore in battaglia.*

Vianna: Ha dei figli? Trasmette questa audacia a qualcuno dei suoi figli?

Uomo: È morto per i suoi figli.

Vianna: Voglio che tu veda questa audacia nei suoi figli.

Uomo: *Sì, la vedo.*

Vianna: Dai il comando che questa audacia giunga fino a te attraverso tutte le generazioni, per essere rafforzata e potenziata in questo luogo e tempo. Sei pronto?

Uomo: *Sì.*

Vianna: Ora voglio che tu lasci questo posto. Visualizza che tutto, nella vita di quest'uomo, è già risolto e torna indietro dalla porta. Vai all'energia di luce e amore del Creatore.

Hai detto che proteggi gli innocenti, giusto? Ora voglio che torni a quella luce bianca e pulsante ed entri nelle tue cellule, per andare a una vita in cui hai imparato a proteggere gli innocenti. Dimmi quando hai finito. Dove sei?

Uomo: *Non capisco. C'è solo luce qui, solo luce.*

Vianna, alla classe: Ciò significa che ha imparato a proteggere gli innocenti prima di venire sulla Terra, quando era un essere di luce. [*All'uomo*] Ora immagina che quest'energia di protezione degli innocenti sia riportata a te da questo luogo di luce e potenziata dentro di te. Questa luce ha anche altre qualità. Quali altre qualità percepisci?

Uomo: *Non sono sicuro.*

Vianna: Questa creatura di luce sembra molto gentile. È gentile? Sei al sicuro?

Uomo: *Non riesco a contenere l'energia di questa creatura!*

Vianna: Vuoi che t'insegni che puoi contenere questa energia?

Va bene. Ora, attraverso il tuo DNA, riporta a oggi le qualità positive che avevi quando eri questa creatura di luce. Le tue cellule sono al sicuro e il tuo corpo è pieno di vita. Torna in quella luce bianca e pulsante, fai un respiro profondo e torna indietro qui, forte e al sicuro.

Come vedi, gli ho detto di tornare indietro, nella storia del suo DNA, e lui si è ritrovato a quando era una creatura di luce del Quinto Piano. Gli ho chiesto anche di capire quali qualità avesse, e la regressione l'ha portato a quand'era un'energia spirituale. Ha fatto tutto seguendo il suo DNA a ritroso. È tornato così a un suo antenato spadaccino, poi è andato nel mondo spirituale di quand'era un angelo. Non tutte le esperienze di vita sono del Terzo Piano. Alcuni di noi hanno trascorso varie esistenze al Quinto Piano come esseri di luce.

SCIAMANESIMO

Come ho accennato prima, alcuni guaritori intuitivi si fanno aiutare nel loro lavoro dagli spiriti e dalle anime degli antenati del Quarto Piano. Sono noti come sciamani. Lo sciamanesimo è una delle più antiche professioni della storia dell'umanità. Le tradizioni sciamaniche esistono fin dalla preistoria; a un certo punto ogni cultura elabora una qualche forma di pratica sciamanica. Gli sciamani sono stati i primi a fare esperimenti per influenzare l'energia spirituale, e le loro pratiche hanno anticipato molte tecniche che utilizziamo oggi. È probabile che lo sciamanesimo sia il predecessore della religione, per non parlare del pensiero religioso. Con l'andare del tempo, le religioni moderne, la scienza e le pratiche sociali hanno sostituito molte di queste antiche tradizioni.

Si dice che gli sciamani attraversino l'Axis Mundi, ossia l'asse cosmico che collega Cielo e Terra. Guariscono le persone o danno loro erbe seguendo il sapere degli antenati. In questo modo creano un'equazione tra il Secondo, il Terzo e il Quarto Piano.

Agli sciamani sono inoltre attribuite le capacità di entrare in comunicazione con gli spiriti degli animali, di cambiare il tempo, d'interpretare i sogni, di fare viaggi e proiezioni astrali e di spostarsi nei mondi al di sopra e al di sotto del nostro, per comunicare con le energie spirituali. Nella sua forma tradizionale, lo sciamanesimo comprende il recupero dei frammenti d'anima, la capacità di mutare forma per parlare agli spiriti e richiamare o "estrarre" la malattia, riversandola nello sciamano stesso o in un'altra forma di vita, come un albero o la Terra. Lo sciamanesimo è una pratica dualistica, nel senso che chi la esercita può scegliere se usarla per il bene o per scopi malvagi.

Alcuni guaritori hanno l'istinto dello sciamano e cercano di risolvere i problemi delle altre persone, facendosene carico. Questa tendenza può venire da una memoria genetica, ma può anche essere che, nel percorso di sviluppo dell'intuizione, si crei una connessione naturale con l'energia sciamanica.

Poiché tutte le esperienze sono importanti per l'anima, questa tendenza non scompare completamente con il lavoro sulle convinzioni. Per esempio, se un bambino piccolo prova dolore, è probabile che l'anima cercherà di aiutarlo in tutti i modi possibili. Così, è meglio fare un inserimento, insegnando come mandare il dolore alla luce di Dio. Occorre pronunciare queste parole:

Se prendo su di me le malattie, le convinzioni o il dolore di qualcuno, questi vengono automaticamente trasformati e mandati alla luce di Dio.

Spiriti guida e animali totem

Nei tempi antichi vivevamo a stretto contatto con gli animali selvatici e veneravamo ogni specie. I popoli antichi di tutto il mondo avevano sistemi di credenze costruiti intorno a un pantheon di animali. La mitologia egizia è cominciata in questo modo, così come i sistemi di convinzione di alcune tribù indiane. Con l'andar del tempo, gli dei e le dee hanno cominciato a prendere sembianze umane, anche se in alcune culture gli dei conservano caratteristiche sia umane sia animali. Il dio celtico Cernunnos e quello indiano Ganesh ne sono buoni esempi. Nella mitologia greca era comune la fusione tra elemento umano e ferino, come si vede nel centauro (metà cavallo e metà uomo) e nella figura di Medusa, che aveva serpenti per capelli. In alcuni personaggi si combinavano più animali, come nella Chimera.

Uno dei più antichi esempi di questa fusione con gli animali è dato dalle raffigurazioni parietali delle grotte di Lascaux, in Francia. In un disegno troviamo una figura che indossa la pelle di un animale e un copricapo di corna. Il disegno ricorda stranamente la rappresentazione di Cernunnos eseguita su un antico calderone trovato in Danimarca. L'aspetto interessante è che i due disegni sono stati dipinti a ventimila anni di distanza l'uno dall'altro!

Nel mondo antico si eseguivano rituali in cui uomini e donne cercavano un "totem" o uno spirito guida animale. Questa guida era considerata una fonte di forza e saggezza. L'individuo tentava di acquisire le qualità del proprio animale guida, in modo da beneficiare della sua forza e del suo sapere. Gli sciamani usavano l'energia spirituale dell'animale totem per accrescere le proprie capacità in ogni ambito, da quelle profetiche a quelle curative, alla capacità di legare a sé un amante a vincere una battaglia.

Gli animali totem includevano anche creature mitologiche, come draghi, unicorni e come l'uccello del tuono dei nativi americani, cui erano attribuiti poteri magici.

La saggezza e il potere di un animale totem può ancora essere invocata nel momento del bisogno. Il proprio animale guida si trova attraverso la meditazione, la preghiera e i cerimoniali con i tamburi. Durante questi riti la persona accoglie in sé l'essenza dell'animale.

Alcuni nativi americani credono che tutti abbiano almeno un animale guida. Secondo alcune tribù, ne abbiamo da sette a nove. Alcune tribù ritengono inoltre che tutti gli animali abbiano uno scopo e che, con la loro presenza fisica e spirituale, ci comunichino alcuni insegnamenti. Nella mia esperienza, gli animali selvatici inviano messaggi spirituali in forma fisica. Per inviarti un messaggio, fanno cioè qualcosa che va fuori dall'ordinario.

Mutare forma

Le pratiche sciamaniche di tutto il mondo comprendono la capacità di mutare forma, in cui lo sciamano trasforma il proprio corpo in quello di un animale o manda la propria coscienza nel corpo di un animale.

La trasformazione fisica è nota nella nazione Navajo e in alcune culture native del Messico e dell'America del Sud.

Nella seconda modalità, ossia mediante l'invio della coscienza spirituale nel corpo di un animale, lo sciamano o il guaritore si sintonizza con l'animale attraverso l'energia collettiva della specie. La maggior parte degli animali ha un'anima individuale, ma è possibile entrare in contatto anche con l'inconscio collettivo di una specie per trarne degli insegnamenti. Si può inviare la propria coscienza in un animale selvatico e coabitare con lui per un po'. Lo spirito dell'animale non viene mandato via; si tratta di un'esperienza condivisa tra animale e persona.

I mutaforma esistono davvero? Ma certo! Perché lo dico? Perché credo che sia possibile mandare la nostra coscienza negli animali e vedere attraverso i loro occhi. Io l'ho fatto con due lupi e ho visto attraverso i loro occhi mentre erano a caccia. Sono convinta che esistano anche persone in grado di cambiare il proprio aspetto e di vivere dell'energia degli altri, il che potrebbe spiegare da dove vengono le leggende sui vampiri.

Puoi mutare forma spiritualmente in un animale usando i cristalli. Quando lo fai, di' sempre: "Accetto di farlo nel modo del Creatore, seguendo il bene."

MUTARE FORMA SPIRITUALMENTE

In questo esercizio due persone lavorano insieme. Uno è il guaritore, l'altro il cliente. Ci vogliono sempre due persone! Non fare mai questo esercizio da solo. Con un'altra persona, ti sentirai più sicuro e guidato nel processo.

Questa è una meditazione con i cristalli, in cui servono un cristallo di quarzo, che va posizionato sul terzo occhio, e due cristalli sferici, chiamati "cristalli guida", da tenere uno per mano.

1. Usa la meditazione per il Settimo Piano (vedi pp. 19 e 20) per ripulire i cristalli da qualsiasi ricordo possano contenere.
2. La persona che conduce la meditazione fa degli inserimenti a tutti i cristalli, insegnando loro che hanno la capacità di guidare il cliente durante la meditazione, di mantenerlo in stato Theta e di tenere in memoria di tutto ciò che si verifica nell'esperienza con l'animale.
3. Il cliente si sdraia con la testa rivolta a sud, perché questa posizione gli consente di connettersi a una forte energia psichica.
4. Chi conduce la meditazione si siede dietro la testa del cliente, all'altezza della sua corona, e gli appoggia dolcemente entrambe le mani sul capo.

5. Chi conduce guida il cliente nella seguente meditazione: "Ora muteremo forma spiritualmente, trasformandoci in un'aquila [o in un altro animale di tua scelta]. Centrati nel cuore, fai un bel respiro e immagina l'energia che, dalle piante dei tuoi piedi, sale verso l'alto, nel corpo, attraverso tutti i chakra. Ora esci dal chakra della corona e proietta la tua coscienza in alto, oltre le stelle e verso l'universo. Immagina di salire oltre l'universo, oltre gli strati di luce, oltre la luce dorata, oltre la sostanza spessa e gelatinosa, fino ad arrivare a una luce bianca e pulsante.

Dai il comando al Creatore di Tutto Ciò che È: 'È comandato [o richiesto] che io mi tramuti in un'aquila. È fatto, è fatto, è fatto.'

Ora immagina di discendere al centro dello spazio-tempo e di vedere una porta.

Uno, due, tre, entra dalla porta. Guardati intorno e trova l'animale. Poi, prendi un altro respiro profondo. Ora sei nello spazio dell'animale. Come ti senti? Che cosa si prova a essere un'aquila, a librarsi nel cielo e a vedere con i suoi occhi? Senti il battito del suo cuore, la sua forza e il suo vigore. Fai esperienza di queste sensazioni per un po'. Che cosa vedi?

Sei pronto a tornare indietro?

Ora visualizzati mentre esci dalla porta.

Entra nell'universo e torna a quella luce bianca e pulsante del Settimo Piano. Senti l'amore incondizionato che attraversa ogni cellula del tuo corpo.

Torna in questo tempo e in questo luogo, fai un respiro profondo e apri gli occhi."

Questa connessione con l'animale ti farà percepire chiaramente la sua salute, la sua forza e la sua essenza spirituale.

L'universo ti parla di continuo. Il tuo animale guida comparirà spesso nella tua vita o nei tuoi sogni per mostrarti la strada.

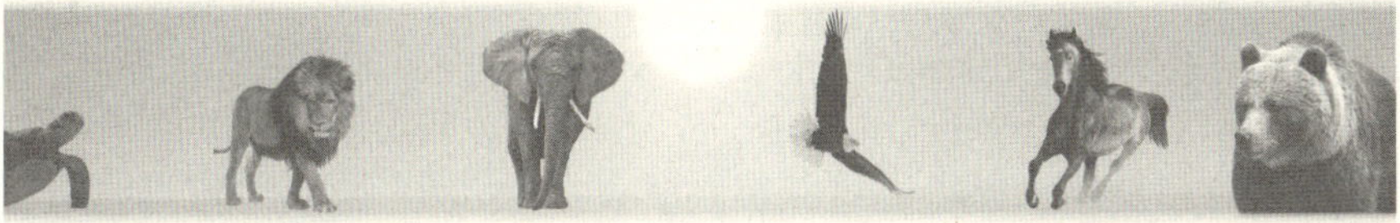

6
IL TERZO PIANO DI ESISTENZA

Il Terzo Piano di Esistenza è quello in cui gli esseri umani e gli animali coesistono nella sinfonia della vita. Gli elementi dei sette piani – minerali, fotosintesi, energia spirituale ed energia fisica – si riuniscono per fare di noi ciò che siamo. Questo è il piano delle molecole a base proteica, delle strutture a base di carbonio e delle catene di aminoacidi. La vita qui è basata su questi composti organici.

Il Terzo Piano è quello in cui impariamo a controllare il nostro corpo, i nostri pensieri e le nostre emozioni. È anche il piano dei sogni, delle idee e delle decisioni. Le creature complesse del Terzo Piano, come gli umani e gli animali, hanno capacità di immaginazione e grandi doti nella risoluzione dei problemi. Spesso noi umani pensiamo di essere più evoluti delle creature di primo e di Secondo Piano e degli animali con cui coabitiamo qui. Forse è perché abbiamo un ego ben sviluppato, un istinto che ci è stato dato per aiutarci a sopravvivere e a raggiungere i nostri obiettivi. Poiché il Pianeta è pieno di persone egocentriche, occorre controllare questo aspetto di noi stessi.

È su questo piano che dobbiamo affrontare la sfida di governare le emozioni, i desideri istintivi e le passioni. Sarà la nostra capacità di trovare un equilibrio tra le emozioni a determinare come riusciremo ad accedere agli altri piani e a muoverci liberamente tra loro per creare salute e benessere.

Nel plasmare la nostra stessa realtà, abbiamo formato le illusioni dei programmi, delle forme pensiero e della coscienza collettiva che mantiene i nostri pensieri legati a questo piano. Questo può comportare che alcune delle nostre capacità mentali e spirituali siano bloccate. I sistemi di convinzioni negative c'impediscono di conoscere le nostre vere abilità. Per spezzare le catene che ci tengono prigionieri, dobbiamo concentrarci sulla gioia di vivere invece che sulla paura, sul risentimento e sull'odio.

Occorre inoltre affrontare la sfida di essere in un corpo umano in un mondo fisico. Il nostro corpo fisico è il riflesso della totalità delle nostre convinzioni. Tutto ciò che accade nella nostra vita, accade anche nel corpo. Il nostro aspetto e le nostre emozioni costituiscono l'identità percepita che si crea nell'illusione del Terzo Piano. Troppe convinzioni negative – o positive, ma che ne fanno emergere altre negative – causano una frattura energetica nella scintilla del Tutto Ciò Che È che fa parte di noi. Perché ci accorgessimo di queste fratture energetiche, il Creatore ci ha dato le malattie. Per superare la malattia, dobbiamo cambiare convinzioni.

Per manifestare il cambiamento, dobbiamo liberarci della nostra limitata consapevolezza da Terzo Piano. È importante creare una coscienza cosmica e capire che siamo più di un corpo fisico in un mondo fisico. Uno dei motivi per cui, nella meditazione per il Settimo Piano, saliamo così in fretta attraverso i Piani di Esistenza, è perché in questo modo non veniamo influenzati dalle convinzioni negative che ci fanno credere di essere in un corpo fisico, sulla Terra fisica o in un universo fisico che attraversiamo quando siamo in stato Theta. Così evitiamo i pensieri pesanti che sono su questo piano, oltre i confini della Terra e nel corpo fisico.

Creiamo la nostra vita con le nostre paure, i dubbi, le incredulità, il risentimento e la rabbia, oltre che con i sentimenti e le emozioni positive, che diventano virtù. Finché siamo su questo piano, la nostra sfida è superare le emozioni negative sostituendole con quelle positive, non solo per avere salute, felicità e gioia, ma anche per ascendere ai reami dell'illuminazione.

Poiché il Terzo Piano di Esistenza è la scuola delle energie di Quinto Piano, siamo di natura divina ed è facile insegnarci e ricordarci come utilizzare un'essenza di Settimo Piano. Per ottenere il diploma del Terzo Piano di Esistenza, uno studente umano deve imparare questo. I maestri del Quinto Piano sono venuti qui per aiutare i loro figli o allievi del Terzo

Piano a tornare al Quinto, ma devono riacquisire la conoscenza delle virtù.

FIGLI DEL QUINTO PIANO

Possiamo anche pensare di essere fisicamente al Terzo Piano, ma in effetti esistiamo su tutti i piani. In realtà, come ho spiegato prima, siamo i figli del Quinto Piano.

Sembra che ci ricordiamo di questa condizione anche in modo conscio. Ecco perché molte persone credono di essere "figli di Dio": al Quinto Piano abbiamo infatti un padre e una madre celesti. Questi genitori spirituali, che sono gran maestri del Quinto Piano, c'incoraggiano e ci offrono compassione e sostegno.

Per incontrare i propri genitori spirituali, è meglio passare attraverso il Creatore di Tutto Ciò Che È, perché, una volta che sarai stato purificato dall'essenza del Settimo Piano, riuscirai a comunicare meglio con loro. Ti daranno consigli per diventare un maestro tu stesso.

Se hai spesso la sensazione di non appartenere alla Terra, che sia troppo dura e che le persone siano troppo crudeli, se senti un'incredibile nostalgia di casa e ti manca la tua famiglia spirituale, è possibile che tu sia un maestro illuminato del Quinto Piano. Ricorda che questi maestri sono venuti per aiutare i loro figli sul Terzo Piano a tornare a casa al Quinto. Se sei certo di possedere incredibili qualità e di avere una forte sintonia con il Creatore, potresti essere un maestro che si sta risvegliando per aiutare la Terra.

Che tu sia un maestro illuminato oppure un figlio dai maestri, stai imparando tramite l'acquisizione di virtù positive.

IL DIVINO CORPO UMANO

Tutto ciò che esiste ha una natura divina, e questo include il corpo umano, che è lo strumento attraverso cui il nostro spirito fa esperienza di questo piano. Le sue cellule lavorano instancabilmente per consentirci di sperimentare la vita. I nostri polmoni ridono e festeggiano ogni volta che facciamo un respiro. Il nostro fegato e gli altri organi cantano gli uni per gli altri. Smettiamo di percepire questo tripudio? Ci dimentichiamo di essere qui per respirare, ridere, vivere in questo parco meraviglioso. Dovremmo ricordare a noi stessi che questo è uno splendido Piano di Esistenza. Siamo qui, però, per apprendere come creature spirituali e alcuni di noi imparano ancora tramite il dolore e la sofferenza. Imparare nella gioia, senza creare sofferenza, è una delle nostre sfide spirituali su questo piano.

Anche se siamo tutti connessi al Creatore, spesso non riusciamo a vedere il legame. Tutto ciò che mangiamo e di cui facciamo esperienza qui sulla Terra è strutturato per mantenerci nel corpo fisico. Poiché il nostro spirito raggiunge la maturità in questo corpo umano, la Terra diventa la nostra culla. Al nostro spirito piace stare in questa culla e, se ci capita di trascorrere parecchi giorni di fila senza pensieri di rabbia, cominciando così a creare una connessione spirituale, iniziamo a pensare: *Che cosa mi succederà se divento illuminato? Cambierò? Evolverò? Morirò?* O, ancora peggio: *Rimarrò da solo? I miei amici e i miei parenti cambieranno con me?* Non appena arrivano queste preoccupazioni, veniamo a "salvare" noi stessi dall'illuminazione spirituale.

Poiché siamo creature spirituali collocate nei confini a volte restrittivi del corpo fisico, ci ritroviamo ad affrontare il compito di superare queste restrizioni illusorie e di assumerci la responsabilità del nostro corpo umano e di tutti i suoi sistemi, compresi quelli di natura spirituale. Questa è la nostra sfida: superare le illusorie restrizioni che percepiamo per prosperare nel corpo umano, cambiando così il nostro modo di sentire l'esistenza al suo interno.

Se considerassimo sacri i processi del corpo umano, ci muoveremmo in un miracolo della bioingegneria di Dio. Nell'universo non ci sarebbero errori e tutte le funzioni corporali avrebbero uno scopo divino. Non ci sarebbe alcuna separazione tra il fisico e lo spirituale. La nostra sfida è cominciare a pensarla in questo modo.

Integrazione tra corpo e spirito

Come abbiamo visto prima, per raggiungere un corpo umano, uno spirito multidimensionale attraversa un portale. Quando lo spermatozoo feconda l'uovo nell'utero, c'è un lampo di luce che corrisponde al concepimento. In quel momento si forma un portale spirituale che unisce il Terzo Piano a una dimensione che può essere di Quarto o di Quinto

Piano. Il portale è costituito da pura intelligenza (pensiero), che porta l'anima nel feto appena formato.

Se la vibrazione dello spirito di Quinto Piano che entra nel bambino è troppo alta, è possibile che ci sia un aborto o che il piccolo diventi debole fisicamente. Può essere anche che la frequenza sia troppo alta per la madre.

Se il bambino sopravvive a questa unione di energie di Terzo e di Quinto Piano, può però accadere che sia spesso malato a causa della fusione tra due vibrazioni molto differenti. Questo succede, a volte, quando un maestro illuminato entra in un corpo umano ed è anche il motivo per cui le persone con doti d'intuizione, da piccole, sono spesso malate. Per un maestro illuminato, funzionare in un corpo umano senza distruggerlo può essere difficile.

I bambini con fresche energie spirituali hanno bisogno di un po' di tempo per abituarsi al corpo umano, ma è comunque un'esperienza incredibilmente magica per loro. Anche da piccola avevo la consapevolezza che la nostra forma fisica fosse solo una minima parte di noi. Sapevo che stavo solo indossando la mia pelle e che ero molto di più del mio corpo. Quando avevo circa sette anni, il figlio dei nostri vicini scappava dalla finestra della cantina e gironzolava nudo nel nostro cortile. Le volte in cui mia madre lo vedeva, giudicava i suoi genitori, dicendo che non avrebbero dovuto permettere al bambino di andare in giro nudo come mamma l'aveva fatto. Io non riuscivo a vedere dove fosse il problema. Dopotutto il bambino indossava ancora la propria pelle, e il suo spirito era ancora nel corpo. Mi rendevo conto che la mia permanenza nel corpo umano era solo temporanea e che la mia esistenza comprendeva molto di più.

L'integrazione corpo-spirito è importante. Può infatti garantire l'accordo tra le frequenze dello spirito di Quinto Piano e quelle del corpo di Terzo, senza sacrificare alcuna abilità. Si può facilitare questo processo eliminando la negatività dal corpo con il lavoro sulle convinzioni.

Credo che i bambini piccoli siano consapevoli di tutte le emozioni che li circondano. In passato gli scienziati credevano che i neonati non vedessero fino al primo mese di età, ma le madri hanno sempre saputo che i loro figli riuscivano a vederle fin dall'inizio. Ora la scienza sta ritrattando le proprie convinzioni. Ecco perché la chiamano scienza. Uno scienziato è un ricercatore della verità sul mondo fisico con il diritto di cambiare idea! Cercatori di verità concrete e percepibili che... ops, si sbagliano! Ma, tutto considerato, la scienza è stata una cosa buona perché ha incoraggiato lo sviluppo intellettuale.

Tutti noi abbiamo raggiunto questo piano attraverso un portale spirituale. Molti figli di maestri, però, hanno dimenticato chi erano prima di giungere qui e devono essere risvegliati. I maestri incarnati su questo piano sono, invece, in grado di risvegliare naturalmente le proprie capacità. La loro missione divina consiste nel portare la consapevolezza di Quinto Piano in questo Piano di Esistenza. Ecco perché è così importante integrare lo spirito e il corpo attraverso il sé superiore.

COSCIENZA DIVINA: IL SÉ SUPERIORE

Il sé superiore è l'essenza spirituale più elevata ed è presente in tutte le creature viventi. È la connessione divina al subconscio. Ci aiuta a diventare consapevoli delle nostre qualità divine e ci offre consigli per cambiare alcune nostre caratteristiche indesiderate. Per alcuni è anche uno strumento per comunicare intuitivamente con gli animali, con i bambini piccoli e con chi è privo di sensi o in coma.

Il sé superiore ha una conoscenza approfondita del funzionamento dell'anima. Ha infatti una grande sintonia con quella dimensione microcosmica del nostro spazio in cui risiede la parte più ampia del nostro spirito. Conosce anche la nostra missione spirituale. È la connessione al sé-Dio che si sta sviluppando in tutti noi e che possiede molto del nostro sé di Quinto Piano. Questa energia spirituale è molto potente ed è fondamentale mandare la coscienza oltre i propri confini, per liberarci dai sistemi di convinzione che potrebbero interferire nella nostra comunicazione con il Creatore.

Tuttavia, anche se il sé superiore è più saggio dell'ego mentale e fisico, non è comunque privo di un proprio ego e ha opinioni sue, che potrebbero non coincidere sempre con il nostro bene supremo. Per questo motivo dovresti sempre andare al Settimo Piano, dal Creatore di Tutto Ciò Che È, che ha la comprensione totale su tutto. È qui che si trova la verità più alta.

Parlare al tuo sé superiore

Nella visione psichica, il sé superiore ha l'aspetto di un'essenza regale situata appena fuori dal corpo e connessa all'energia pulsante dell'anima tra il chakra della corona e la sommità della testa. È in diretta sintonia con l'anima attraverso un canale eterico che collega l'anima al Settimo Piano di Esistenza. Il sé superiore è quindi fuori dal corpo umano, ma ancora all'interno dell'aura, ossia quella bolla di energia che circonda il corpo e sporge di poco meno di un metro ai lati e di quasi due metri sopra la testa. Quando si fanno le letture, è importante oltrepassare l'aura, perché può essere facile confondere il sé superiore e l'energia di Tutto Ciò Che È.

Quando faccio le letture su me stessa, mi accerto di aver mandato la mia coscienza fuori dal mio spazio, fino al Settimo Piano, dove resto per un secondo, prima di tornare a guardare il mio corpo. In questo modo guardo dalla prospettiva del Creatore e non da quella del mio sé superiore. Poi chiedo al Creatore che cosa devo fare con il mio corpo. Opero allo stesso modo quando lavoro sugli altri: esco dal mio spazio, così da poter fare guarigioni dal Settimo Piano, quello del Creatore. Se, uscendo dal corpo, arrivassi solo al mio sé superiore, le mie percezioni sarebbero divine solo per quel tanto che il sé superiore riesce a garantirlo.

Chiediti questo: comprendi la differenza tra parlare al tuo sé superiore e parlare con il Creatore? Anche se il sé superiore è un aspetto più elevato di te, non è onnipresente come il Creatore. Il Creatore non ha ego ed è la verità perfetta.

Parlare al sé superiore

Questo esercizio è pensato per insegnarti la differenza tra parlare al tuo sé superiore (o al sé superiore di un cliente) e al Creatore di Tutto Ciò Che È.

1. Sali al Settimo Piano (vedi pp. 19 e 20) e dai il comando: "Creatore di Tutto Ciò Che È, è comandato che io parli con il sé superiore di [nome dell'individuo]. Grazie. È fatto, è fatto, è fatto."

2. Entra nel loro chakra del cuore. Esci dal chakra della corona e sali verso l'alto, finché non incontri il sé superiore.
3. Parla con il sé superiore e riferisci quello che hai sentito.
4. Risciacquati con l'energia del Settimo Piano e resta connesso.

Ho insegnato a migliaia di studenti e, in genere, riesco a capire se qualcuno sta facendo una lettura dal suo sé superiore o dal Creatore. Me lo dice l'energia del suo tono di voce. Quando comincia a innervosirsi, è probabile che l'informazione arrivi dal sé superiore invece che dal Creatore. Capita perché chi fa la lettura non riesce a mantenere lo stato Theta e ha bisogno di usare il raziocinio.

Quando gli si pone una domanda, è probabile che il suo sé superiore si connetta all'inconscio collettivo o esprima la propria opinione prima di chiedere al Creatore, sempre che non gli s'insegni a fare altrimenti. Per esempio, se dovessi salire dal mio sé superiore a chiedere chi sarà il futuro presidente degli Stati Uniti, mi direbbe: "Questo mondo è corrotto, il governo è corrotto e tu non hai voce in capitolo su chi vincerà, quindi perché me lo chiedi?". Ma se sali da Tutto Ciò Che È, ti sarà detta la verità assoluta.

Quando domandai al Creatore chi, tra George Bush e Al Gore, avrebbe vinto le elezioni del 2000, la risposta fu: "Vianna, concentrati sulla tua vita. Guarda bene dove sei. Ama chi ti circonda, fai la differenza e lavora su *te stessa*. Facendo questo, riuscirai ad aiutare gli altri."

"Va bene, Creatore, ma chi vincerà le elezioni?".

"Vianna, stai concentrata su te stessa. Non ha davvero importanza chi vince. Non ci sarà un vincitore chiaro e non si saprà niente per settimane. In ogni caso non sarà chi ha vinto il voto popolare."

Il Creatore aveva ragione. Il ricalcolo andò avanti per settimane.

Per insegnare al sé superiore a connettersi al Creatore, si deve salire consciamente al Settimo Piano, tutti i giorni. In questo modo la mente inconscia impara a vivere la vita con la divina energia del Creatore.

Il lavoro sulle convinzioni e il sé superiore

Quando cominci a cambiare le tue convinzioni, fai entrare nel corpo aspetti della parte più elevata di te. Più virtù acquisisci, più il tuo sé superiore entra nello spazio che occupi. Invece, se sei sempre arrabbiato e pieno di risentimento, il tuo sé superiore resta lontano. Persone come il Dalai Lama, per esempio, hanno molti aspetti del sé superiore all'interno del proprio spazio.

L'unica maniera per permettere al sé superiore di stare nel corpo umano, comunque, è quella di eliminare le convinzioni negative. Facendolo, si diventa più sani, forti e simili al proprio sé-Dio. Quando inizi a espanderti psichicamente, è di fondamentale importanza che cambi le tue convinzioni negative per mantenere il tuo corpo allo stesso livello di vibrazione dello spirito.

È difficile mantenere la vibrazione del sé superiore nel corpo, perché questa lo svuota di energia fisica. Per evitarlo, sali più spesso dal Creatore e riequilibrerai il corpo.

INTEGRARE IL SÉ SUPERIORE NEL CORPO

Virtù richieste: affidabilità, disponibilità, gentilezza, lealtà, nobiltà, onestà.

Integrare il sé superiore nel corpo può aiutare l'essenza spirituale a comprendere l'essenza fisica, così che entrambe possano lavorare in accordo per raggiungere obiettivi comuni.

Più convinzioni negative elimini, più corpo e sé superiore saranno integrati e più la tua salute migliorerà.

1. Sali al Settimo Piano (vedi pp. 19 e 20) e dai il comando: "Creatore di Tutto Ciò Che È, è comandato [o richiesto] che il mio sé superiore sia integrato il più possibile nel mio corpo fisico, rendendolo più forte. Portalo nel mio spazio ora. Grazie. È fatto, è fatto, è fatto."
2. Testimonia che il tuo sé superiore entri nel tuo corpo passando dal chakra della corona e si integri a livello cellulare con un'incredibile

energia d'amore, gentilezza e forza. Lascia entrare il sé superiore solo quel tanto che basta per rafforzare il corpo.

3. Quando decidi di interrompere il contatto, risciacquati con l'energia del Settimo e resta connesso.

Il sé superiore è sensibile alle tue esperienze, ma indifferente al fatto che siano positive o negative perché, dopotutto, non è materiale. Dalla prospettiva dell'anima, esperienze positive e negative ti permettono di crescere e d'imparare con la stessa facilità. Al livello del sé spirituale, se abbiamo imparato qualcosa da un'esperienza, ne abbiamo comunque avuto un beneficio. Il trucco è renderla un'esperienza positiva. Dal Settimo Piano puoi creare qualsiasi esperienza tu voglia su questa Terra.

La missione divina del sé superiore

Una delle funzioni del sé superiore è acquisire virtù, in modo che l'anima possa imparare, espandersi e crescere. È utile parlare al sé superiore per capire di quali virtù ha bisogno.

Vianna: Ho il permesso di parlare con il tuo sé superiore, per sapere quali virtù ha bisogno d'imparare?

Rose: *Sì.*

Vianna: Quando mi sono connessa al tuo sé superiore, mi è stata consegnata una lista in corsivo, scritta in rosso e in nero. Il primo punto era: *Servizio*, mentre il secondo era *Imparare ad amare e a farti amare completamente da qualcuno*.

Scritto in nero c'era invece: "Hai già imparato a essere umile e coraggiosa. Due settimane fa hai imparato ad apprezzare tutte le cose buone che hai fatto nella vita."

Rose, il tuo sé superiore dice che ti arrabbi con le persone stupide, ma stai imparando ad avere pazienza con questo Pianeta e soprattutto con te stessa. Queste sono le questioni più importanti su cui stai lavorando al momento.

Quali virtù ha bisogno di acquisire il tuo sé superiore?

Scopri la missione divina del tuo sé superiore

Il nostro sé superiore ha una propria missione divina e sa quali virtù deve imparare e quali ha già acquisito.

1. Mettiti in coppia con un'altra persona e andate a parlare con i vostri sé superiori, per scoprire le virtù che stanno imparando e quelle che devono ancora apprendere.

2. Poi vai al Settimo Piano per avere la prospettiva del Creatore e per vedere quali inserimenti ti occorrono.

Questo processo dovrebbe richiedere circa cinque minuti.

ISTINTI DI TERZO PIANO

Istinti animali

Tutti gli animali di questo Pianeta sono dotati di quel tipo d'intelligenza che chiamiamo "istinto". Per qualche motivo, noi esseri umani pensiamo che l'istinto sia una forma d'intelligenza inferiore rispetto ai messaggi che il corpo invia consciamente al cervello. Quello che molti non sanno è che invece l'istinto governa la nostra vita più di quanto ci accorgiamo.

Il trucco è diventare consapevoli dei nostri istinti per utilizzarli a nostro vantaggio. Ecco uno dei motivi per cui, come ho spiegato nel mio primo libro *ThetaHealing*, impariamo a fare una scansione del nostro corpo. Questa lettura ci fornisce informazioni dirette su che cosa accade nel corpo. Chi lo sa… magari imparando a conoscere intuitivamente il tuo corpo, potresti anche salvarti la vita.

Noi umani abbiamo gli stessi istinti degli animali, anche se latenti o dimenticati. Per esempio, i poliziotti dicono cose come "me lo sentivo", oppure "ero sicuro che avesse una pistola, lo sentivo". Questo va bene, ma si fa il salto vero e proprio quando si dice: "Ho avuto una visione e ho sentito che aveva una pistola."

Il significato è il medesimo, ma per molti le parole "visione", "sensitivo" e "sentire" hanno connotazioni negative. Questo atteggiamento ci rende ciechi alle capacità psichiche dell'istinto umano e potrebbe anche essere il motivo per cui non lo notiamo nemmeno negli animali.

Ogni specie animale ha sviluppato sensi psichici per sopravvivere, e noi abbiamo fatto lo stesso. Quando una donna prende in braccio suo figlio per la prima volta, per esempio, s'instaura un'immediata comunicazione non verbale. Poi il corpo della donna produce il latte e gli anticorpi per soddisfare i bisogni mutevoli del bambino. Per me quest'intelligenza spontanea del corpo umano supera il pensiero razionale. In alcune situazioni, dove è in gioco la sopravvivenza, infatti, il pensiero razionale è inutile.

Ma ci sono altri modi in cui il corpo umano comunica con le altre persone senza che la mente conscia lo sappia: per esempio, nel processo di rilascio dei feromoni.

Attrazione animale

I feromoni sono sostanze chimiche che emettiamo con il sudore o con altri fluidi corporei, per inviare messaggi. Quasi tutti cambiamo automaticamente l'odore che emaniamo quando siamo attratti sessualmente da qualcuno, nella speranza di conquistarlo con il nostro "profumo". Ma l'incredibile è che, in molti casi, queste reazioni avvengono senza che ne siamo consapevoli. Ciò significa che possiamo essere attratti dal solo odore di un'altra persona e, da quest'odore, decodificare in modo istintivo i messaggi del suo DNA!

Alcuni scienziati pensano che, nell'attrazione, conti più l'odore dell'aspetto fisico. Ciò significa che a sedurci è un'interpretazione *inconscia* dell'energia di qualcuno. Ma se diventassimo *consci* del profumo che percepiamo, riusciremmo ad avere una comprensione profonda di quella persona. Potremmo capire se ha una malattia o un difetto genetico, o se è mentalmente instabile. Se avessimo la stessa capacità di percezione dei cani, riusciremmo a identificare fisicamente queste diverse secrezioni.

Che cos'è il senso dell'odorato? Quando annusi qualcuno, percepisci particelle, atomi. Il DNA stesso fluttua verso il tuo naso, stimolandoti in modo da creare una risposta istintiva. Essendoci uno scambio d'informazioni, si tratta di una forma di comunicazione. Quando il corpo accede a queste informazioni, riesce a farsi un'idea piuttosto precisa del grado di compatibilità sessuale oppure capisce se avete abbastanza aspetti in comune per andare d'accordo. Questo può essere uno dei motivi per cui sei attratto da una particolare tipologia di persone: il tuo DNA decodifica il messaggio chimico del loro odore alla ricerca di una compatibilità su tutti i livelli, mentale, spirituale, emozionale e fisico.

Credo che nel processo di procreazione sia impiegato il miglior materiale genetico disponibile. Ciò significa che, nella fusione del materiale genetico, vengono trasmesse certe caratteristiche fisiche ed emotive, in modo che ciò vada a beneficio dell'intera umanità.

Alcune persone con cui ho parlato mi hanno raccontato che non sono attratte dal corpo di un'altra, ma da un'essenza impercettibile che non riescono a spiegare. Penso che alcuni siano attratti da una vibrazione leggermente più elevata della propria. Questo supera l'attrazione olfattiva e rientra nel campo dell'attrazione spirituale.

Se incontri qualcuno da cui sei attratto, metti in atto un cambiamento su tutti i livelli, dall'odore al comportamento. Ti sei mai chiesto come facciano le persone sposate a capire che il coniuge è interessato a qualcun altro? Perché odore e comportamento si modificano. Tutto accade a livello genetico. Le donne, tutt'a un tratto, diventano più carine, perché agli uomini piacciono le belle donne. I maschi, invece, iniziano subito ad aumentare la produzione di seme, per sconfiggere il seme del rivale. L'intero processo avviene a livello istintivo.

Il sistema nervoso autonomo

Il sistema nervoso autonomo rappresenta un altro buon esempio di reazione istintiva del corpo. Si tratta di un sistema di fibre nervose che regola l'iride dell'occhio e la muscolatura liscia del cuore, il sistema venoso, le ghiandole, i polmoni, lo stomaco, il colon, la cistifellea e gli altri visceri, tutto senza l'intervento conscio dei centri nervosi del cervello. Poiché, però, esso è legato agli altri apparati del corpo, il sistema autonomo è influenzato dalle emozioni; per esempio, la rabbia può far aumentare il battito cardiaco, la paura chiudere lo stomaco e l'appagamento abbassare la pressione. Dove ha imparato a fare tutto questo?

Secondo i ricercatori, la mente e il corpo fisico generano un campo di energia elettromagnetica. Sappiamo che il sistema nervoso utilizza una specie di corrente elettrica per inviare in tutto il corpo informazioni fondamentali per moltissime funzioni vitali, dall'elaborazione degli stimoli sensoriali all'organizzazione della chimica cellulare e all'invio degli elettroni lungo le sinapsi neuronali. Il corpo stesso, poiché costituito da atomi, elettroni, protoni e ioni, ha una struttura elettromagnetica.

Tutte le forme di vita del Pianeta sono costituite da particelle subatomiche che si muovono a frequenze diverse. Ogni forma di vita vibra a una velocità differente, ma siamo tutti strutture di particelle. Alla fine, siamo solo particelle che vibrano più o meno velocemente. A livello energetico, questo movimento determina un tratto caratteristico, una firma energetica emanata sotto forma di luce, suono e campi elettromagnetici, che costituiscono una modalità di comunicazione. Credo che tutti gli animali, uomini compresi, abbiano sistemi di comunicazione propri, che superano i sensi fisici e funzionano senza l'intervento della mente conscia.

Intuizione genetica

Anche il DNA è un sistema che funziona senza l'intervento della mente conscia. Infatti, anche se non ne siamo consapevoli, questo è il programma che, in segreto, gestisce tutto il corpo.

Tutti gli animali del Pianeta sono stati in grado di modificare la propria intuizione per favorire la sopravvivenza, e così anche noi. Anche se vogliamo sempre escluderci dal regno animale, ne facciamo comunque parte. Siamo mammiferi e abbiamo figli che proteggiamo con ferocia. Perché ci prendiamo il disturbo di farlo? Perché sappiamo d'istinto che sono il nostro futuro. Quest'istinto ci è stato trasmesso dai nostri antenati. Riusciamo a individuare fisicamente questo attributo? Da dove viene? Dove è collocato nel corpo? È nel nostro DNA.

Il nostro DNA crea di continuo meccanismi di sopravvivenza basati sull'intuizione e lavora più a nostro vantaggio che non a nostro svantaggio. Per esempio, anche se non hai mai visto un serpente, è probabile che, d'istinto, vedendone uno, proverai paura. Questo riflesso istintivo è generato da una conoscenza che proviene dal DNA.

Il nostro DNA è in grado d'inserire i dati in una rete interconnessa, proprio come facciamo noi con internet. Se riesce anche a recuperare informazioni da questa rete e a stabilire contatti con gli altri che ne fanno parte, possiamo instaurare una connessione segreta con chi condivide la nostra linea genetica diretta, come i parenti.

Questa teoria in parte può spiegare la guarigione e le percezioni a distanza, e la telepatia. Può essere il motivo per cui alcuni sentono il dolore dei loro parenti anche a chilometri di distanza.

Allargando questo concetto, possiamo dire che il nostro DNA è comune a quello di ciascun essere umano su questo Pianeta e, per certi versi, anche a quello di ogni altro animale. Ciò significa che forse è possibile connettersi al DNA degli altri, il che spiegherebbe l'inconscio collettivo e la comunicazione extrasensoriale.

Spiegherebbe anche perché è possibile recuperare i ricordi ancestrali e le vite passate degli altri.

Ricordare le vite passate di un'altra persona

In questo esercizio farai una lettura su una persona per ricordare le sue vite passate o le sue memorie ancestrali. Non c'è divisione tra passato, presente e futuro, perché accadono tutti simultaneamente. Il pensiero e la coscienza sono più veloci della luce, e si pongono al di fuori della Legge del Tempo. Grazie a una forma pensiero leggera, è possibile piegare le Leggi del Sesto Piano, spostandosi avanti e indietro nel tempo per vedere la vita passata di qualcuno, ricordandola come quando si richiama alla memoria il futuro. Questo ci insegna che il tempo lineare dell'universo tridimensionale non esiste.

Quando testimoni una vita passata, concentrati sugli aspetti positivi e non su quelli negativi.

1. Sali al Settimo Piano di Esistenza (vedi pp. 19 e 20) e dai il comando: "Creatore di Tutto Ciò Che È, è comandato [o richiesto] che io veda e ricordi la vita passata di [nome della persona] ora. Grazie. È fatto, è fatto, è fatto."
2. Testimonia mentre vai avanti nel tempo e poi indietro, fino alla vita passata della persona. Osserva in silenzio e ricorda. Chiedi:

"L'ultima volta che è successo questo, che cosa si sarebbe potuto fare per migliorare la situazione?".

3. Racconta alla persona tutte le cose buone che ci sono state in quella vita e concentrati su quanto di positivo ha potuto imparare grazie a quell'esperienza.
4. Risciacquati con l'energia del Settimo Piano e resta connesso.

ANIMALI DEL TERZO PIANO

Se riusciamo a connetterci alle altre persone attraverso il DNA, quale relazione abbiamo con gli animali con cui condividiamo il Terzo Piano?

Nei tempi antichi, quando eravamo cacciatori-raccoglitori, avevamo con gli animali un rapporto simbiotico. Poi cominciammo ad addomesticare su larga scala alcune specie selezionate che portavano ovvi benefici alla nostra sopravvivenza. Da cacciatori-raccoglitori ci trasformammo in pastori e così nacquero l'allevamento e l'agricoltura. Questo fu l'inizio dell'addomesticamento e di una relazione simbiotica di genere diverso che dura ancora oggi. Gli umani cominciarono a rendere schiavi altri umani e anche altri animali. Per più di diecimila anni, abbiamo alterato geneticamente gli animali domestici per soddisfare i nostri bisogni e, sfortunatamente, abbiamo provocato l'estinzione di alcune specie.

Di recente, tuttavia, c'è stata una riscoperta del concetto d'interconnessione di tutti gli esseri viventi, animali compresi. La genetica, una scienza relativamente nuova che studia il DNA, ha dimostrato che buona parte della nostra struttura biologica è identica a quella degli altri animali di questo splendido mondo. La struttura specifica del DNA può anche differire da una specie all'altra, ma le basi sono le stesse in tutti, umani compresi. Questo suggerisce che abbiamo origini comuni, indipendentemente da dove e come siamo arrivati qui. Che noi umani ci siamo evoluti su questo mondo assieme ai nostri fratelli e alle nostre sorelle animali oppure che siamo venuti da un'altra galassia, alla fine è irrilevante, se consideriamo il fatto che, nonostante le diversità esteriori, a livello genetico siamo molto simili.

Pensare che un animale sia meno intelligente o meno intuitivo perché ha il cervello più piccolo, è sbagliato. Noi abbiamo un cervello enorme, ma ne usiamo solo una piccola parte. Gli animali hanno in effetti cervelli più piccoli, ma potrebbero utilizzarli in modo efficiente per cui la dimensione non conterebbe.

Gli animali hanno l'anima? Certamente. Evolvono progredendo tra i piani con la trasmigrazione della loro energia spirituale? Certamente: progrediscono proprio come noi.

Questa "nuova" filosofia dell'interconnessione di tutte le creature, comunque, non è affatto una novità. In India viene insegnata da migliaia di anni e ha dato origine al vegetarianismo. Dall'altra parte del mondo, i nativi americani credevano che ogni forma di vita facesse parte di un Grande Tutto e che gli animali fossero uguali agli uomini. Alcune tribù erano formate da cacciatori-raccoglitori che uccidevano gli animali e si nutrivano di loro, ma rispettavano e ringraziavano lo spirito delle bestie che abbattevano. In effetti, sembra che le prime divinità di molte tribù fossero consigli formati da animali.

Secondo i primi sistemi di convinzione di molte aree del Pianeta, l'umanità faceva parte di un disegno universale e non era in alcun modo superiore alle altre specie. Per le popolazioni indigene, tutto su questa Terra è collegato, dal cristallo più piccolo alla più enorme balena dell'oceano. Ma, per capire questa interconnessione, dobbiamo iniziare a scoprire come interagire con gli altri animali.

Guarire gli animali (la varietà non-umana)

Alcuni dei migliori amici che molti di noi hanno sono animali domestici, emblema dell'amore incondizionato.

Il modo in cui scegliamo i nostri amici animali potrebbe riflettere la scelta dei nostri amici e compagni. Così, se lasciarci amare ci spaventa, sceglieremo un animale che tende un po' a stare per i fatti propri e a mantenere le distanze. Se noi siamo un fascio di nervi, è probabile che anche il nostro cucciolo lo sarà. Gli animali, infatti, fanno da specchio alla nostra energia.

A un certo punto delle migliaia di letture fatte su clienti con animali, ho capito che, se l'animale era malato, lo era anche il padrone, e viceversa. Se facevo una guarigione al padrone, automaticamente la facevo anche alla bestiola. Se l'animale era malato, bisognava fare una guarigione al proprietario. Capii che dovevo analizzare a fondo questo fenomeno.

La persona più malata che abbia mai visto in vita mia aveva la malattia di Lyme, l'istoplasmosi (funghi nei polmoni), il cancro e l'encefalite, e questo era solo l'inizio. Trovavo strano, però, che la sua gatta avesse le stesse malattie.

All'inizio pensavo che fosse la gatta ad aver procurato alcune patologie che la mia cliente aveva sviluppato mentre lavoravamo insieme. Ma, quando salii al Settimo Piano per guardare la situazione da quella prospettiva, scoprii che era proprio il contrario.

La maggior parte dei gatti pensa di essere umana e concede al proprietario il privilegio della propria compagnia. Ma quella gatta era diversa: era piena di compassione e amava la mia cliente. Stava cercando di guarirla e, di conseguenza, si era ammalata anche lei.

Era strano, perché in molte occasioni i miei clienti arrivavano in punto di morte e allora accadeva che il gatto si facesse carico della loro malattia. Ogni volta il cliente cominciava a stare un po' meglio, ma alla fine il gatto moriva.

Cominciai così a notare che con gli animali si verificavano alcuni comportamenti ricorrenti. Ogni volta che qualcuno veniva da me e mi chiedeva di guarire il suo cane, andavo a vedere quale disagio fisico o emotivo l'animale stesse prendendo su di sé. Di sicuro, se il cliente soffriva di diabete, il cane sarebbe morto della stessa patologia.

Capii che cani e gatti erano stati allevati perché avevano certe caratteristiche e perché assolvessero compiti specifici e, nel corso dei secoli, alcuni avevano sviluppato la capacità di guarire i loro padroni. Questo talento si era poi trasmesso nel DNA.

Analizzando il fenomeno, compresi che però gli animali non avevano l'abilità di liberarsi della malattia di cui si erano fatti carico. La trattenevano su di sé, se non la toglievano ai loro padroni. Ottenevo i risultati migliori lavorando prima sul proprietario, poi sull'animale.

Connettersi agli animali

Visto che gli animali non sanno comunicare a parole, scoprii che la guarigione funzionava meglio se chiedevo il permesso di eseguirla al sé superiore dell'animale.

Se il sé superiore rifiuta la guarigione, possiamo discutere con lui, ma dovremo rispettare la sua decisione.

In molti casi il proprietario cerca di tenere in vita l'animale, anche se quest'ultimo desidera morire. Il proprietario aggancia psichicamente l'animale e lo costringe a continuare a vivere e, per amore del padrone, la bestiola cerca di farlo. Invece dovremmo sempre salire a chiedere che cosa vuole fare il sé superiore, proprio come faremmo con un umano. Dovremmo chiedere allo spirito se preferisce restare o andarsene.

Scoprii anche che a volte un animale ha convinzioni base da rimuovere e da sostituire e ha persino bisogno di inserimenti tipo "So come ci si sente a ricevere e ad accettare amore".

Tutti questi elementi hanno dato origine al protocollo che utilizzo per gli animali.

Per prima cosa, devi presentarti all'animale. Per farlo devi espanderti nell'animale a livello psichico e fisico, indicandogli il tuo nome sacro. In questo modo lui ha la tua impronta genetica, che gli permette di capire se sei pericoloso o meno. Io mi presento sempre, anche quando lavoro su un animale a distanza.

Poi chiedi a tua volta il nome sacro dell'animale. Tutti ne hanno uno. Può essere un tono, una firma energetica, oppure un nome. L'animale te lo darà sotto forma di traccia energetica, una vibrazione che può essere un leggero suono.

PARLARE AL SÉ SUPERIORE DELL'ANIMALE E CHIEDERNE IL NOME SACRO

1. Sali al Settimo Piano di Esistenza (vedi pp. 19 e 20) e dai il comando: "Creatore di Tutto Ciò Che È, è comandato [o richiesto] che io incontri il sé superiore di questo animale ora. Grazie. È fatto, è fatto, è fatto."

2. Spesso, il sé superiore dell'animale fluttua al di sopra della creatura. Vai da questo sé superiore e chiedi il suo nome sacro.
3. Aspetta il suo nome, che giungerà sotto forma di vibrazione.
4. Risciacquati con l'energia del Settimo Piano e resta connesso.

Prima di entrare nello spazio di un animale per parlargli, devi capire che molte creature non comprendono le parole. Per comunicare con loro, è più realistico formare un'immagine e inviargliela telepaticamente. La maggior parte degli animali, infatti, comunica trasmettendo immagini e vibrazioni. Ciò significa che non inviano messaggi sotto forma di parole, ma usano i sentimenti, le emozioni e le raffigurazioni.

È anche molto importante capire che inviare un sentimento è molto diverso dall'inviare parole. Stai mandando un'emozione a un animale. Quindi, se ti trovi in una situazione in cui ti senti minacciato da un animale, non inviare il pensiero: "Non mordermi." Mostrare un'immagine legata al mordere può creare un errore d'interpretazione, anche perché il cervello non riconosce la negazione "non". Ciò potrebbe spingere l'animale a compiere proprio l'azione che si vuole evitare. Manda invece puro amore all'animale e allontanati. In alcune situazioni può essere meglio restare immobili, ma non è sempre così. Ricorda anche che inviare telepaticamente amore non è la soluzione giusta per tutti i casi. Quando si ha a che fare con gli animali, il discernimento è sempre la scelta migliore.

Proiettare e inviare un'immagine o un'emozione a un animale

1. Sali al Settimo Piano di Esistenza (vedi pp. 19 e 20) e dai il comando: "Creatore di Tutto Ciò Che È, è comandato [o richiesto] che invii un'immagine o un'emozione a questo animale ora. Grazie. È fatto, è fatto, è fatto."
2. Risciacquati con l'energia del Settimo Piano e resta connesso.

Gli animali, come gli umani, possono soffrire di depressione cronica. Se un animale è depresso e letargico, inviagli un'immagine mentale in cui è in una situazione felice con il suo padrone, che è suo amico e gli dà affetto.

Ci possiamo connettere agli animali anche appoggiando una mano su di loro per recuperare psichicamente delle informazioni. Con ogni probabilità, riceveremo alcune immagini di quello che l'animale ha vissuto. Ti consiglio di provare questa scansione del corpo un po' di volte, per acquisire dimestichezza nel lavoro con gli animali.

Scansione del corpo di un animale

Assicurati di muoverti in modo deciso e sicuro e d'inviare le stesse emozioni a livello psichico.

1. Sali al Settimo Piano di Esistenza (vedi pp. 19 e 20) e dai il comando: "Creatore di Tutto Ciò Che È, è comandato [o richiesto] che io incontri il sé superiore di questo animale, ora. Grazie. È fatto, è fatto, è fatto."
2. Chiedi al sé superiore il permesso di fare la lettura.
3. Chiedi il nome sacro, che giungerà sotto forma di vibrazione.
4. Esegui la scansione dell'animale e, se ce n'è bisogno, testimonia una guarigione o manda le energie negative alla luce di Dio (vedi più avanti, p. 181).
5. Per inviare un'immagine d'amore e felicità all'animale, comanda al Creatore che sia mandata l'immagine in questione.
6. Ritorna al Settimo Piano, uscendo dallo spazio dell'animale.
7. Risciacquati con l'energia del Settimo Piano e resta connesso.

Gli animali percepiscono il dolore con un'intensità incredibile e questo può rendere difficile lavorare con loro. Perciò, prima di testimoniare una guarigione, può essere necessario alleviare il dolore. Si può anche entrare nell'animale e inviargli una sensazione di forza e benessere.

Lavorare sulle convinzioni e sulle emozioni con gli animali

In genere, gli animali rispondono velocemente alle guarigioni, ma in caso contrario è possibile che abbiano bisogno di un lavoro sulle convinzioni oppure sulle emozioni. Traggono beneficio dal lavoro sulle convinzioni che cambia i programmi genetici e i programmi chiave base. Prima di iniziare a lavorare o a operare guarigioni, sali a chiedere il permesso al loro sé superiore.

Alcuni degli inserimenti di cui gli animali possono avere bisogno sono:
"Comprendo *come ci si sente* a ricevere e ad accettare amore."
"So come *ci si sente* a essere amato."
"So come *ci si sente* a essere importante."
"So come vivere senza sentirmi abbandonato."

Lavorare sulle convinzioni e sulle emozioni con un animale

Virtù richieste: accettazione, capacità di stupirsi, compassione, coraggio, equilibrio, fede, gentilezza, gratitudine, perdono, servizio, speranza.

1. Sali al Settimo Piano di Esistenza (vedi pp. 19 e 20) e dai il comando: "Creatore di Tutto Ciò Che È, è comandato [o richiesto] che io incontri il sé superiore di questo animale, ora. Grazie. È fatto, è fatto, è fatto."

2. Chiedi al sé superiore il permesso di lavorare sulle convinzioni.

3. Se il sé superiore ti accorda il permesso, parlagli e chiedi il nome sacro dell'animale. Aspetta che ti giunga sotto forma di vibrazione.

4. Chiedi il permesso prima di eliminare o di sostituire ogni convinzione e prima di ogni inserimento.

5. Per inviare un'immagine di amore e felicità all'animale, comanda al Creatore che sia mandata l'immagine in questione.

6. Testimonia mentre le convinzioni sono sostituite e gli inserimenti accettati. Appena il processo è concluso, risciacquati con l'energia del Settimo Piano e resta connesso.

Eliminare la negatività

Gli animali rispondono velocemente alle guarigioni, ma è possibile che si debba lavorare anche sui proprietari, visto che spesso la bestiola assorbe la malattia dal padrone. Ecco perché è molto importante ripulire regolarmente il tuo animale dall'energia negativa.

Ripulire un animale dalle influenze negative

Per ripulire un animale dall'energia negativa, basta chiedere il suo permesso, salire al Settimo Piano e comandare che l'energia se ne vada. Anche per gli animali, come per gli umani, è possibile richiamare il DNA di un antenato molto forte. Testimonia che le malattie o le emozioni sono rilasciate e inviate alla luce di Dio.

1. Sali al Settimo Piano di Esistenza (vedi pp. 19 e 20) e dai il comando: "Creatore di Tutto Ciò Che È, è comandato [o richiesto] che io incontri il sé superiore di questo animale ora. Grazie. È fatto, è fatto, è fatto."

2. Chiedi al sé superiore il nome sacro dell'animale. Aspetta che ti giunga sotto forma di vibrazione.

3. Poi chiedi all'animale se vuole essere ripulito dalle energie negative che ha assorbito dal suo proprietario.

4. Quando hai il permesso, testimonia mentre il Creatore ripulisce l'animale dalla negatività.

5. Appena il processo è concluso, risciacquati con l'energia del Settimo Piano e resta connesso.

Gli animali sono così sensibili che non dovrebbero mai stare nella stanza di un malato. Se dopo non viene ripulito, ne assorbirà la negatività. Questo dovrebbe costituire un esempio anche per noi, poiché ci sono volte in cui, senza rendercene conto, assimiliamo influenze negative.

Traumi emotivi negli animali

È ovvio che, quando il proprietario è calmo, anche gli animali sono rilassati. Questo vale in particolare per i cani. È importante che i padroni capiscano che gli animali provano le loro stesse emozioni. Se il proprietario è stressato, l'animale si fa carico di quel sentimento, nel tentativo di liberare il suo padrone.

Se in passato un animale ha subito violenze, l'energia dell'abuso sarà visibile nel suo comportamento emotivo. Se trovi un animale abbandonato, è possibile che ci sia bisogno di rimuovere quel trauma. In ogni caso, usa il lavoro sulle convinzioni, proprio come faresti su un umano. Puoi lavorare chiedendo al suo sé superiore, come se si trattasse di un bambino, oppure puoi connetterti all'energia dell'animale, testando te stesso come suo sostituto. Una volta che hai trovato i ricordi e le convinzioni che lo fanno comportare in un certo modo, sostituiscili con emozioni e programmi positivi.

Il mondo dei cani

Quanto è veloce il ThetaHealing sugli animali? Incredibilmente veloce! Questo accade perché alcuni di loro, oltre a possedere svariati altri sensi, sono ipersensibili alle vibrazioni psichiche. I cani ne sono un buon esempio.

Ho un cane maltese, che è una delle razze più antiche; è stato provato infatti che questi cani vengono allevati da quasi tremila anni, anche se, stando ad alcune ipotesi, il periodo supererebbe gli ottomila anni. Pare che questa razza sia giunta dall'Asia all'isola di Malta e da lì si sia poi diffusa nel resto del mondo. Originariamente impiegati per la caccia, nel corso del tempo questi cani furono addestrati ad assaggiare il cibo dell'aristocrazia per evitare gli avvelenamenti e cresciuti come animali da compagnia. In Europa furono chiamati "cani da manica" perché erano trasportati nelle maniche dei vestiti. A livello intuitivo, toccando questi cani vedrai le generazioni di re e regine che li hanno posseduti e vedrai i cani stessi agire come una sorta di medicina per la pressione alta.

Jasmine, la mia cagnolina, vista psichicamente, ha un'energia bianca che all'inizio sembra neve. È anche circondata da una leggera fragranza e l'abbiamo chiamata Jasmine, ossia gelsomino, proprio perché ricorda quel fiore bianco. Quando lei e io ci tocchiamo, c'è uno scambio d'informazioni genetiche che ci connette a livello istintivo.

Quando dai la mano a qualcuno, quanto in profondità penetra la tua consapevolezza? Che cosa riesci a cogliere? Le tue capacità d'intuizione sono pari a quelle di un cane?

La maggior parte dei cani, quando entra in contatto con te leccandoti la mano, è in grado di vedere che cosa accade nel tuo corpo e nella tua vita. Un cane riesce a capire se hai paura o se sei calmo, se sei stressato o se hai bisogno d'amore. Poi comincerà a rilasciare feromoni per guarirti e darti conforto.

Se il tuo cane riesce a leggere il tuo DNA attraverso il gusto, pensa quante informazioni acquisisce quando ti annusa! L'odorato di un cane può essere cento volte superiore a quello di un uomo. Hai mai visto i cani annusarsi a vicenda il posteriore? Si tratta di un modo per accedere alla conoscenza dell'impronta genetica dell'altro cane, da cui elaborare un profilo completo. Le tracce più forti vengono dalle labbra, dalla bocca e da altri posti meno profumati!

So che ogni volta che Jasmine mi lecca o mi annusa, si prepara a darmi conforto. Modifica il suo battito cardiaco, i suoi feromoni e la sua energia di guarigione per migliorare il mio umore.

I cani hanno una percezione tanto acuta da essere utilizzati per le persone con bisogni speciali: sono infatti addestrati per aiutare chi è cieco, ha il diabete o soffre di epilessia. Sono sensibili a qualsiasi cambiamento del loro padrone, tanto mentale quanto fisico. Riescono a sentire l'alterazione nel battito del loro cuore. Questi animali speciali che vivono con noi sono una vera benedizione.

Cavalli

Si calcola che l'attuale cavallo domestico abbia una relazione con gli umani che dura da circa seimila anni. Nel mondo moderno ci sono tanti tipi cavalli con temperamenti diversi, alcuni buoni e altri meno. Alcuni cavalli si affezionano molto ai loro padroni, quasi come i cani. E proprio come i cani, riescono a percepire quando i loro proprietari sono insicuri.

Quando lavori con i cavalli, ricorda che sono sensibili nella zona intorno alle orecchie e che non amano essere toccati in quel punto; una volta che si fidano di te, invece, adorano farsi grattare lì. Se giri intorno a un cavallo, passandogli dietro, devi appoggiargli una mano sulla schiena, in modo che sappia che sei tu. Si tratta di un gesto per la tua sicurezza, per assicurarti che il cavallo non ti dia un calcio, come farebbe con un predatore. I predatori li hanno cacciati per milioni di anni, per questo motivo i cavalli sono sempre all'erta e riescono perfino a percepire quando ti avvicini dalle vibrazioni del suolo. Il cavallo riesce a sentirti molto prima che arrivi, quindi, avvicinandoti a lui per la prima volta, dovresti muoverti in modo da comunicargli che ci sei, ma che non rappresenti una minaccia. Questo animale, infatti, dalle vibrazioni dei tuoi movimenti è in grado di capire se sei insicuro, se hai paura o se sei un predatore. Se non è stato addestrato a non reagire all'odore di paura che emani, si preparerà a correre.

I cavalli comunicano con il mondo attraverso le zampe, quindi è questa la parte del corpo che più si utilizza per conoscerli. La maggior parte dei cavalli si calma se lavori su questa parte. Più riesci a toccare le zampe di un cavallo, più si fiderà di te; se hai un cavallo, è meglio che sia tu a fargli la pulizia degli zoccoli.

Adesso passiamo a sperimentare direttamente il contatto psichico con un cavallo.

Connettersi a un cavallo

1. Avvicinati al cavallo emanando forza e fiducia, non remissività. Esiste un giusto equilibrio tra l'essere troppo decisi e l'esserlo poco.

Se sali in groppa a un cavallo senza presentarti, non riuscirà a conoscerti nel modo giusto. Se invece ti presenti nella maniera in cui è abituato a essere salutato, ti ricorderà e ti rispetterà per sempre. Anche quando lavoro su un cavallo a distanza, come prima cosa mi presento sempre.

2. Presentati al cavallo a livello fisico e psichico soffiandogli nel naso (da entrambe le parti, perché è ciò che fanno i cavalli

quando si incontrano). I feromoni che emani con il tuo alito gli comunicheranno forza e sicurezza, dicendogli che sei degno del suo rispetto. È importante che testimoni che questi sentimenti sono inviati all'animale anche attraverso gli ormoni, non solo a livello psichico.

In un paio di secondi, grazie a questo scambio di DNA, il cavallo saprà se sei forte e deciso, oppure debole e impaurito. Un cavallo capisce molto in fretta se sarete amici o no.

3. Dai al cavallo il tuo nome sacro e chiedigli il suo. Che cosa farà in risposta? Ti soffierà a sua volta in faccia per dirti il suo nome!
4. Comincia a muoverti con sicurezza intorno al cavallo, inviando la stessa immagine a livello psichico. Il cavallo percepirà tutte le vibrazioni del tuo piede. Se sei teso, se ne accorgerà. Stai calmo e rilassato.

Se ti senti un po' nervoso e insicuro quando ti avvicini a un cavallo, è possibile che queste sensazioni siano sue, non tue. Una volta che ne sei consapevole, puoi farlo calmare.

Mentre giri intorno al cavallo, appoggiagli una mano sulla schiena, in modo che sappia sempre dove sei e si senta al sicuro.

Con il cavallo, il segreto è presentarsi e identificarsi. Con il suo permesso, ti espanderai in lui per sentire com'è essere un cavallo.

Espandersi in un animale

Con il permesso del sé superiore dell'animale, ti espanderai in lui per percepire la sensazione di essere un animale. Sentirai le sue zampe, il suo corpo e come si muove. In questo modo accederai alla conoscenza dell'imprinting genetico e capirai ciò che si prova a essere quell'animale.

1. Sali al Settimo Piano (vedi pp. 19 e 20), mettiti a tuo agio e fai un respiro profondo.

2. Immagina che tu e l'animale siate diventati una cosa sola a livello molecolare. Senti com'è essere quell'animale. Muoviti come lui, pensa come lui e accedi alla conoscenza del suo imprinting genetico. Le tue molecole si muovono avanti e indietro da quelle dell'animale e viceversa. Voi due vi state connettendo per diventare una cosa sola.
3. Quando hai finito, risciacquati con l'energia del Settimo Piano e resta connesso.

L'aura di un cavallo

Il colore dell'aura di un cavallo ti darà moltissime informazioni su di lui.

Trovare l'aura di un animale

1. Sali al Settimo Piano di Esistenza (vedi pp. 19 e 20) e dai il comando: "Creatore di Tutto Ciò Che È, è comandato [o richiesto] che io veda il colore dell'aura di questo animale. Grazie. È fatto, è fatto, è fatto."
2. Testimonia il colore dell'aura dell'animale.
3. Quando hai finito, risciacquati con l'energia del Settimo Piano e resta connesso.

Che cosa significano i colori?

- Il bianco significa un comportamento perfetto e grande capacità di guarigione.
- Scintille bianche o verdi indicano energia di guarigione.
- Il blu significa che il cavallo è molto sensibile e non risponde alla

forza. Significa anche che sta cercando di leggerti. Una voce dolce lo calmerà.

- Il rosso significa che il cavallo è pauroso e che vede pericoli ovunque. È timido e ribelle allo stesso tempo e ti risponderà se testimonierai della luce bianca che si espande al suo interno.
- Il grigio significa che ha i vermi o che è malato.
- Il viola significa che è irritabile e si fida di poche persone. Reagirà all'energia del Settimo Piano.

VEDERE L'AURA DI UN CAVALLO

1. Mentre ti avvicini al cavallo, nota di che colore è la sua aura. Le tinte varieranno secondo la zona del corpo. Se si spaventa, il colore diventerà più intenso per un attimo, per poi tornare normale.
2. Quando tocchi il cavallo per la prima volta, vai al Settimo Piano di Esistenza e immagina che diventi pura luce... Di che colore è? Immagina di fonderti con questa luce.

Guardando il film *Ladyhawke*, rimasi affascinata dal cavallo nero. Scoprii che era un frisone e cominciai a sognare di averne uno. I frisoni vengono dai Paesi Bassi e, in origine, erano allevati per portare i cavalieri in battaglia. Più tardi diventarono cavalli da dressage, da tiro e per i lavori pesanti.

Di recente ho avuto l'opportunità di tenere uno di questi maestosi animali, Feja. È una femmina la cui stirpe *è originaria* dell'Olanda. La prima volta che l'ho toccata, sono entrata nel suo spazio e la sua aura ha emesso un'energia bianca e scintillante. Penso che sia successo perché, toccandola, sono andata al Settimo Piano e lei, d'istinto, si è adeguata a quel colore e a quell'energia.

Quando ho portato Feja al ThetaHealing Institute of Knowledge, perché i miei studenti provassero che cosa significa entrare nello spazio di un grosso animale, ho imparato qualcosa di nuovo.

Ho notato infatti che, ogni volta che uno studente toccava Feja, il colore della sua aura cambiava, prendendo la sfumatura che l'aura dello studente emanava in quel momento. Anche il suo stato emotivo cambiava. Se la persona era nervosa, Feja era nervosa. Se la persona era calma, anche Feja lo era.

Credo che si tratti di una forma di comunicazione che hanno solo gli animali speciali: ci restituiscono l'energia che emaniamo, amplificandola.

Il gatto, animale mistico

Ci sono due tipi di gatti: i gatti che si affezionano all'ambiente e i gatti che credono di essere umani e si affezionano al proprietario. Quelli che credono di essere umani sono dotati di proprietà mistiche. Fungono da amplificatori naturali dell'energia psichica dei propri padroni.

I nostri animali sono lo specchio di chi siamo, lo specchio della nostra stessa anima, e questo vale in particolare per i gatti. Questi felini amplificano l'energia dei propri padroni, buona o cattiva che sia. Un gatto può dare energia, potenziarla o prenderla.

I mistici usavano i gatti come amplificatori di energia quando lavoravano con il Divino. Questi animali potenziano diverse abilità psichiche, come la telepatia e la chiaroveggenza, l'empatia e la capacità di profezia, sensi che, in certa misura, tutti usano.

I gatti guariscono i proprietari se sono malati e possono anche alzare il loro livello energetico quando i proprietari fanno guarigioni ad altre persone.

Animali con funzioni simili a quelle del gatto sono i corvi, le cornacchie, la maggior parte dei rapaci e i cani più piccoli, anche se quasi tutti i cani instaurano con i padroni un'amicizia basata sul dare e avere. Nei rapporti tra gatti e umani, invece, sono quasi sempre i gatti a concedere agli umani di tenerli come animali domestici.

La maggioranza dei gatti sceglie i propri padroni. Scelgono qualcuno con cui poter comunicare telepaticamente quando vogliono. Molti proprietari non sono consapevoli di questa comunicazione telepatica.

Ci sono, però, gatti che non sono per niente gatti, ma qualcosa di completamente diverso. Alcuni, infatti, sono energie spirituali che vivono in un gatto e che agiscono come guide per aiutare le persone a trovare la loro strada nella vita.

Per parlare con un gatto a livello psichico, è meglio passare dal suo sé superiore. Se entri nel suo spazio senza prima aver contattato il suo sé, infatti, si agita.

Animali selvatici

Il "problema animali"

Ho sempre avuto quello che chiamo il "problema animali", che comprende sia i grandi animali, sia quelli di piccola taglia: gli animali, per qualche ragione, non sono consapevoli della mia presenza e, anche quando sono vicinissima, non riescono a vedermi. Questo succede soprattutto con gli animali selvatici, perché cani, gatti e cavalli mi hanno sempre vista, e alla maggior parte sono piaciuta. Invece, come ho spiegato in altri libri, è come se per gli animali selvatici fossi invisibile.

Dopo aver riflettuto sulle cause di questo fenomeno, ho capito che il mio DNA non emette alcuna vibrazione di minaccia e gli animali mi percepiscono come una pianta o come una creatura più piccola. Questa situazione ha giocato a mio favore perché mi ha permesso di avvicinarmi agli animali selvatici.

Ne ho avuto dimostrazione la prima volta che sono andata in Australia.

Gli animali australiani

Prima di andare in Australia, avevo sempre desiderato vedere un koala dal vivo, perché sapevo che questi animali hanno qualcosa di speciale. La settimana prima della partenza, presentai questa richiesta a Dio, in modo che avesse tempo per esaudirla. Quando arrivai in Australia, però, gli abitanti del luogo mi dissero che era raro vedere un koala in libertà, perché non scendono mai dagli alberi.

Il nostro seminario si teneva in una grande casa sulle montagne sopra Coolangatta, sulla Gold Coast. La sala conferenze non aveva l'aria condizionata, così Guy e io nella pausa pranzo facemmo una passeggiata verso la foresta, per sfuggire al caldo. Là notammo un koala che scendeva lentamente da un albero di fronte a un'auto. Si muoveva molto piano e con precisione e, mentre lo osservavamo, salì su un altro albero. Ero così emozionata di averlo visto in libertà!

Quando tornai in classe, gli studenti mi dissero che era rarissimo vedere un koala in quella zona. Ma quando avevo avanzato la mia richiesta al Creatore, avevo creduto che ne avrei visto uno, e tutta la vita si basa sulle convinzioni.

In Idaho vivevo in un luogo circondato da altre case, e attiravo sempre famiglie di alci nel mio giardino. Sapevo che erano nei dintorni quando sentivo la loro energia leggera, come quella di una ballerina.

Attirai perfino un lupo grigio alla mia porta sul retro. Una notte sentii l'impulso di guardare fuori dal vetro temperato della porta e mi incrociai lo sguardo con un lupo che mi stava fissando.

Il punto è che, se gli animali sanno di essere al sicuro, si fanno vedere. Certo, mi rendo conto che ci sono animali che non vorresti attirare. Per evitarlo, manifesta solo gli animali che vuoi vedere e non quelli con cui preferisci non avere a che fare.

Connettersi agli animali selvatici

Prima di entrare in contatto con gli animali selvatici, è meglio che tu faccia qualche seduta di lavoro sulle tue convinzioni su di loro. Testa energeticamente il programma: "Ho paura degli animali selvatici."

Se sei nato con la paura di un animale, usa il lavoro di scavo per trovare la convinzione chiave di base che la causa. In India ho lavorato con parecchie persone nate con il terrore delle tigri e ho dovuto farle regredire di diverse vite passate per eliminarlo.

In ogni caso, con gli animali è bene fidarsi del buon senso e seguire le norme di sicurezza raccomandate dai ranger dei parchi e da altri esperti affidabili. È meglio osservare gli animali selvatici, soprattutto i grandi carnivori, da una certa distanza. Ecco perché Dio ci ha aiutato a creare i binocoli e le macchine fotografiche con il grandangolo!

Ti consiglio, quando cammini nella natura, di emettere un segnale energetico che indichi che sei al sicuro e che tutto intorno a te è sicuro. In questo modo riuscirai a vedere molti più animali senza che ti facciano del male. È particolarmente importante emettere questo segnale di sicurezza se ti imbatti in un animale. Invece di inviare un segnale di paura, continua a inviare: "Sono al sicuro." È sempre meglio informarsi prima sulla fauna dell'area che si visita e seguire le indicazioni degli esperti.

Per connetterti al regno degli animali selvatici ti suggerisco caldamente di utilizzare la meditazione di espansione in un animale (vedi p. 185). Provala prima con un ragno. I ragni, infatti, sono creature molto dotate dal punto di vista psichico e, se invii loro un pensiero in cui li inviti ad andarsene da casa tua, spesso lo fanno. Discutono molto meno di quanto potresti credere.

Se metti in pratica questa tecnica con gli animali dei grandi parchi nazionali, scoprirai che gli animali selvatici sono molto più in sintonia con te di quanto sembri. Quando vado a Yellowstone, di solito salgo a chiedere al Creatore di mostrarmi un animale specifico.

Buona fortuna nel tuo percorso di guarigione degli animali!

DUALITÀ E DRAMMA

Farsi ossessionare dalla dualità e dai drammi del Terzo Piano può essere semplice, soprattutto quando si parla di alieni, UFO, metafisica e teorie del complotto. È difficile arrivare a risposte chiare, anche se là fuori nell'universo ci sono di certo alieni che sono migliaia di anni avanti a noi nello sviluppo tecnologico. Dobbiamo lavorare parecchio per recuperare e metterci al pari con alcune altre specie.

È interessante notare che una volta lo sviluppo tecnologico sulla Terra era molto lento. Per esempio, l'età del Ferro cominciò circa milleduecento anni prima di Cristo, ma non raggiunse il suo vero potenziale fino all'introduzione dell'altoforno nel 1600. Ci vollero più di duemila anni solo per trovare una maniera affidabile per produrre ghisa e acciaio. Ma, dopo la Seconda guerra mondiale, il nostro tasso di sviluppo diventò più veloce. Perché? Abbiamo ricevuto informazioni che non avevamo prima? Non mi piace soffermarmi troppo su queste cose, ma ho avuto alcune esperienze molto strane…

A Idaho Falls, tra il 1996 e il 1997, accadde qualcosa di strano, qualcosa che andava al di là di tutto quello che mi era successo prima. La prima cosa che notai fu uno strano fenomeno legato agli alieni che coinvolgeva alcune donne con doti psichiche che erano venute da me per delle letture. Lavorai con loro e, in generale, migliorarono. La voce si sparse e dopo un po' si presentarono nel mio ufficio parecchie persone che si lamentavano di avere impianti alieni nel corpo o di ricevere viste dagli alieni. Poiché non temevo questo genere di cose, eliminai semplicemente gli impianti e li mandai alla luce di Dio. Con alcuni di questi clienti nacquero anche amicizie durature.

Poi cominciai a notare che questi strani avvenimenti avevano un elemento in comune: molte persone coinvolte lavoravano all'Idaho National Engineering Laboratory, il laboratorio di energia nucleare fuori Idaho Falls.

Un uomo, che mi raccontò di lavorare per la NASA, aveva nel corpo sette di quelli che sembravano oggetti alieni. Non ne avevo mai visti così tanti. Mi chiesi: "Ma questi sono davvero impianti alieni, o li ha creati lui con la sua mente? Crede così tanto nell'esistenza di questi impianti che li ha prodotti lui?".

Mettendo da parte il mio sistema di convinzioni e i miei dubbi, mi concentrai su quello che avrebbe fatto bene al cliente. Salii al Settimo Piano e chiesi al Creatore di eliminare gli impianti, testimoniando mentre venivano rimossi in sequenza: prima dal collo, poi dalla spina dorsale e infine dalle caviglie. L'uomo mi ringraziò e se ne andò.

In seguito, cominciarono a venire da me clienti donne, incinte di cinque mesi. Di solito madre e figlio erano in salute, ma qualche settimana dopo le donne tornavano sconvolte: il bambino era semplicemente scomparso. Mi raccontavano che non c'era stato nessun aborto e sapevo che il corpo non aveva assorbito il feto, perché la gravidanza era a uno stato avanzato. Tutte quelle madri avevano l'ecografia che dimostrava che non si era trattato di una falsa gravidanza. Il bambino era semplicemente scomparso da un giorno all'altro.

Quando chiesi al Creatore che cosa stesse succedendo, mi mostrò un'immagine stranissima: qualcuno era venuto dal futuro e aveva portato via i bambini. Erano al sicuro, ma si trovavano da qualche parte in un futuro in cui la razza umana era diventata sterile. Vedevo che, a qualche livello, i sé futuri di queste donne avevano stretto un patto con i sé passati di questo tempo. Non so come fosse successo, ma sentivo che i bambini stavano bene e che le donne sarebbero rimaste di nuovo incinte presto.

Prendevo nota di questi eventi e li raccoglievo nella mia cartellina intitolata "L'inspiegabile". Sapevo che all'impianto nucleare conducevano esperimenti segreti, e forse era per questo che tanti nella nostra zona avevano esperienze con alieni.

Chiesi al Creatore: "Perché le persone vedono gli UFO e sostengono di essere state rapite? Gli alieni sono tra di noi?". Ecco la risposta che ricevetti.

Prima di tutto, ogni granello di sabbia del Pianeta contiene i ricordi di tutto ciò che è accaduto qui. Tutti gli eventi sono registrati nella Terra stessa. I nostri corpi sono fatti degli stessi materiali della Terra. Le nostre ossa sono costituite dai minerali della tavola periodica. Ciò significa che anche il corpo umano custodisce delle memorie.

In secondo luogo mi fu mostrato che, in un passato remotissimo, una razza avanzata era venuta dalle stelle e aveva impiantato la vita umana su questo Pianeta. Siamo semi delle stelle e il DNA stellare dentro di noi è legato a molti pianeti di questo universo. Questo stesso Pianeta ha conosciuto diverse civilizzazioni.

Come terza cosa, mi fu mostrato che ci sono memorie anche nella luce che splende sulla Terra. Ciò significa che l'intero universo ha ricordi di tutto ciò che è accaduto al suo interno. Questi ricordi possono spiegare perché a volte i sensitivi hanno la sensazione di venire da altri pianeti.

Poi vidi i maestri illuminati tornare su questo Pianeta all'interno di corpi umani, portando con sé le esperienze di altri luoghi e pianeti dell'universo.

Mi furono mostrate inoltre persone che, con il potere della mente, contattavano alieni da altri pianeti. Mi fu spiegato che, nell'universo, esistevano molti mondi popolati.

La prima volta che mi recai nel Regno Unito, Guy e io passeggiavamo per Glastonbury quando, guardando dall'altra parte della strada, incrociai lo sguardo con una creatura che ero certa fosse un "grigio".

Di un'altra cosa sono sicura: non tutte le persone che mi hanno raccontato di aver avuto "esperienze aliene" sono davvero state rapite o contattate dagli alieni. Alcune di loro usavano l'esperienza aliena per coprire episodi di molestie. Ci sono state invece altre situazioni del tutto inspiegabili e sono accadute a scienziati dalla mente razionale, con importanti incarichi governativi.

Ci sono molte teorie sui rettiliani e sui grigi e può essere che esistano alieni che viaggiano nello spazio piegando il continuum spazio-temporale. Ho ricordi di un tempo in cui, nell'antico Egitto, la gente passava attraverso porte che piegavano il tempo. Io ero una di loro. Eravamo venuti dalla stella Arturo con la missione d'insegnare la guarigione, l'agricoltura e altre pratiche. Non so da dove vengano questi ricordi e non è tanto importante chiarirlo. Quello che conta davvero per me è che le conoscenze di guarigione siano arrivate fino a questa vita.

Là fuori ci sono situazioni difficili da spiegare, ma l'importante è non lasciarci sopraffare dalla paura di questi strani avvenimenti. Le uniche cose che contano sono il pensiero puro e l'amore.

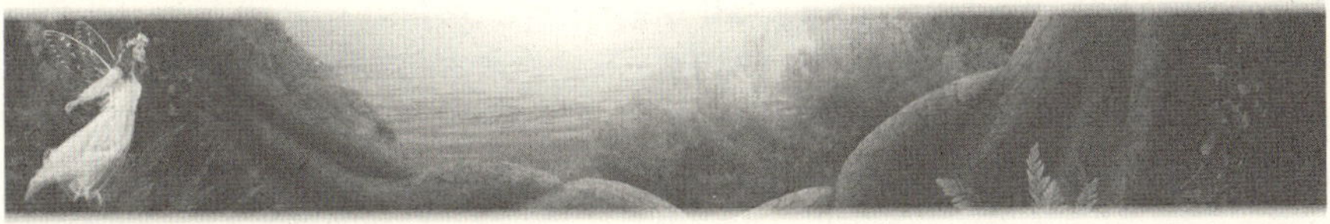

7
IL SECONDO PIANO DI ESISTENZA

La struttura molecolare del Secondo Piano di Esistenza contiene il carbonio, e ciò la rende materia organica. Il piano è dunque formato da piante, alberi ed elementali e c'insegna a essere in armonia con loro. All'interno di questa armonia, impariamo la prima lezione sull'utilizzo dell'energia della luce per la guarigione.

Questo capitolo è dedicato al mondo segreto dell'intuizione delle piante e degli alberi e alla loro relazione con la nostra esistenza al Terzo Piano. Esamina in maniera approfondita la comunicazione con il regno vegetale e fornisce una spiegazione riguardo a quegli elementali su cui c'è molta confusione e che qualcuno chiama fate. Molte informazioni qui raccolte si trovano anche nei miei libri precedenti. Quando cominciai questo lavoro ricevetti nuove indicazioni: il materiale sugli alberi, le piante e gli animali era così abbondante che decisi di creare delle sezioni a parte per illustrare la vita segreta delle piante.

SIMBIOSI CON IL SECONDO PIANO DI ESISTENZA

Da migliaia di anni, alberi, piante e umani hanno un rapporto di interdipendenza. Le piante usano gli umani per propagarsi e diffondersi e, a loro volta, sono indispensabili per la sopravvivenza umana e per il fondamento della società civilizzata.

Questa simbiosi tra piante e umani non è unica nel suo genere. La relazione tra vegetali e insetti, per esempio, è molto più antica della nostra. Le api sono amiche delle piante, ma le cavallette e le locuste forse non lo sono. Così, i vegetali hanno sviluppato sostanze repellenti per tenere lontani gli insetti ostili e fragranze per attirare quelli utili all'impollinazione. Queste strategie possono costituire, come dicono gli scienziati, un processo di evoluzione, ma noi l'abbiamo accelerato tramite una certa selezione.

Gli archeologi ritengono che le piante dei cereali che oggi chiamiamo grano e orzo si siano sviluppate nella "mezzaluna fertile" del Medio Oriente, negli ultimi diecimila anni. Una volta erano semplici piante erbacee spontanee che furono poi preferite ad altre per le loro qualità nutritive. Il processo di agricoltura selettiva richiese senza dubbio molto tempo, ma oggi queste piante sono la base per la produzione del nostro pane quotidiano. Anche altri tipi di sementi e di verdure hanno subito, nel corso dei millenni, lente alterazioni genetiche, almeno fino all'ultimo periodo.

Viti, cespugli e alberi che allo stato originale producevano frutti piccoli e insignificanti si sono evoluti grazie a un'accurata selezione, per culminare nella grande abbondanza di uva, mele, pere, ciliegie, banane e susine che conosciamo oggi.

Imparare a coltivare e capire come fare la rotazione dei raccolti deve essere stata un'odissea abbastanza difficile, basata su tentativi, che probabilmente proseguì per diverse generazioni. Ma una volta compreso, questo semplice processo ci fornì lo strumento di sopravvivenza più efficace mai introdotto: una fonte di cibo certa e rinnovabile. Fu l'alba della civilizzazione che conosciamo.

Con la diffusione dell'agricoltura, cominciammo ad alterare il paesaggio stesso per soddisfare i nostri bisogni. Tre semplici piante ci permisero di cambiare l'aspetto del mondo: il grano, l'avena e l'orzo. Dove prima il terreno era ricoperto da grandi foreste, sorsero città e fattorie. Questo processo continua oggi in luoghi come l'America del Sud.

Quasi tutti i cibi che consumiamo hanno una lunga storia di selezione e di simbiosi con noi. La domanda è: chi usa chi? Queste piante ci stanno usando come parte di un grandioso progetto di sopravvivenza, oppure siamo noi a comandare?

Sarà il tempo a dire se la relativamente giovane tecnologia agricola rappresenterà un efficace strumento di sopravvivenza nei prossimi vent'anni di crescita demografica e modificazioni genetiche.

CREATURE ILLUMINATE

Una volta chiesi al Creatore di farmi conoscere una delle creature più illuminate della Terra. Fui sorpresa di essere portata da un albero. Lo osservai nei suoi processi vitali: usava l'acqua e i minerali del suolo e la luce del sole per realizzare la fotosintesi, cioè la trasformazione sacra della benedizione dei raggi del sole in energia pura. Compresi così che gli alberi e le piante, che mettevano in atto la sacra danza di connessione tra il Secondo e il Terzo Piano di Esistenza, erano tra le creature più evolute di Dio.

Gli alberi e le piante mutano la sacra forza vitale, in modo che gli animali possano utilizzarla. Attraverso le radici, assorbono da Madre Terra i nutrienti e continuano a rilasciarli restituendoglieli anche molto tempo dopo la loro morte. Seguono il sacro ciclo della Natura e si pongono in competizione solo per vivere, non per distruggere. Consumano esclusivamente luce solare e aria e utilizzano il suolo per il proprio sostentamento, ma garantiscono nutrimento e riparo a tutti gli altri esseri viventi.

La vera forza vitale, la *luce* contenuta nella pianta e nell'albero, è importante per il corpo umano. È con l'utilizzo di questa luce che restiamo connessi a tutti i Piani di Esistenza. Quasi tutte le creature sulla Terra hanno bisogno della luce solare per sopravvivere. È l'essenza della vita stessa. Tutto su questo Pianeta si basa sul fuoco della luce.

La fotosintesi, ossia il processo in cui l'energia della luce del sole viene assorbita dal vegetale, trasformata in glucosio e immagazzinata per un utilizzo successivo, è un buon esempio di come le piante usino la luce.

TESTIMONIARE LA FOTOSINTESI IN UNA PIANTA O IN UN ALBERO

1. Sali al Settimo Piano di Esistenza (vedi pp. 19 e 20) e dai il comando: "Creatore di Tutto Ciò Che È, è comandato [o richiesto] che io veda il processo di fotosintesi in questa pianta o albero. Mostrami. Grazie. È fatto, è fatto, è fatto."
2. Avvicinati alla pianta o all'albero con la delicatezza di una piuma trasportata dalla brezza estiva e immagina che la luce del sole sia lavorata dalla pianta o dall'albero e trasformata in zuccheri.
3. Risciacquati con l'energia del Settimo Piano e resta connesso.

Nel processo di fotosintesi le piante *assorbono* la luce per creare energia. Ma io credo che utilizzino la luce anche nel senso opposto. Ritengo infatti che siano in grado di *emetterla* in maniera discreta, per comunicare tra loro.

LA COMUNICAZIONE TRA LE PIANTE

Delicatamente, dolcemente

Un giorno stavo ascoltando alcuni nastri che avevo registrato anni prima per la stesura dei miei manuali. Erano informazioni molto belle e interessanti. Ciò che mi affascinò, però, fu la differenza tra l'essenza della vibrazione che avevo allora e quella che ho oggi. Il modo in cui ho comunicato la mia essenza al mondo è cambiato negli anni, assieme alla mia vibrazione. Oggi la mia essenza è molto più dolce e più compatibile con il mio ambiente. Anche la mia comunicazione psichica è mutata. Sono dolce quando entro in relazione con il corpo umano. È molto importante essere gentili in una lettura, in modo che il sistema immunitario dell'altra persona non ti percepisca come un invasore esterno. È importante anche testimoniare una guarigione con gentilezza.

Gran parte di questo approccio alla guarigione energetica mi è stato insegnato dalle piante e dagli alberi. Scoprii infatti di dover essere molto dolce quando entravo in loro con la mia coscienza.

FARE LA SCANSIONE DI UNA PIANTA

Questo esercizio è pensato per farti conoscere il Secondo Piano di Esistenza, per dimostrarti quanto siano sensibili le piante, per insegnarti a entrare e a uscire dal loro spazio vitale e perché ti eserciti nelle letture. In questo modo affinerai le tue capacità e il tuo discernimento.

Per fare la scansione di una pianta occorre presentarsi, entrare nel suo spazio, restarci per cinque secondi, o meno, e uscire. In questo modo la pianta ha la traccia completa delle tue forme pensiero e tu hai il pensiero-firma che contraddistingue la pianta. Così si dà inizio al processo di comunicazione.

Sii dolce durante tutto il processo: piante e alberi sono molto sensibili, per questo, se avvicini i tuoi pensieri a una pianta con troppa violenza, lei può morire.

Virtù richieste: compassione, comprensione, creatività, gentilezza, perdono, sicurezza.

1. Sali al Settimo Piano di Esistenza (vedi pp. 19 e 20) e dai il comando: "Creatore di Tutto Ciò Che È, è comandato [o richiesto] che io faccia la scansione di questa pianta. Mostrami quello che devo vedere. Grazie. È fatto, è fatto, è fatto."
2. Avvicinati alla pianta con la delicatezza di una piuma trasportata dalla brezza estiva. Ora immagina di entrare con dolcezza nella pianta, dare una rapida occhiata e allontanarti dal suo spazio. Ricorda che, se ti avvicini con troppa forza, rischi di farle male.
3. Risciacquati con l'energia del Settimo Piano e resta connesso.

Parlare a piante e alberi

Quando cominciai a condurre scansioni di piante e alberi, ricevetti informazioni e compresi che avevo ancora molto da scoprire su di loro. All'inizio non sapevo come parlare con le piante, che comunicano in diversi modi.

- *Attraverso la luce.* La modalità di comunicazione più importante di alberi e piante si basa sulla luce, che usano per parlare tra loro.
- *Attraverso le radici sotterranee.* Le piante e gli alberi comunicano tramite le radici, inviando leggeri messaggi vibrazionali attraverso i minerali del suolo. Negli alberi più avanzati le radici sono legate a quelle di un'altra pianta e la comunicazione è diretta.
- *Attraverso i processi chimici.* Una pianta o un albero emana messaggi chimici per raggiungere altre piante dell'area e per allontanare o attirare gli insetti.

Si tratta di linguaggi che, con l'esercizio, possiamo imparare a comprendere. Possiamo trasformarli in toni o immagini, da convertire poi in parole. Perché impariamo a parlare con le piante? Il dualismo è un'essenza che pervade l'intero Secondo Piano di Esistenza. A questo livello comprendiamo che, per ogni pianta velenosa, ce n'è un'altra che fa da antidoto. Ecco perché parliamo alle piante. Tutte le piante svolgono un'importante funzione nel grande schema delle cose.

Per rivolgersi a una pianta o a un albero in maniera educata, bisogna chiedergli il suo nome e il suo tono.

Tutto in natura ha un proprio saluto speciale e ogni pianta ha un nome sacro.

Molti di noi sono troppo occupati o hanno pensieri troppo rumorosi per riuscire a sentire piante e alberi. Ancora una volta, la gentilezza è il modo per stabilire la giusta connessione.

Imparare il linguaggio di piante e alberi

1. Sali al Settimo Piano di Esistenza (vedi pp. 19 e 20) e dai il comando: "Creatore di Tutto Ciò Che È, è comandato [o richiesto] che io impari il linguaggio di questa pianta o albero. Insegnami la conoscenza e i sentimenti che mi permettono di comprendere questo linguaggio e mostramelo. Grazie. È fatto, è fatto, è fatto."
2. Testimonia che l'inserimento di come ci si sente a conoscere il linguaggio della pianta o dell'albero entri in tutti i tuoi livelli. Avvicinati alla pianta con la delicatezza di una piuma trasportata dalla brezza estiva.
3. Risciacquati con l'energia del Settimo Piano e resta connesso.

Quando avrai una perfetta padronanza di questo linguaggio, tutte le piante potranno dirti se sono benefiche o velenose.

Non è raro che un albero cerchi di scoprire quali sono le tue motivazioni prima di permetterti di parlargli. Ti esaminerà per primo. Una volta, per esempio, visitai il Sequoia National Park per parlare all'albero gigantesco che c'è là. Scoprii che le sequoie rosse chiacchieravano con me apertamente, mentre, quando entrai nello spazio di una sequoia gigante, mi trattò come se fossi una formica, dicendo: "Cosa vuoi?".

"Sono un'umana" le spiegai. "Voglio parlare con te."

"Non credo proprio."

Provai di nuovo: "Davvero, voglio parlare con te."

Dopo aver tentato di entrare in contatto con sei di loro, alla fine ne trovai una che accettò di rivolgermi la parola. Mi raccontò della sua lunga vita nella foresta in cui era cresciuta. Questo mi aiutò a capire che ogni albero ha la propria personalità.

In un altro incontro con gli alberi, andai nella foresta dietro alla casa dove abitavo prima, per ascoltare gli alberi del cotone. Scoprii che mi parlavano tutti in modo amichevole.

Comunicare con una pianta o albero

1. Sali al Settimo Piano di Esistenza (vedi pp. 19 e 20) e dai il comando: "Creatore di Tutto Ciò Che È, è comandato [o richiesto] che io comunichi con questa pianta o albero. Mostrami. Grazie. È fatto, è fatto, è fatto."
2. Avvicinati alla pianta con la delicatezza di una piuma trasportata dalla brezza estiva. Ora immagina di entrare con dolcezza nella pianta o nell'albero e di chiedere il suo nome sacro.
3. Per comunicare con la pianta, pronuncia (silenziosamente) il suo nome sacro e, nel frattempo, inviale sentimenti di amore e dolcezza. Dalle anche il tuo nome sacro, perché si senta a suo agio con te.
4. Risciacquati con l'energia del Settimo Piano e resta connesso.

Studiando piante e alberi, scoprii che comunicavano tra loro a incredibili distanze. Quando un albero è attaccato, è in grado di lanciare un avvertimento agli altri alberi della zona. Se il pericolo è rappresentato da insetti o da funghi, questo dà agli alberi il tempo di sintetizzare reazioni chimiche per contrastarli. Una pianta in salute è in grado di respingere insetti, funghi, batteri e virus.

Piante e alberi hanno processi di pensiero ed energie spirituali proprie. Hanno una consapevolezza dei segnali luminosi che noi non abbiamo. Animali e umani emettono segnali luminosi senza mai rendersi conto che alberi e piante li comprendono perfettamente. Loro sanno quando passiamo nelle vicinanze.

Gli alberi sono organismi altamente evoluti. Alcuni gruppi di alberi, in realtà, costituiscono un solo gigantesco organismo. Il Pando, noto anche come gigante tremante, fornisce un buon esempio. Si tratta di un gigantesco gruppo di pioppi tremanti fra loro interconnessi, che si trova nello Utah. Questa colonia comprende 106 acri (47 ettari) e all'incirca 47.000 gambi, che muoiono e si rinnovano in continuazione dalle radici. Il sistema radicale del Pando, con i suoi ottantamila anni, è tra i più antichi organismi conosciuti e la colonia di pioppi lo utilizza come mezzo di comunicazione.

Se alcuni alberi si scambiano informazioni attraverso sistemi radicali, altri, con radici meno sviluppate, utilizzano linguaggi diversi. Per esempio, i *Pinus contorta* del parco di Yellowstone comunicano attraverso la luce ed emettendo messaggi chimici nell'aria. Sebbene anche le conifere utilizzino le radici per parlarsi, questa modalità di trasmissione non è efficace come in altre specie.

Diverse specie di piante e alberi sono molto intelligenti e colgono l'essenza dei nostri pensieri. I pensieri sono più veloci della luce e hanno anche un volume alto. In realtà, per restare centrati, gli alberi devono proteggersi dal forte rumore dei nostri pensieri. Sono consapevoli della nostra presenza quando camminiamo nella foresta e riescono a capire se siamo amici o nemici.

Se percepiscono la presenza di un predatore, piante e alberi sono in grado di modificare la propria struttura chimica. Le diverse specie di piante del nostro giardino si avvisano l'una con l'altra in questo modo. Quando è stato emesso un messaggio di pericolo, le piante agiscono come una sola entità.

Gli alberi e le piante da frutto si aspettano che la frutta sia mangiata.

È in questo modo che procreano. Ecco perché frutta e verdura contengono i semi. Invece, quando i tuberi sono estratti dal suolo e consumati, la pianta vive uno stress. È dunque importantissimo che tu benedica una pianta mentre la raccogli, in modo che la sua essenza torni subito nella luce. Si tratta di un importante ciclo, che rappresenta anche una tipologia di simbiosi spirituale.

Oggi selezioniamo con estrema cura le piante e gli alberi che consideriamo importanti. In passato, invece, la nostra scelta è ricaduta su altre specie vegetali. È bizzarro vedere psichicamente come alcune piante reagiscano alla nostra presenza, in modo positivo o negativo, e si dicano a vicenda se costituiamo un pericolo o meno.

Le erbe

La modalità di comunicazione delle erbe non è complessa come quella degli alberi, ma sono ben consapevoli quando un animale le bruca e usano il loro sistema di radici superficiali per inviare queste informazioni alle altre erbe. Riescono anche a proteggersi a vicenda rendendosi meno appetibili per il predatore.

Anche quando sono strappate, molte erbe sono in grado di ricrescere in fretta, perché, quando vengono tagliate, le loro radici si espandono nel sottosuolo. Hanno anche imparato a utilizzare gli animali per creare relazioni simbiotiche. Le piante sanno che l'animale diffonderà i loro semi e il loro polline e, quando sono in piena fioritura, segnalano: "Venite a mangiarmi", in modo che le sementi siano sparse in giro. Infatti, quando l'animale defeca, il seme resta intatto e le feci possono essere utilizzate come fertilizzante per favorire la crescita. È probabile che questo tipo di simbiosi avvenga da milioni di anni.

Testimoniare la comunicazione tra alberi e piante.

1. Sali al Settimo Piano di Esistenza (vedi pp. 19 e 20) e dai il comando: "Creatore di Tutto Ciò Che È, è comandato [o richiesto] che io testimoni che questa pianta o quest'albero comunica con un suo simile attraverso le radici, i processi chimici o la luce.

Mostrami. Grazie. È fatto, è fatto, è fatto."

2. Avvicinati alla pianta con la delicatezza di una piuma trasportata dalla brezza estiva.
3. Testimonia che la pianta comunica con i suoi simili.
4. Risciacquati con l'energia del Settimo Piano e resta connesso.

Alberi madre e padre

In ogni gruppo di alberi ci sono una madre e un padre. La madre, di solito, è molto più grande degli altri esemplari e controlla i pettegolezzi del gruppo, per accertarsi della veridicità delle informazioni. Invia segnali d'incoraggiamento e spiega quali tipi di sostanze chimiche emettere per fermare gli attacchi di insetti, funghi, virus e batteri. Offre anche conforto e consiglio a tutti i suoi alberi.

L'albero padre ha una forte energia di protezione. Anche lui raccoglie informazioni da ogni specie di alberi e piante, anche non appartenenti alla sua stessa specie, per il bene dell'intero gruppo. Questo materiale comprende notizie sul cambiamento delle condizioni di suolo e clima. S'informa sulla situazione dell'area circostante e cerca di capire come gestire le diverse minacce.

Anche quando sulle montagne ci sono centinaia di animali e di persone, gli alberi conoscono la posizione precisa di ogni individuo, e il padre e la madre valutano il comportamento di ciascuno.

Se il padre o la madre vengono uccisi, sono subito sostituiti. Se invece sono danneggiati solo in parte, diventano quello che si definisce un albero nonno o nonna, e si sceglie un albero più forte, cui viene trasferita tutta l'antica conoscenza. Allo stesso modo, quando una madre o un padre diventano troppo vecchi, trasmettono il loro sapere a un albero più giovane, che assume il ruolo di comando.

Il problema del nostro servizio forestale è che taglia alberi a caso, uccidendo gli alberi vecchi che una volta erano alla guida degli altri. Questo crea un problema all'intera specie, indebolendola e rendendola più soggetta alle malattie e ai predatori. Con tanti alberi vecchi abbattuti, si sta perdendo una conoscenza incalcolabile. Sarebbe utile fermare il taglio eccessivo dei vecchi alberi.

Incontrare gli alberi madre e padre

Prima di provare questo esercizio, è meglio che impari il linguaggio della specie di alberi che incontrerai: poi ti presenti e lasci che gli alberi padre e madre ti analizzino. Fatto questo, puoi parlare con loro. Gli alberi sono molto saggi e sono in grado di darti buoni consigli. È possibile che anche loro abbiano bisogno del tuo aiuto sotto qualche aspetto.

1. Sali al Settimo Piano di Esistenza (vedi pp. 19 e 20) e dai il comando: "Creatore di Tutto Ciò Che È, è comandato [o richiesto] che io veda gli alberi padre e madre di [indica l'area]. Mostrami quello che devo vedere. Grazie. È fatto, è fatto, è fatto."
2. Avvicinati alla pianta con la delicatezza di una piuma trasportata dalla brezza estiva e presentati con il tuo nome sacro.
3. Lascia che anche loro si presentino con il loro nome sacro.
4. Ora immagina di entrare con dolcezza nel padre oppure nella madre, di dare una rapida occhiata e di allontanarti dal suo spazio. Ricorda che, se ti avvicini con troppa forza, l'albero ti respingerà e non ti parlerà.
5. Risciacquati con l'energia del Settimo Piano e resta connesso.

GUARIRE LE PIANTE

Piante e vibrazioni

Le piante e gli alberi sono fatti per assorbire la luce e l'acqua, i nutrienti e i minerali dal suolo. Tutte queste sostanze hanno un effetto benefico su di loro, ma che cosa fanno le sostanze nocive?

Le piante assorbono anche l'inquinamento dell'aria, dell'acqua e del suolo. Una pianta può assorbire stricnina, mercurio, piombo e altri agenti chimici negativi e continuare a crescere ma, quando i suoi frutti vengono raccolti e mangiati, quelle sostanze entrano nel nostro sistema. Ecco perché fare il succo con le verdure è così importante: molti composti dannosi restano nella polpa e non entrano nella spremitura. Carote, barbabietole e sedano sono ottimi allo scopo.

I diserbanti sono un altro buon esempio della capacità delle piante di assorbire sostanze negative. I diserbanti sono sistemici, ossia sono fatti per essere assorbiti dall'intera pianta, radici comprese. Ma di nuovo, alla fine, i metalli pesanti penetrano anche nei nostri sistemi.

Inoltre, piante e alberi assorbono energia elettromagnetica e radiazioni di tutti i tipi. Oggi inviamo onde radio nell'aria e comunichiamo con i cellulari. I cellulari emettono radiofrequenze, che rientrano tra le radiazioni non ionizzanti. Dalla maggior parte degli studi condotti sui cellulari, non sono emerse prove concrete sul fatto che siano rischiosi per la salute. Tuttavia, uno studio ha scoperto che, se si parla al cellulare per cinquanta minuti, il corpo utilizza più glucosio del normale. Questo può essere il motivo per cui ho la sensazione che le radiofrequenze abbiano un cattivo effetto sulle piante che, in effetti, utilizzano il glucosio per sopravvivere.

Abbiamo creato ripetitori per i cellulari che usano energia e non ci siamo accorti che le emissioni possono danneggiare piante e alberi. Credo che la vegetazione sia molto sensibile a queste energie e che ne sia indebolita, diventando vulnerabile a malattie infettive e parassiti. Le piante si indeboliscono perché queste energie compromettono la loro capacità di comunicare attraverso la luce.

Chi è convinto che i pensieri degli altri non abbiano nessun effetto sul nostro corpo e sulla nostra mente dovrebbe pensare alle onde elettriche, alle onde radio, alle microonde e a tutti i tipi di radiazioni cui siamo sottoposti e agli effetti che hanno su di noi e sul mondo che ci circonda. Se rifletti sul fatto che il cervello è un generatore elettrico, è ovvio che i pensieri combinati di milioni di persone abbiano un qualche effetto. Poiché misurare l'energia elettrica di milioni di persone è difficile, uno studio del genere non è mai stato condotto. Ma ciò non significa che questo tipo di energia elettrica non esista o che non abbia nessun effetto. E se la gran parte di questi pensieri è negativa, che genere di risultati produrrà su piante e alberi, che sono altamente sensibili?

Ecco perché si dovrebbe inviare energia positiva alle piante e agli alberi. A modo loro, sono molto intelligenti e alla fine, con il tempo e con il sostegno di cui necessitano, si adatteranno alle nuove onde radio.

Dovremmo anche capire che, se queste onde hanno effetti sulle piante, probabilmente li hanno anche su di noi. Dovremmo essere abbastanza saggi da tenere le radiazioni dei cellulari lontane da casa nostra. Ovviamente, vogliamo usare il cellulare: quindi è una buona pratica comandare e testimoniare che tutte le radiazioni in eccesso emesse dal cellulare siano allontanate da noi. Possiamo anche andare al Settimo Piano e richiedere di essere impenetrabili alle radiazioni, usare il buon senso di tenere i cellulari lontani da dove dormiamo e comandare che le radiazioni in eccesso siano mandate alla luce di Dio. Possiamo fare la stessa cosa per gli alberi, le piante e i giardini. Essendo parte di una presenza del Quinto Piano, siamo incredibilmente potenti e possiamo mandare questa radiazione in eccesso al Settimo tramite un portale, perché sia trasformata in pura energia.

Va bene anche insegnare alle piante ad adattarsi alle onde radio. Se a una pianta sono offerti un buon terreno, tanta luce, nutrienti adeguati e le sono fatti gl'inserimenti su come adattarsi alle onde radio, diventerà forte e sana e sarà in grado di respingere attacchi di ogni genere.

Mostrare a una pianta o a un albero come adattarsi alle onde radio

1. Sali al Settimo Piano di Esistenza (vedi pp. 19 e 20) e dai il comando: "Creatore di Tutto Ciò Che È, è comandato [o richiesto] che questa pianta o quest'albero sappia come adattarsi alle onde radio create dagli uomini. Mostralo alla pianta. Grazie. È fatto, è fatto, è fatto."
2. Avvicinati alla pianta con la delicatezza di una piuma trasportata dalla brezza estiva e testimonia che la vibrazione della pianta si adatta alle frequenze radio.
3. Quando hai finito, risciacquati con l'energia del Settimo Piano e resta connesso.

Guarire una pianta

Se una pianta è malata, possiamo guarirla con l'aiuto del suo nome sacro e dell'amore incondizionato. L'utilizzo del nome fornisce supporto nella guarigione perché ci dà un punto di riferimento da cui partire.

Testimoniare una guarigione su una pianta

1. Sali al Settimo Piano di Esistenza (vedi pp. 19 e 20) e dai il comando: "Creatore di Tutto Ciò Che È, è comandato [o richiesto] che questa pianta o albero [dai il nome sacro] sia guarita. Grazie. È fatto, è fatto, è fatto."
2. Avvicinati alla pianta con la delicatezza di una piuma trasportata dalla brezza estiva e testimonia mentre il Creatore la guarisce.
3. Quando il processo è finito, risciacquati con l'energia del Settimo Piano e resta connesso.

Testimoniare l'amore incondizionato che circonda una pianta o un albero

1. Sali al Settimo Piano di Esistenza (vedi pp. 19 e 20) e dai il comando: "Creatore di Tutto Ciò Che È, è comandato [o richiesto] che questa pianta o albero [dai il nome sacro] sia circondata da amore incondizionato. Grazie. È fatto, è fatto, è fatto."
2. Avvicinati alla pianta con la delicatezza di una piuma trasportata dalla brezza estiva e testimonia mentre viene avvolta dall'amore della creazione.
3. Risciacquati con l'energia del Settimo Piano e resta connesso.

Guarire con le piante

"Sotto i rami della quercia, vicino al tronco, la gente faceva sdraiare i propri malati, confidando nell'aiuto degli dei. E le fresche spose, tenendosi per mano sotto le sue chiome, circondavano la pianta, sperando di avere bambini bellissimi. Su, in alto, tra i rami pieni di foglie, riposavano i neonati, prima di essere trovati nella culla dai fratellini. Per far crescere un ragazzo giovane e forte, le madri lo facevano passare nella spaccatura del tronco di un alberello o di una pianta giovane. Ma la quercia aveva un potere di guarigione ancora più incredibile, una medicina per la terra stessa. Le nuove terre, infatti, a volte soffrivano di un morbo chiamato 'caduta'. Quando aveva 'la caduta', la terra sprofondava. Allora le persone, le case, le stalle e il bestiame scivolavano tutti giù, e si perdevano per sempre, in una pozza d'acqua."

Da *Dutch Fairy Tales for Young Folks* [Fiabe olandesi per ragazzi] di William Elliot Griffis

Ti sei mai chiesto perché, nelle nazioni industrializzate, sia in atto un movimento per riportare la natura nelle città? Le piante purificano l'aria, e in questo modo, ovviamente, ci portano beneficio. Tutti i giorni piante e alberi ci guariscono con l'ossigeno che rilasciano. Ma ci guariscono anche con le loro vibrazioni. Il canto delle foglie che frusciano nel vento, l'ombra che offrono e l'amore che regalano sono doni sconfinati: basterebbe trovare il tempo per apprezzarli.

ACCETTARE LA GUARIGIONE DA UNA PIANTA

1. Sali al Settimo Piano di Esistenza (vedi pp. 19 e 20) e dai il comando: "Creatore di Tutto Ciò Che È, è comandato [o richiesto] che io permetta a me stesso di ricevere una guarigione da questo albero o da questa pianta. Grazie. È fatto, è fatto, è fatto."
2. Avvicinati alla pianta con la delicatezza di una piuma trasportata dalla brezza estiva e testimonia mentre ti guarisce attraverso il Creatore.
3. Quando il processo è finito, risciacquati con l'energia del Settimo Piano e tienila dentro di te.

Guarire la terra e preparare l'orto

Tutti dovrebbero avere un giardino, in modo da sapere da dove viene il loro cibo. Lo scopo ultimo è quello di cibarsi dell'alimento puro dell'essenza di Tutto Ciò Che È, creando i nutrienti che servono attingendo all'energia del Divino, ma nel frattempo, più cibo biologico si mangia, meglio è. Con il termine "biologico" non mi riferisco solo al fatto che il produttore faccia del suo meglio per creare un prodotto senza agenti chimici dannosi, ma intendo anche che i pesticidi dei campi vicini non abbiano contaminato il terreno in cui è cresciuto.

Quando si impianta un orto, la preparazione del terreno è fondamentale. In epoca moderna, con l'agricoltura, abbiamo privato i nostri terreni della gran parte dei loro nutrienti naturali e le pratiche agricole di oggi, nel processo di fertilizzazione, forniscono alle piante solo tre nutrienti, mentre prima esse ne avevano a disposizione molti di più.

Un'altra cosa di cui dovremmo preoccuparci è che tutte le automobili e gli aerei che passano vicino ai nostri raccolti lasciano un residuo di carburante che penetra nelle piante e nel suolo. Come abbiamo detto, le piante sono fatte per assorbire la luce, l'acqua e i fertilizzanti, ma con la stessa facilità assorbono anche altri agenti chimici.

L'unico modo per ripulire il terreno è utilizzare la stessa procedura che si usa per il corpo umano, fornendogli le vitamine e i minerali giusti perché espella le tossine. Nella maggior parte dei casi, sono sufficienti i fertilizzanti e un mix di minerali. È importante che tu comprenda che il suolo che stai guarendo è una creatura viva.

Puoi inoltre aggiungere al terreno minerali colloidali ionici (minerali traccia). Sul mercato sono disponibili formulazioni derivate dalle piante. Possono essere utilizzati nell'orto o per qualsiasi pianta o albero che produca frutti. Anche lo yogurt al naturale fornisce al terreno i batteri di cui ha bisogno e crea un buon humus. Inoltre, un'aggiunta di fertilizzanti naturali è quasi d'obbligo. Se riesci a trovarla, la cenere del legno è un eccellente contributo al tuo mix di concimi. È meglio concimare alla fine della stagione della maturazione delle piante. Tramite l'aratura, infatti, il composto di fertilizzanti deve penetrare nel terreno e rimanerci nel periodo invernale, prima della semina primaverile (se possibile).

Le piante che crescono in un orto di questo tipo saranno forti e in grado di resistere alle radiofrequenze e agli attacchi dei predatori.

Nell'orto è meglio evitare l'uso di veleni chimici sotto forma di pesticidi. Se fai uso di queste sostanze, assicurati che le piante abbiano eliminato i residui prima di mangiarle.

Le piante competono per lo spazio, ma anche se togli le erbacce dal terreno, dovresti assicurarti che la loro energia vada alla luce di Dio. Creare una sensazione d'amore intorno alla pianta l'aiuterà a crescere molto meglio. Puoi farlo anche con il terreno.

Testimoniare che l'amore incondizionato sia mandato al terreno

1. Sali al Settimo Piano di Esistenza (vedi pp. 19 e 20) e dai il comando: "Creatore di Tutto Ciò Che È, è comandato [o richiesto] che a questo terreno sia mandato amore incondizionato per

nutrire piante e alberi. Grazie. È fatto, è fatto, è fatto."

2. Testimonia che l'amore della creazione penetri nel terreno. Testimonia mentre il terreno si risveglia e prende vita.
3. Risciacquati con l'energia del Settimo Piano e resta connesso.

Benedici sempre il tuo orto e lavoraci in maniera positiva, con entusiasmo e amore, invece di tenere il broncio. I pensieri, negativi o positivi che siano, influenzano la crescita delle piante. Esistono diversi fertilizzanti per orti, ma senza i minerali e i pensieri d'amore, le piante non riceveranno la stessa vibrazione di luce da te, e la luce che mangerai in quelle piante non avrà la frequenza più alta.

FARE IL RACCOLTO

Amore, gioia, felicità e rispetto sono i segreti per comprendere le piante e gli alberi. Quando fai il raccolto da una qualsiasi pianta, connettiti al Creatore, torna nel momento in cui la pianta era un seme, riversa in quel seme amore e benedizioni e guardalo crescere fino alla forma attuale. Questo aumenterà la sua frequenza di vibrazione.

FARE IL RACCOLTO DA UNA PIANTA O DA UN ALBERO

1. Sali al Settimo Piano di Esistenza (vedi pp. 19 e 20) e dai il comando: "Creatore di Tutto Ciò Che È, chiedo a questa pianta il permesso di raccogliere i suoi prodotti. Grazie. È fatto, è fatto, è fatto."
2. Avvicinati alla pianta o all'albero con la delicatezza di una piuma trasportata dalla brezza estiva. Parlale nella sua lingua. Testimonia mentre torni al momento in cui era un seme, riversa in quel seme amore e benedizioni e guardalo crescere fino alla forma attuale.
3. Quando il processo è finito, risciacquati con l'energia del Settimo Piano e resta connesso.

L'energia del cibo

Il cibo che consumiamo è un'unione tra i minerali del Primo Piano, la vita vegetale del Secondo e le proteine del Terzo. Quest'unione tra i piani è alla base della vita, un'incredibile fusione di energie che porta nutrimento al corpo. Ecco perché è importante mangiare cibo che contenga vita, come frutta fresca, verdure e cereali integrali, senza sacrificare nessuna delle proteine, che sono così importanti per il corpo. Pensaci: il DNA è fatto di proteine, quindi di che cosa abbiamo bisogno per riparare il DNA? Proteine!

Alcune piante sono altamente proteiche. Grano, avocado e soia sono tra queste, ma dobbiamo fare attenzione con la soia, perché molta di quella sul mercato è geneticamente modificata. La soia che non ha subito alterazioni genetiche è la migliore. Se la utilizzi, ricordati di benedirla. Poiché tutto ha una coscienza e noi, quando ci nutriamo, ne assorbiamo l'essenza, dobbiamo benedire il cibo che consumiamo. Il cibo geneticamente modificato, soprattutto il grano, ha una coscienza che forse non ci fa molto bene. Se sei in dubbio sull'essenza del cibo, torna indietro e benedicilo fin dalla sua origine.

Se acquisti erbe, vitamine o alimenti in negozio, chiedi al Creatore se questi prodotti sono per il tuo bene supremo. Per capirlo, connettiti al Creatore con il prodotto in mano e chiedi se la sua vibrazione va bene per te. Una volta che la sostanza ha superato il test, dovresti benedirla prima dell'uso, per assicurarti che abbia la massima vibrazione, efficacia e qualità.

Anche se hai soltanto il davanzale della finestra, dovresti prendere in considerazione l'idea di coltivare delle erbe. Non nutrono infatti soltanto il corpo, ma anche l'anima, perché assorbono la negatività e la trasformano in energia positiva.

A livello simbolico, le vitamine ci danno la sensazione di essere amati. Se ne siamo carenti o se l'organismo non riesce ad assorbirle, il corpo percepirà una mancanza d'amore. Anche lieviti e batteri appartengono al Secondo Piano, e sono naturalmente presenti nel corpo. Se sono bilanciati, non ci fanno né bene né male. Per essere in armonia con il Secondo Piano di esistenza, il corpo deve trovarsi in equilibrio.

Anche se penso che sia possibile creare alcune delle vitamine e dei minerali che ricaviamo dagli alimenti a livello psichico, è fondamentale comprendere che il cibo ci dà benefici non immediatamente visibili. Mangiando e digerendo permettiamo infatti al subconscio di capire i primi tre Piani di Esistenza e di cogliere un barlume degli altri. In ogni caso è importante essere consapevoli, a livello conscio, della storia che il cibo ha da raccontarci.

Il nostro cibo racchiude un'incredibile quantità d'informazioni psichiche. Attraverso gli alimenti ci connettiamo con le energie che ci circondano e siamo in costante comunicazione con tutto ciò che è esistito sui primi tre piani. Una volta che ci apriamo a questa possibilità, anche una sola fetta di pane diventa una fonte inesauribile di notizie.

Possiamo accedere alle informazioni contenute nel cibo connettendoci al Creatore, entrando poi nel DNA e chiedendo che cosa ha da insegnarci quell'alimento e, infine, portando il dato che abbiamo scoperto a livello conscio in noi. Questa semplice presa di coscienza genetica può svelarci molto, per esempio perché abbiamo voglia di certi cibi. Non desideriamo niente di cui non abbiamo bisogno, quindi, se hai voglia di cibi pieni di zuccheri o di conservanti, ti manca qualcosa che questi contengono.

Con una comprensione più profonda del cibo, potremmo modificare la nostra alimentazione e, se abbastanza persone sviluppassero questa consapevolezza, cambieremmo l'intera struttura del sistema agricolo.

Vegetariani

Oggi, molte persone diventano vegetariane. Uno dei motivi a spingerle verso questa scelta è la preoccupazione per le creature senzienti. Anche le piante, però, sono creature senzienti. Una carota non è felice quando la prendi a morsi.

È importante capire che un animale contiene i ricordi di tutte le sue esperienze. Alcuni di questi ricordi, sensazioni ed emozioni passano nella persona che se ne ciba, e lo stesso avviene per una carota.

Ecco perché è meglio benedire sempre qualsiasi animale o proteina vegetale si mangi, testimoniando che il suo spirito vada nella luce. Inoltre, tutto ciò che consumiamo dovrebbe essere ringraziato per il suo sacrificio.

PIANTE MEDICINALI

Cibo superiore: le erbe officinali

Dall'alba dei tempi gli uomini utilizzano le piante in modi diversi. Le erbe furono le prime medicine e anche oggi il 40 per cento dei nostri farmaci è costituito da composti vegetali.

Le erbe sono chiamate "cibo superiore". Se vai a raccoglierle nei campi e in natura, imparerai a comunicare con loro, e ti diranno se fanno bene o no. Esercitati. Esistono molte guide illustrate per identificare le specie vegetali e, con la pratica, riuscirai a capire quali piante guariscono il corpo.

Quando usiamo le piante per le guarigioni, che siano coltivate in casa o raccolte in natura, dovremmo ricordarci sempre di prenderle con rispetto. Attraverso il Creatore di Tutto Ciò Che È, parla con loro, spiega ciò di cui hai bisogno e chiedi il permesso di raccoglierle. Dovrebbero risponderti e indicarti quali sono le migliori al tuo scopo.

Esiste una combinazione naturale di piante per ogni malattia. Ma i guaritori che utilizzano il Secondo Piano in questo modo devono avere una vasta conoscenza dei rimedi a base di erbe e della loro interazione con altri medicinali, altrimenti possono mettere a rischio il cliente. La guarigione da questo piano richiede tempo e perseveranza.

I rimedi a base di erbe non andrebbero assunti continuativamente. Nota che il loro utilizzo prevede un approccio olistico.

"Dai loro luce"

Per sintetizzare la vitamina D, abbiamo bisogno di luce, proprio come le piante. Quando consumiamo alimenti vegetali, in un certo senso ingeriamo luce trasformata.

Credo che le piante che contengono la forma più alta di questa luce nutriente siano le alghe blu-verdi, la chlorella e la spirulina, in grado di rivitalizzare tutto il corpo. Ogni volta che ti viene inviato il messaggio "Dai loro luce", ti viene suggerito di consigliare l'utilizzo di queste piante.

Alghe blu-verdi

Contengono enzimi biologicamente attivi, glicoproteine, lipidi, minerali, carboidrati semplici e vitamine. Le alghe realizzano la fotosintesi in maniera molto efficiente e si dice che quelle blu-verdi portino molti benefici alla salute.

Sono antiossidanti e rivitalizzanti, possono essere utilizzate per la purificazione, aiutano a tenere a bada le voglie di cibo, migliorano la memoria e l'attenzione, aumentano la concentrazione ed eliminano le tossine dal corpo.

Chlorella

Eccellente fonte di clorofilla, carboidrati, vitamina C, vitamina E e proteine, si utilizza in caso di asma, gengive sanguinanti, ustioni e infezioni. È anche uno dei migliori rimedi per eliminare le tossine di mercurio dal corpo. Bisogna cominciare con dosi basse e aumentarle lentamente.

Spirulina

Fonte concentrata di aminoacidi, clorofilla, ferro e proteine, si utilizza per sostenere il sistema immunitario e per eliminare malattie e tossine.

Eliminare le radiazioni nocive dal corpo

La maggior parte delle persone crede che tutte le radiazioni siano negative. Ma la radiazione è semplicemente un'emissione di energia sotto forma di onde, il che include la luce. Noi abbiamo bisogno delle radiazioni per vivere. Nella nostra società industriale, tuttavia, siamo soggetti a un'incredibile quantità di radiazioni provenienti dai miracoli della tecnologia moderna, e ho notato che la causa di alcuni cancri sono proprio le radiazioni. Così ho cominciato a rilasciare le radiazioni che quotidianamente ricevo da cellulari, computer, luci fluorescenti e altro materiale elettrico.

Usa il seguente processo per contrastare gli effetti delle radiazioni provenienti da queste e da altre fonti. È meglio testimoniare che le radiazioni nocive lascino il corpo, mentre l'energia di luce positiva rimane al suo posto.

Rilasciare le radiazioni

1. Sali al Settimo Piano di Esistenza (vedi pp. 19 e 20) e dai il comando: "Creatore di Tutto Ciò Che È, è comandato che tutte le radiazioni che non servono a [nome della persona] siano rilasciate, trasformate e inviate alla luce di Dio. Grazie! È fatto, è fatto, è fatto."
2. Testimonia che le radiazioni siano rilasciate e mandate alla luce di Dio.
3. Quando il processo è finito, risciacquati con l'energia del Settimo Piano e resta connesso.

Poiché le radiazioni non sono sostanze che dovrebbero essere nel corpo, non è necessario rimpiazzarle con altre.

GLI ELEMENTALI

"Tanti, tanti anni fa, troppi per leggerli sul calendario o per misurarli con orologi e pendoli, milioni di fate vennero dal sole ed entrarono nella terra. Qui, si trasformarono in radici e foglie e diventarono alberi. Ricoprirono tutta la Terra, sotto forma di specie diverse, ma l'Olanda fu formata soprattutto da pini e betulle, frassini e querce. Le fate che vivevano negli alberi si chiamavano Fanciulle del Muschio o 'Trintjes', che è la versione olandese di Kate o Katherine."

Da *Dutch Fairy Tales for Young Folks* di William Elliot Griffis

Uno degli aspetti più emozionanti del Secondo Piano di Esistenza sono gli elementali, gli spiriti che stanno a guardia, proteggono e nutrono il regno vegetale. Imparando a conoscere questo regno, ti aprirai alla possibilità di incontrare anche loro, che tu ci creda o no.

In seguito all'evoluzione spirituale e all'ascensione della razza umana, i veli tra i piani si stanno assottigliando ed è sempre più facile per noi vedere attraverso. Il velo tra Secondo e Terzo Piano è diventato particolarmente sottile. Per questo sempre più persone vedono quelle che sono definite fate.

Io preferisco chiamarle "elementali" e, non t'illudere, non hanno niente di umano. Gli elementali sono in grado di controllare la velocità di vibrazione delle proprie molecole per fondersi con le piante, diventare creature d'acqua o d'aria o assumere la forma solida che preferiscono. È proprio quando assumono una forma solida che noi le vediamo come fate, perché è l'unico modo in cui la nostra mente riesce ad accettarle.

Il Secondo Piano è il primo dei piani in cui si manifesta la capacità di godere la vita e di esprimere il riso. È dove cominciamo a sperimentare la diversità nelle emozioni e nelle sensazioni. Anche gli elementali la imparano, e apprendono come fare i passaggi dimensionali e piegare il tempo. Sono collegati alle piante, alla pura energia della luce e al processo di fotosintesi.

La prima volta che vidi una fata ero con Guy in una baita in montagna appena sopra Sandpoint, nell'Idaho. Guy sapeva già della loro esistenza. Aveva lavorato con la Terra e sapeva che intorno alle piante e agli alberi ci sono degli spiriti. Era anche a conoscenza delle vaste tradizioni popolari sul tema.

Quando conobbi Guy, notai subito che, quando gli stavo vicino, diventava un portale per le fate. Penso che fosse perché capiva che la terra aveva un'energia tutta sua e che le fate ne erano vere e proprie trasmittenti. Quella prima esperienza con le fate mi spalancò le porte di un nuovo regno e capii che la loro energia era incentrata sulle piante e sugli alberi. I nativi chiamano questa essenza vivente il "Verde". Nelle tradizioni europee, è chiamata Uomo Verde o Madre Terra e, a volte, i due aspetti si fondono. Entrambe le figure devono la loro origine alla Regina delle Fate e al Re Quercia.

Figli piccoli dei maestri

Tutto in questo universo utilizza l'energia nella forma più alta possibile, che si tratti della luce del sole o della luce trasformata creata da qualcos'altro. Come abbiamo visto, le piante utilizzano le particelle di luce che assorbono per emettere la propria luce e comunicare. È questa luce che attira le fate.

Le fate e gli elementali veri non dovrebbero essere confusi con le loro moderne interpretazioni. Non sono sempre incredibilmente belli, e nemmeno agiscono sempre con benevolenza nei nostri confronti. Anche se non sono propriamente carini, sono interessanti nella loro stranezza. Si muovono più veloci della luce e di solito non si vedono a occhio nudo, se non sono loro a sceglierlo. Li percepiamo in forma umana, ma questo non significa che sia il loro vero aspetto, che invece è più simile a uno spirito di energia luminosa.

Gli elementali potrebbero essere nel nostro stesso viaggio attraverso livelli di esistenza. Noi lasciamo il Quinto Piano dove eravamo nati per andare al Quarto, il mondo degli spiriti, dove siamo assistiti, nutriti, amati e dove ci sono affidati diversi compiti, a seconda delle nostre abilità. Prima veniamo mandati al Primo Piano, dove apprendiamo la struttura molecolare del regno minerale e delle basi inorganiche di cui è composta la vita. Una volta assimilata questa conoscenza, torniamo al Quarto Piano a raccontare la nostra esperienza. Tutto ciò che abbiamo appreso viene registrato. Poi siamo mandati al Secondo Piano per studiare le piante e facciamo nuovamente ritorno al Quarto. È possibile che quelle che noi percepiamo come fate siano spiriti giovani nella prima parte del loro viaggio.

Portali delle fate

Gli elementali sono attratti dalla luce emessa dalle piante e dagli alberi, che loro aiutano a crescere e a trasmettere luce per comunicare con i propri simili. Prendono gli ordini dai padri e dalle madri albero e li passano ai figli. Utilizzano inoltre l'energia creata dagli alberi e dalle piante come portale per altre dimensioni.

Tra gli alberi madre e padre di solito ci sono grandi alberi portale, che costituiscono la via d'entrata per le fate. Secondo alcune leggende, questi portali d'ingresso possono essere anche cerchi di pietra e di funghi. I nostri antenati avevano osservato questi fenomeni e, anche se non li avevano del tutto compresi, sapevano della loro esistenza. Credo che quelli che molti oggi percepiscono come alieni siano in realtà fate che usano un portale dimensionale.

Se riesci a trovare l'albero madre in una foresta, guardati intorno. Da qualche parte, lì vicino, c'è l'albero portale. Puoi prendere la macchina fotografica e scattargli qualche foto per catturare le energie che lo attraversano. Puoi fare la stessa cosa anche con una pianta.

Testimoniare un albero o una pianta portale

Virtù richieste: capacità di manifestare sogni, gentilezza, magia, moralità, senso dell'avventura, speranza.

Blocchi: paura.

1. Sali al Settimo Piano di Esistenza (vedi pp. 19 e 20) e dai il comando: "Creatore di Tutto Ciò Che È, è comandato [o richiesto] che io veda il portale di questa pianta o albero. Grazie! È fatto, è fatto, è fatto."
2. Presentati alla pianta o albero, entra e trova i portali dimensionali.
3. Immagina che questi portali siano aperti e che restino accessibili per qualche minuto.
4. Scatta una foto con la macchina fotografica.
5. Comanda (o richiedi) di vedere le fate e guarda la pianta o l'albero animarsi maggiormente.
6. Quando il processo è finito, risciacquati con l'energia del Settimo Piano e resta connesso.

Guardando quella foto, riuscirai a vedere dei piccoli globi intorno alla pianta o all'albero: sono le sue forme-pensiero ed è anche il campo di energia di un portale o delle fate angeliche che lo circondano.

Sano discernimento

A volte gli elementali hanno paura di noi e non si mostrano perché ci ritengono predatori. Ma anche se non fanno parte del tuo sistema di convinzioni, più resti in stato Theta, più aumentano le tue possibilità di vederli a occhio nudo. Usa il giusto discernimento se lavori con loro, perché sono creature incredibilmente potenti e non ragionano come noi. Sono come noi, ma non proprio.

Le fate sono dispettose ed estremamente curiose. Adorano infastidirci tanto quanto amano aiutarci. Sono spiriti pieni di gioia con contraddizioni e passioni tutte loro. Sono così sensibili alle emozioni umane che possono morire per un eccesso di tristezza. Non amano essere comandate a bacchetta, ma, se approcciate nel modo giusto, ti possono aiutare.

In uno dei miei corsi in Australia, una persona ha fatto un'osservazione interessante dicendo di aver scoperto che, ogni volta che chiedeva l'aiuto di un elementale, quest'ultimo si aspettava in cambio un dono. Quindi, se dalla borsa mancano le chiavi o qualche altro oggetto scintillante, possono essere le fate che riscuotono il loro pegno.

Gli elementali adorano gli oggetti che scintillano, un po' come a noi piacciono i diamanti. Quando la luce colpisce un cristallo, si crea energia e per gli elementali questa luminescenza corrisponde a un'essenza divina. Ecco perché gli elementali sono attratti dai cristalli. Se si trovano bene con te, verranno a vivere nei cristalli che tieni in casa.

Se decidi di aprire la tua casa alle fate o di entrare in contatto con loro, fallo dal Settimo Piano. In questo modo, le energie del Secondo e del Terzo Piano lavoreranno insieme e aspetto umano ed elementale si potenzieranno a vicenda, senza essere in conflitto. Se entri in contatto con gli elementali da una sola prospettiva di Secondo Piano, ci sarà uno scambio di energia ed è possibile che le fate ti trasportino in un'altra dimensione. Ci sono molte leggende al riguardo.

Ecco un elenco di punti da ricordare, mentre ti prepari a incontrare gli elementali:

- sali sempre al Settimo Piano prima di parlare agli elementali o di andare da qualche parte con loro;

- non chiedere mai un favore a un elementale perché pretende uno scambio di energia, e si prenderà oggetti luccicanti che ti appartengono senza chiedere il permesso, sentendosi pienamente giustificato a farlo;

- gli elementali si mostrano solo a chi è puro di cuore;

- non devi credere negli elementali per vederne uno;
- si mostreranno solo se sanno di non essere in pericolo;
- gli elementali ti rispettano di più se anche tu ti rispetti;
- gli elementali non sono divinità;
- gli elementali adorano le risate e sono affascinati dal canto (se è intonato);
- gli elementali amano l'arte. Adorano vederci dipingere i quadri.

Testimoniare un elementale

1. Sali al Settimo Piano di Esistenza (vedi pp. 19 e 20) e dai il comando: "Creatore di Tutto Ciò Che È, è comandato [o richiesto] che io veda l'elementale di questa pianta o albero. Grazie! È fatto, è fatto, è fatto."
2. Entra nella pianta o albero e trova l'elementale.
3. Risciacquati con l'energia del Settimo Piano e resta connesso.
4. Scatta una foto (gli elementali spesso possono essere fotografati).

Poiché i veli tra i piani stanno cominciando a cadere, credo che alcuni elementali abbiano assunto una forma umana. Abbiamo visto tutti persone comportarsi come se fossero elfi o fate. Sembra quasi che stiano evolvendo in fate o viceversa. Secondo me molti elementali si comportano così solo per sperimentare il Terzo Piano.

Molte di queste "persone fatate" sono qui per proteggere gli elementali e il loro habitat. Sono ambientalisti e naturalisti.

Gli elfi islandesi

Il culto delle fate è precristiano ed era diffuso in gran parte dell'Europa settentrionale. Le sue radici risalgono a un tempo in cui eravamo più in sintonia con la natura e con le sue energie spirituali. In luoghi come l'Irlanda o l'Islanda il culto è sopravvissuto fino a oggi.

In Islanda esiste un'antica tradizione legata al popolo dei cosiddetti "elfi", che si pensava abitassero in punti particolari del paesaggio. Una recente inchiesta ha dimostrato che solo il 10 per cento degli islandesi afferma di credere agli elfi e ad altre creature sovrannaturali, ma il tracciato di alcune strade in costruzione è stato modificato per evitare certe rocce dove, secondo la tradizione, risiedono questi esseri.

Un luogo particolare si trova a Hafnarfjordur, appena fuori Reykjavik, dove un grosso masso è considerato una casa di elfi. Quando la costruzione di una strada avrebbe distrutto il santuario, il progetto fu modificato, per non disturbare i residenti soprannaturali.

A circa di tre ore di auto a nord di Reykjavik, a Ljarskogar, si stava costruendo un'altra strada, quando cominciarono ad accadere strani incidenti proprio di fronte a una roccia che si diceva fosse frequentata dagli elfi. I lavori si fermarono e i costruttori chiamarono un medium per capire se le difficoltà dipendessero proprio dagli elfi. Il medium parlò alle creature e riferì ai costruttori che gli esseri fatati chiedevano alle autorità di non far saltare in aria il loro masso, suggerendo di cercare un passaggio alternativo, in modo da non nuocere alla comunità elfica.

In Islanda i turisti possono trovare una vera e propria scuola degli elfi, con tanto di programma dei corsi, libri di testo, diplomi e ricerche. Ci sono libri speciali sugli elfi, sulle fate di luce, sul popolo nascosto, sui nani, sugli gnomi e sugli spiriti della montagna. Il materiale descrive tredici tipi di elfi, quattro varietà di gnomi, due tipi di troll e tre di fate.

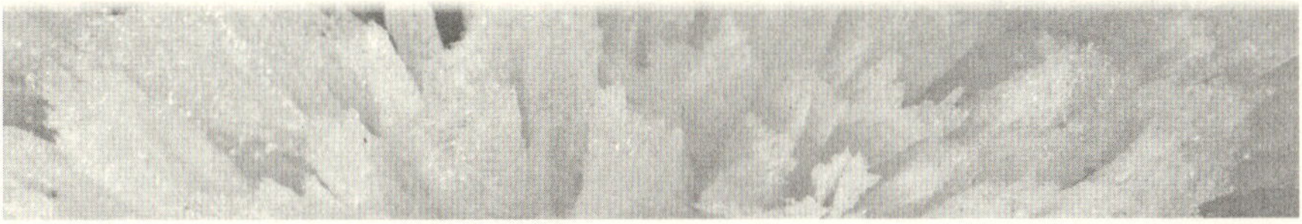

8
L'UNIVERSO, IL GIGANTESCO CUSTODE DELLA MEMORIA

Il Primo Piano di Esistenza è costituito da tutto il materiale inorganico nella terza dimensione, da tutti gli elementi che compongono questo universo in forma grezza, da tutti i solidi e da quasi tutti gli atomi della tavola periodica prima che comincino a unirsi per formare le basi di carbonio. Quando le molecole di carbonio si combinano con alcuni elementi danno origine alla vita vegetale del Secondo Piano di Esistenza. Poi si costituisce un raggruppamento di molecole più complesso che garantisce movimento e mobilità. Questa combinazione si trasforma in proteine, i mattoncini che compongono il Terzo Piano di Esistenza, quello degli uomini e degli animali. Si tratta di una ipersemplificazione dell'incredibile processo della vita.

Questo materiale – i minerali viventi, i cristalli, il terreno e le rocce, dal più piccolo cristallo alla montagna più alta – costituisce la base della vita organica. Poiché la vita comincia da qui, è ragionevole pensare che anche queste sostanze abbiano una componente spirituale. Il Primo Piano di Esistenza ci porta a comprendere che anche la vita inorganica ha una propria coscienza.

I ricordi dell'universo

Ogni sole dell'universo emette una luce diretta verso l'esterno. Nell'attraversare grandi distanze nello spazio, questa luce acquisisce le conoscenze di tutto ciò che sperimenta e di ogni luogo che attraversa. Quando infine raggiunge la Terra, porta con sé il sapere che ha accumulato. Ogni animale, pianta o granello di sabbia della Terra ha la possibilità di percepire tutti i ricordi che la luce offre.

I sensitivi sono in grado di cogliere parte di questa conoscenza. Ciò potrebbe spiegare perché alcuni sono in grado di descrivere gli altri sistemi stellari e le loro antiche culture senza averne mai fatto esperienza diretta. Ciò potrebbe spiegare anche perché alcuni credono di ricevere "visite aliene" che non sono affatto tali, ma che nascondono ricordi portati dai venti solari e provenienti dalla stella stessa. Questi due fattori insieme, inoltre, potrebbero essere il motivo per cui alcuni credono di aver avuto moltissime vite passate: semplicemente toccando o connettendosi alla Terra o assorbendo la luce delle stelle, colgono ricordi che appartengono all'universo.

MEMORIE DELLA TERRA

Le creature di Terzo Piano lasciano tracce su tutto quello che toccano, e queste tracce sono assorbite, sotto forma di ricordi, dai minerali del Primo Piano, dal suolo e da altri oggetti solidi. Alla fine, vivono all'interno del paesaggio stesso. I ricordi di tutte le persone, degli animali e delle piante che hanno vissuto sulla Terra sono contenuti in ogni granello di fango e sabbia del Pianeta. Se ti fermi ad ascoltare, riuscirai a percepire i ricordi che appartengono alla Terra. Quelli più recenti sono in superficie e sono anche i più facili da leggere. In un certo senso, la Terra ha il proprio Registro Akashico.

Guy è cresciuto in una fattoria nell'Idaho e in un ranch in Montana. Negli anni Novanta dell'Ottocento, il suo bisnonno, William Stibal, trasformò la casa dell'Idaho nel podere di famiglia.

In quel periodo la terra era allo stato selvaggio e andò dissodata. William costruì le fosse per l'irrigazione basandosi sulle stelle, piantò alberi, scavò un pozzo, sistemò i capanni e nel 1914 costruì una grande casa.

Quando, settant'anni dopo la morte di William, Guy ereditò il podere della famiglia Stibal, la prima cosa che facemmo fu restaurare la casa costruita da William e dal figlio (Bill). Fu un'operazione spaventosa e sarebbe stato più semplice (e meno costoso) costruire un edificio nuovo. Ma, contro ogni logica, salvammo la vecchia casa dalla distruzione.

Durante i lavori di ristrutturazione, sentii il forte impulso di far installare una finestra con una vetrata decorata. Più tardi scoprii che quel desiderio era stato di William e della moglie, Bessie. L'avevano inserita infatti in uno dei progetti originali della casa.

Poi mettemmo una staccionata intorno alla casa, proprio come quella che c'era ai tempi di William.

Inoltre, costruimmo una nuova stalla per i cavalli e cominciammo ad allevare frisoni, cavalli da tiro. In seguito scoprimmo che William Stibal Senior amava questi cavalli e li usava per liberare i trattori quando restavano impantanati. Aveva una stalla fatta apposta per questi cavalli, con tanto di finestre scorrevoli per dare loro il cibo dall'esterno.

Infine, facemmo mettere in piano uno dei campi, proprio come avrebbe voluto William.

Tutti questi desideri avevano lasciato una traccia energetica. I sogni di William si erano impressi nella terra.

Siti sacri

Con il trascorrere del tempo, alcuni siti accumulano un'energia speciale e vengono utilizzati a scopo rituale. È il caso, per esempio, dei cerchi di pietra di Stonehenge e Avebury, in Gran Bretagna. Anche molte chiese cristiane sono state costruite, in tutta Europa, su antichi luoghi di culto.

La prima volta che mi recai a Roma, in Italia, alloggiai in un albergo vicino al Colosseo. Quando lo raccontai ai miei amici sensitivi, si preoccuparono per me. Pensavano infatti che dovesse essere terribile stare così vicino all'energia di un posto tanto tremendo! Era stato un luogo di morte per così tante persone! Invece io ritenevo che il Colosseo fosse meraviglioso. È vero che era stato un luogo di dolore, e in effetti si avvertiva una forte energia di morte ma, cosa altrettanto importante, c'era una grande energia di vita, di storia, di eventi accaduti. Non mi concentrai sulla tristezza, bensì sulla vitalità del luogo.

Poi visitai la basilica di San Pietro, che è una delle più belle chiese del mondo. Ma la persona che mi ci portò mi raccontò quanto fossero malvagi alcuni dei papi. Mi chiese: "Senti il male che pervade questo posto?".

Non era l'impressione che ne stavo ricevendo io. Non che non percepissi anche questo, ma quando guardi la maestà delle opere d'arte che vi sono raccolte, qualsiasi malvagità passa in secondo piano. Quando osservi la scultura della *Pietà* di Michelangelo, vedi come l'artista è riuscito a cogliere lo sguardo toccante sul viso di Maria, mentre culla tra le braccia il figlio crocifisso. Michelangelo rifiutò perfino di mettere i segni dei chiodi sulle mani di Gesù, in modo che il Figlio di Dio non fosse deturpato dal marchio della crocifissione. Lo fece per l'amore che provava per Cristo, e questo amore sprigiona da ogni centimetro della scultura. Guardando gli affreschi della Cappella Sistina, senti quanto il grande artista amasse il proprio lavoro… e ti rendi anche conto di quanto fosse dispettoso. Su una delle pareti, infatti, dipinse uno dei vescovi che avevano criticato il suo lavoro come uno dei diavoli dell'inferno.

Guardando tutte le altre opere d'arte, si coglie la competizione che c'era tra gli artisti, mentre cercavano di finire il lavoro prima degli altri. Si avvertiva anche la sfida dell'infondere energia spirituale alle sculture e i dipinti di quel luogo. Ma in tutto questo, quei capolavori emanavano gioia di vivere.

Avevo la sensazione che San Pietro fosse stato davvero sepolto su quella collina di Roma e che quel luogo fosse rimasto sacro nonostante le alterne vicende di papi malvagi, tristezza e odio. Quella sacralità pervade ancora il luogo con una forza che toglie il respiro.

Qualche anno dopo visitai un sito sacro in Messico. Antonio, il mio referente, mi portò al santuario della Vergine di Guadalupe, a Città del Messico, per vedere l'immagine della Vergine che era miracolosamente apparsa su una Tilma, una specie di mantella portata dai messicani. Scoprii così che i messicani si recavano in quel tempio per essere guariti e per rinnovare la loro fede. Il luogo era pervaso dalla fede, ma nella chiesa c'erano anche un senso di corruzione e un'energia strana.

Quando vidi la Tilma, sentii che non era l'originale e che quella vera era dietro, chiusa a chiave in una stanza. Quando lo dissi alla mia guida, rimase sbalordita e mi chiese: "Come fai a saperlo? Conosco chi lavora alla sicurezza del santuario e so che l'originale è chiuso in una camera blindata."

Il punto è questo: se cerchi il male, lo troverai sempre. C'è il male nel mondo, ma quando si visitano luoghi come questi, si dovrebbe godere del senso di sacralità che li pervade, non concentrarsi sugli aspetti negativi. Se ci concentriamo sul negativo, gli diamo un potere che lo fa crescere.

Le emozioni sono molto potenti. Se tante persone inviano emozioni a un luogo per un certo periodo, creano campi di energia che vengono immagazzinati in quel punto. Alcuni siti sacri hanno accumulato così tanta energia da provocare lacerazioni spazio-temporali.

Lacerazioni spazio-temporali

La nostra morte lascia una profonda traccia nel luogo in cui avviene. E proprio questa traccia è il motivo per cui a volte i sensitivi sentono di doversi recare in terre remote per raccogliere i propri frammenti d'anima di vite passate. L'idea è che, assieme ai frammenti d'anima, il sensitivo recuperi anche il potere delle vite passate e diventi completo. Questo processo si basa sui ricordi trattenuti nel suolo.

Il terreno tiene in memoria tracce di eventi di tutti i tipi. Più il fatto è recente, più forti sono le emozioni e l'energia a esso associati. Questo rende più semplice vederli. Per esempio, negli Stati Uniti, negli anni Sessanta dell'Ottocento, ci fu una guerra civile che causò più di cinque milioni di morti. Su alcuni campi di battaglia di questa guerra, l'eco è molto forte, perché moltissime persone persero la vita nello stesso istante e nello stesso luogo.

Il rilascio improvviso della forza vitale dal corpo è un'azione incredibilmente potente, e quando tante persone muoiono contemporaneamente, un vortice di energia genera una lacerazione nel tempo e si crea un portale. Questo è uno dei motivi per cui alcuni riescono a vedere una battaglia cento anni dopo che è avvenuta.

Questo è solo un tipo di lacerazione spazio-temporale. Ce ne sono di diverse tipologie, tutte legate a cause differenti, come quella che molti anni fa trovai al Parco nazionale di Yellowstone, uno dei miei posti preferiti al mondo. Sono rimasta a vivere tanto nel sud-est dell'Idaho proprio per essere vicino a questo parco. È uno dei miei "punti di potere", un luogo speciale, in cui vado per ricaricarmi della sua energia vulcanica. Anche l'energia vulcanica crea lacerazioni nello spazio-tempo.

La prima volta che vidi la lacerazione spazio-temporale di Yellowstone fu molti anni fa, mentre percorrevo uno dei sentieri vicini al geyser Old Faithful. Stavo attraversando un ponte su un bellissimo fiume, quando visualizzai una coppia di nativi americani chiaramente innamorati l'uno dell'altra (no, non stavano avendo un rapporto sessuale, ma erano seduti in pace a godere della reciproca compagnia). Osservando la donna, provai un fortissimo senso d'identificazione, con una netta sensazione di déjà vu. Cominciarono a riaffiorare moltissimi ricordi della sua vita e arrivai a identificarla in "Colei che parla con il vento".

Vedere quei due innamorati e ricaricarmi grazie all'energia di quel luogo speciale è uno dei motivi per cui, di tanto in tanto, mi piace tornare a Yellowstone.

Ho scoperto che mi è più facile visualizzare quella coppia divina quando c'è un po' di nebbia o di pioggerellina. Perché li vedo? Penso che le ragioni siano diverse. In una vita passata, credo di essere stata una nativa americana e che il forte sentimento d'amore tra queste due persone abbia creato una lacerazione nello spazio-tempo, ma diversa da quella che può essere causata da un campo di battaglia o da una morte violenta.

Una volta venne da me un uomo che aveva fantasmi di nativi americani che gli gironzolavano per casa. Pensava che fossero spiriti erranti, ma quando andai a casa sua per mandarli alla luce di Dio, vidi che il fenomeno era dovuto a una lacerazione spazio-temporale. Poiché, appunto, non si trattava di spiriti erranti, non sapevo come aiutarlo. Gli dissi che erano innocui e che avrebbe dovuto far pagare il biglietto per mostrare quello spettacolo. Se avessi saputo quello che so oggi, avrei testimoniato che l'aperura del portale fosse spostata fuori dalla casa e portata in un altro posto.

Una lacerazione dello spazio-tempo è un'apertura su un altro tempo. Tu vedi le persone dall'altra parte, ma loro non possono vederti. Vivono la loro vita e quel momento è quello che tu visualizzi nella lacerazione.

Lacerazione temporale dovuta ai cristalli di quarzo

Poiché il quarzo amplifica l'energia psichica, a casa ne ho parecchi cristalli. Ho anche la cianite, in modo che l'energia dei quarzi non mi provochi il mal di testa.

Nella casa di Labell, nell'Idaho, dove vivevo prima, c'era così tanta energia che si era creata una lacerazione spazio-temporale, per cui vedevo un contadino fantasma camminare nel mio soggiorno. Il contadino non vedeva la mia casa e pensava di arare il proprio campo, mentre in realtà era in due posti nello stesso momento. Non era un fantasma e riuscivo a vederne soltanto una metà, perché il livello del suolo ai suoi tempi era parecchio più basso di quello del mio soggiorno, quindi vedevo questa metà andarsene in giro per il pavimento del salotto! A dire il vero, non capitava sempre, solo quando c'erano le condizioni giuste, come quando aveva piovuto molto.

Altre volte, invece, guardando fuori dalla finestra sul retro, verso il ponticello che portava al campo di cotone, vedevo una tenda indiana. Non si trattava di un fantasma, ma di un'eco di un altro tempo.

I RICORDI DI MADRE TERRA

Custodi di ricordi

La luce è il grande accumulatore di conoscenza e i ricordi che contiene vengono immagazzinati facilmente nella Terra. I minerali della Terra trattengono le memorie di tutti gli eventi accaduti in passato. Non le assorbono solo da animali e piante viventi, ma anche da quelli che sono morti e tornati alla Terra. Le gemme hanno la capacità di potenziare questi ricordi in un modo che supera di gran lunga quello degli altri minerali. Smeraldi, diamanti, rubini, zaffiri e tanzanite sono molto efficaci nell'accumulare ricordi tanto dalle creature viventi quanto dalle stelle. Anche se sono rimasti sotto terra, conservano i ricordi della luce del nostro sole e di altri soli dell'universo. Questo è uno dei motivi per cui, quando indossiamo dei cristalli, riceviamo ispirazione.

RECUPERARE CONOSCENZE PASSATE DA UNA GEMMA

1. Sali al Settimo Piano di Esistenza (vedi pp. 19 e 20) e dai il comando: "Creatore di Tutto Ciò Che È, è comandato che recuperi tutte le conoscenze passate di questa gemma."
2. Appena il processo è concluso, risciacquati con l'energia del Settimo Piano e resta connesso.

Tutti i cristalli della Terra hanno ricordi di qualche tipo e, di conseguenza, hanno sviluppato la capacità di accelerare l'energia degli animali e degli umani. Ecco perché puoi utilizzare i minerali per potenziare la tua intelligenza o per migliorare qualche altro aspetto.

Certi tipi di cristalli di Primo Piano sono in grado di accelerare automaticamente l'essenza di Terzo Piano di chi li indossa o li porta. Questo fenomeno si chiama matrimonio tra energie di Terzo e di Primo Piano e, se riuscissi a vedere questa interazione con gli occhi di un sensitivo, troveresti molto interessante il passaggio di energia dalla pietra alla persona.

Ci sono alcune accortezze da tenere presenti quando si ha a che fare con i cristalli. Non dovresti mai mettere cristalli o minerali nell'acqua che poi berrai. Alcuni minerali, infatti, contengono sostanze tossiche, come l'arsenico, il piombo, il cadmio, il manganese, il ferro e ne ospitano altre molto meno saporite, che possono penetrare nell'acqua. Se la bevi, rischi un'intossicazione da metalli pesanti.

Le energie di Primo Piano dei cristalli e dei minerali non solo sono in grado di potenziare qualità che hai già, ma possono anche essere programmate per migliorare la tua vita e per lavorare per te. Per questo sarebbe bene affidare loro compiti specifici.

Quando cominciai a praticare l'attivazione del DNA, la insegnai anche ai miei cristalli, in modo che attivassero il DNA di tutti quelli che li toccavano. Lo feci perché questo tipo di conoscenza non andasse mai persa. Puoi programmare una pietra speciale o un gioiello perché diventi il tuo "portaricordi".

Creare un portaricordi

Trasmetti le esperienze che hai vissuto al tuo portaricordi.

1. Sali al Settimo Piano di Esistenza (vedi pp. 19 e 20) e dai il comando: "Creatore di Tutto Ciò Che È, è comandato [o richiesto] che io trasmetta la conoscenza delle mie esperienze a questo portaricordi. Circondalo d'amore."
2. Appena il processo è concluso, risciacquati con l'energia del Settimo Piano e resta connesso.

Puoi insegnare al cristallo la capacità di registrare tutto quello che hai imparato ogni volta che lo tocchi. Quando viaggi, programmalo in modo che si senta a casa ovunque vai.

Se programmi un gioiello che resterà ai tuoi figli, avrà la tua firma energetica e loro saranno in grado di connettersi a te in qualsiasi piano di esistenza ti trovi.

Qualcuno di noi sta ancora cercando gioielli che aveva in un'altra vita e che erano stati caricati con ricordi antichi che potremmo non trovare mai...

L'energia delle pietre

Gli allievi dei miei corsi che mi vedono portare belle pietre preziose dovrebbero sapere che sono attratta dalla loro energia, oltre che dal loro splendore. Per esempio, acquisto raramente diamanti perché non mi attirano. Non hanno un'energia che mi piace. Ho scoperto che alcuni diamanti devono essere ripuliti dai ricordi di violenza e intrigo che portano con sé. Ecco perché non compro "diamanti insanguinati".

Le seguenti pietre sono quelle che a me danno protezione ed energia e che hanno una vibrazione simile alla mia. Il lettore dovrà scoprire quali tipi di pietre e minerali vanno bene per lui.

Acquamarina

L'acquamarina è una pietra della famiglia del berillo che i guaritori dovrebbero tenere in casa per creare un'atmosfera serena e per facilitare la loro connessione con le energie del Cielo e della Terra e con il Creatore. Questa pietra del colore dell'oceano funge da ponte psichico per il suo legame con l'energia dell'acqua.

Ametista

L'ametista è la pietra dei nati in febbraio. Fa parte della famiglia dei criptocristallini della quarzite comune. Si produce quando un cristallo di quarzo ha un alto contenuto di ferro. È quest'aggiunta di ferro a dare l'intenso colore viola alla pietra. La maggior parte delle ametiste sul mercato è trattata termicamente per far risaltare il colore.

L'ametista fa parte di una famiglia di pietre utilizzate dai sensitivi. Il suo nome viene dal greco antico e significa "non ubriaco". I greci e i romani, infatti, la consideravano un forte antidoto all'ubriachezza. Ancora oggi è simbolo di sobrietà.

Il mito delle sue origini proviene dai greci. Secondo la leggenda, Bacco, il dio del vino, arrabbiato con un mortale che rifiutava di riconoscerlo, giurò di scatenare la propria furia contro tutti i mortali che non avessero partecipato ai suoi riti di ubriachezza.

Ametista era una bellissima ragazza che stava andando al tempio di Diana quando fu fermata dal dio furioso. Bacco chiamò due tigri per divorarla, ma Ametista invocò l'aiuto di Diana. Per salvarla, Diana la trasformò in una statua di puro quarzo bianco.

Quando Bacco vide la splendida statua, si commosse fino alle lacrime e cominciò a piangere di dolore, pentito delle proprie azioni. Le lacrime finirono nella sua coppa di vino che cadde, rovesciando il liquido sulla statua. Il quarzo bianco assorbì il colore del vino misto alle lacrime del dio, e così nacque l'ametista.

Come puoi vedere, l'energia dell'ametista è conosciuta da migliaia di anni, ed è una delle mie preferite. La pietra spinge i sensitivi alla comprensione dei Piani di Esistenza. Apre il terzo occhio e le capacità legate al chakra della corona. Appoggiata al corpo, dischiude il potenziale psichico dell'individuo e aumenta le sue abilità di guarigione. Un gruppo di cristalli di ametista in casa elimina e smista le energie negative che entrano dalla porta o che sono assorbite dai muri. Per questo motivo è una pietra fondamentale da tenere in casa.

Andradite o granato ferrino, melanite

È una delle mie pietre preferite. Posta sotto una piramide, può trattenere l'energia ed è stata la prima pietra a risvegliare i miei sensi psichici.

Apofillite

L'apofillite ricorda costantemente al DNA la nostra missione divina.

Celestite

La celestite ci rende consapevoli dei nostri spiriti guida e degli angeli.

Cianite

La cianite è una delle pietre migliori per eliminare la negatività. Dovrebbe essere tenuta nella stanza in cui si effettuano le guarigioni perché trasforma l'energia impura in energia positiva. Aumenta l'energia della stanza e, se le viene insegnato a svolgere un compito preciso, è ancora più efficace. Bilancia inoltre le energie degli altri cristalli nella stanza, in modo che le loro diverse frequenze lavorino insieme.

Diversamente dalla maggior parte dei cristalli, la cianite non ha mai bisogno di essere ripulita. Dal punto di vista fisico, allevia il mal di testa e il mal di stomaco.

Diamante

Il diamante è da sempre il simbolo dell'amore. Questa pietra è uno strumento di risveglio spirituale ma, secondo me, è meno efficace dell'apofillite.

Dioptasio

Sempre più persone sono attratte dal dioptasio come pietra delle capacità psichiche, perché guarisce il cuore, amplifica l'energia e dona gentilezza.

Ho alcuni campioni molto belli di questa pietra che hanno il classico colore verde smeraldo, con un'aggiunta di blu scuro. Il dioptasio, messo in casa, costituisce un richiamo costante alla gentilezza ma, come per tutte le cose, sta a te decidere se accogliere questo suggerimento.

Ematite

L'ematite protegge ed è la pietra dei guerrieri. Aumenta l'equilibrio delle energie maschili nell'uomo e nella donna.

Giada

La giada è la pietra perfetta per le guarigioni e può favorire la ripresa da una malattia fisica o spirituale. È l'unica pietra che irrobustisce il corpo mentre lo depura dall'energia negativa. Quando però ha assorbito troppa negatività, può rompersi. Quasi tutti i guaritori dovrebbero indossare della giada e averne a casa e in ufficio.

Larimar

Il larimar fu scoperto nella Repubblica Dominicana nel 1974. Fa riemergere ricordi antichi e talenti nascosti e ci porta anche nel futuro per recuperare le doti future. Favorisce il risveglio del DNA per farci ricordare le missioni divine passate e future.

Moldavite

La moldavite appartiene a una famiglia di pietre chiamata tectiti. Sono nate dall'impatto dei meteoriti ed essendo il risultato di una fusione tra Cielo e Terra, sono ricercate dai sensitivi per la loro energia. In realtà sono frammenti di vetro che si sono formati alle altissime temperature provocate dall'impatto del meteorite contro l'atmosfera della Terra. Hanno colori diversi, a seconda dei composti dell'esplosione, del punto di caduta del masso e della sua composizione. La moldavite è rara e di un bellissimo colore verde.

Rende consapevoli che siamo connessi a Tutto Ciò Che È. È leggermente radioattiva, quindi messa in casa risveglia l'energia e fa muovere gli eventi più in fretta. Ciò significa che è una pietra per le manifestazioni. Può portare grandi cambiamenti nella tua vita. Ma se la programmiamo, avremo un pizzico di controllo sul ritmo e sulla severità degli insegnamenti che dobbiamo apprendere.

Onice nera e ossidiana

L'onice nera e l'ossidiana forniscono una buona protezione dalle emozioni negative che fluttuano a casa e in ufficio.

Opale di fuoco

L'opale di fuoco è un'altra pietra molto importante in questo periodo. Essendo morbida e formata principalmente da acqua, funge da ponte tra dimensioni, luoghi e tempi. Riporta indietro l'energia persa quando qualcuno dona troppo di se stesso agli altri e consente di recuperare anche frammenti d'anima. Aumenta tutte le qualità spirituali che possediamo e, nonostante le voci che vorrebbero il contrario, lavora bene in unione con le altre pietre.

Oro e argento

L'oro è uno degli elementi più importanti in termini metafisici. Amplifica tutto e porta anche il corpo alla perfezione. È maschile e femminile insieme e ha gli stessi effetti su entrambi i sessi, per quanto, secondo la tradizione, l'oro sarebbe un metallo legato al sole (maschile), mentre l'argento legato alla luna (femminile). Dovrebbe essere indossato per rimanere radicati alla realtà, ma ci consente anche di lasciare questa illusione a nostro piacimento. In questo modo ci permette di raggiungere i regni spirituali pur restando in un corpo fisico.

Né l'argento né l'oro interferiscono con l'energia dei cristalli; l'oro amplifica le proprietà dei minerali.

Peridoto

Il peridoto ha le stesse funzioni dello smeraldo, ma con un'intensità inferiore. Chi non si può permettere uno smeraldo traslucido, può acquistare un peridoto. Entrambe le pietre fanno emergere il nostro essere autentico.

Pirite

La pirite è una pietra di protezione.

Quarzo

Il quarzo è un potente amplificatore di energie, un fatto che gli antichi intuivano e che la scienza moderna è in grado di confermare pienamente. I cristalli di quarzo, infatti, sono dotati di quelle che la scienza chiama proprietà piezoelettriche. Ciò significa che sono in grado di trasformare una forza meccanica in elettricità e la corrente elettrica in una forza meccanica. Nel mondo contemporaneo sono impiegati in una miriade di campi, tra cui l'elettronica, l'ottica e la produzione di vetro, malta, mole, carta vetrata e composti per la pulizia.

Il quarzo è la seconda sostanza più presente sulla Terra. Nell'antichità, geodi di quarzo venivano posti ai quattro punti cardinali della casa per proteggerla da ogni genere di negatività. Lo scopo era far fluire la negatività, senza che creasse conflitti.

Il quarzo è di colori diversi.

Quarzo affumicato

La colorazione del quarzo affumicato, naturale o artificiale, è dovuta a raggi gamma e a impurità di alluminio.

Questa pietra è apprezzata per la sua capacità di trasformare l'energia negativa in positiva. È inoltre in grado di assorbire e di ripulire emozioni indesiderate proiettate all'esterno. Ecco perché è ottima da tenere in una stanza in cui si fa terapia.

Quarzo citrino

Il quarzo citrino è una varietà di quarzo giallo dorato, parente stretto dell'ametista. Il quarzo citrino naturale è raro e molto di quello disponibile sul mercato è ametista trattata termicamente oppure quarzo affumicato.

Il colore giallognolo della pietra, simile a quello dell'oro, gli conferisce l'abilità di portare abbondanza e di creare stabilità finanziaria. Quando parlo di abbondanza, non mi riferisco solo al denaro, ma alla salute, all'equilibrio nelle relazioni e all'abbondanza in famiglia e in campo spirituale. Io ho un grande quarzo citrino naturale che uso per benedire i miei studenti con l'abbondanza. A livello fisico questo quarzo aiuta a ripulire il fegato e a mantenere in equilibrio il chakra del plesso solare.

A livello spirituale ci porta a prendere coscienza del fatto che possiamo creare quello che desideriamo e integra la nostra spiritualità nella vita di tutti i giorni. Potenzia l'empatia in modo che riusciamo a percepire i sentimenti degli altri con equilibrio.

L'ametista e il quarzo citrino sono i cristalli che preferisco tenere in casa.

Rubino

Molti sono attratti dal rubino perché aumenta il coraggio. Nello specifico, dona a chi lo porta il coraggio di essere diverso e di difendere i propri ideali. Ecco perché è la pietra preferita da molti guerrieri. Il rubino rende chi lo indossa più concentrato sui propri obiettivi e sulla realtà che ha creato. Infonde anche buon senso spirituale.

Smeraldo

Lo smeraldo è una delle più importanti pietre di guarigione che ci sono sulla Terra. È la pietra che, nel mondo antico, indossavano le regine d'Egitto, e per un buon motivo. Tanto allo stato grezzo quanto lavorato, quest'incredibile pietra della famiglia del berillio ha un'alta frequenza di vibrazione. Il vero smeraldo richiama qualità ed esperienze di vite passate e ci ricorda di tutto quel che saremo nel futuro. Porta anche informazioni da spazi e tempi diversi del multiverso e chiarezza su qualsiasi dato archiviato nel mondo metafisico.

Sotto forma di pietra intagliata, ci mantiene calmi e consapevoli. Indossato o tenuto in casa, lascia emergere la nostra parte migliore. Accelera la guarigione del corpo fisico e spirituale, soprattutto per i problemi di cuore.

Lo smeraldo è fondamentale in questo momento di profondo cambiamento. Il suo cuore contiene molte testimonianze antiche che attendono di essere scoperte. Oggi sono disponibili versioni meno costose e un prezzo alto non significa sempre che la gemma possieda qualità migliori.

Tormalina

La tormalina aumenta tutte le nostre energie spirituali. Ha la capacità di ricordarci della bellezza della creazione.

Turchese

Il turchese è utilizzato per guarire qualsiasi malattia, in particolare per l'artrite. Fa da ponte tra la mente spirituale e la mente materiale e le porta a lavorare insieme.

Zaffiro

Con zaffiro s'intende un corindone di qualsiasi colore, tranne il rosso, che è il rubino. Lo zaffiro ha dunque tante sfumature diverse, che coprono l'intero spettro cromatico dell'arcobaleno. È una pietra importante, che ci riporta sul cammino spirituale nel più alto e migliore dei modi. È indicata per farci conoscere il nostro sé spirituale.

Se riusciamo a sopportare la sua energia, lo zaffiro può portarci vera abbondanza. Un buon zaffiro ci riallinea costantemente: è come avere qualcuno che brontola sempre, ricordandoti che sei fuori allineamento dal punto di vista spirituale ed emozionale. Quando lo indossiamo, riusciamo a parlare con gli altri mantenendo l'equilibrio emotivo.

Il livello di energia dello zaffiro cambia da pietra a pietra. Il miglior consiglio che posso darti se intendi acquistare una pietra preziosa è conoscere il venditore. Se un commerciante ti dice che la pietra è del tutto "naturale", molto probabilmente non sta dicendo la verità. La maggior parte dei corindoni è trattata termicamente o irradiata. Ciò non significa che non sia uno zaffiro o che non acceleri l'energia. Ma un buon acceleratore di energia di solito comunica con il proprio linguaggio se vuole che tu lo acquisti. Da parte tua, dovresti essere in grado di percepire il livello energetico della pietra quando si rivolge a te nel suo linguaggio sacro.

La santa delle pietre: Ildegarda di Bingen

Le nostre tradizioni di guarigioni con i cristalli si devono in gran parte a Ildegarda di Bingen, una badessa cristiana nata nel 1098 a Bermersheim, in Germania. Fu la prima importante mistica dell'area di lingua tedesca. I suoi scritti, fra cui lo *Scivias*, in cui descrive le proprie visioni religiose, sono noti ancora oggi.

Si ritiene che, per il lavoro sulle gemme descritto nel trattato di medicina *Physica*, Ildegarda si sia ispirata al libro del vescovo Marbodo di Rennes, scritto sessant'anni prima. Secondo altri, invece, il suo trattato nascerebbe dalla pura ispirazione divina.

Ildegarda descrive le seguenti sedici pietre di guarigione: agata, ametista, berillo, calcedonio, corniola, crisolite, crisoprasio, diamante, diaspro, giacinto, onice, prasio, rubino, sardonice, topazio, zaffiro. Probabilmente per proteggere il proprio lavoro dagli attacchi, Ildegarda non descrisse i benefici delle pietre. Quindi non attribuì loro alcuna coscienza propria, ma lasciò intendere che, per loro stessa natura, erano contrarie al male, poiché appartenevano intrinsecamente a Dio:

"Ogni pietra preziosa contiene fuoco e umidità. Ma il diavolo evita, odia e disprezza le pietre preziose, perché gli ricordano la bellezza che splendeva in lui prima che perdesse la Grazia di Dio e anche perché alcune gemme nascono dal fuoco in cui, per volere di Dio, lui riceve la sua punizione finché non sarà annientato."

Sarebbe corretto dire che le radici della moderna cristalloterapia risalgono al misticismo cristiano e che questa pratica non era considerata eretica dalla Chiesa medievale.

Tutte le culture hanno utilizzato le pietre preziose allo stesso modo di Ildegarda e, anche a distanza di migliaia di chilometri, hanno attribuito loro all'incirca le stesse qualità alle pietre. I nativi americani, i cinesi, gli indiani, gli egizi, i romani, i greci e gli aborigeni australiani usavano le pietre a scopo di guarigione. Questa pratica ha migliaia di anni.

PROGRAMMARE GLI OGGETTI INANIMATI

Tutti i minerali hanno la capacità di trattenere ricordi e sono in grado di emettere le energie che sono state programmate in loro tramite forme pensiero leggere. I cristalli sono in assoluto i migliori per queste operazioni, ed è il motivo per cui, oltre che per la loro bellezza, li scegliamo come custodi di ricordi e trasmettitori di energia.

È possibile mettere in un cristallo, tramite un inserimento, una forma pensiero leggera con l'energia del Settimo Piano, e poi insegnare alla pietra che ha la capacità di diffondere l'energia di quella forma-pensiero in tutta la casa.

S'insegna a un cristallo a fare questo perché l'inserimento annulla i ricordi negativi preesistenti. Inoltre, mediante questa pratica, l'energia che desideriamo ci ritorna spontaneamente.

Programmare un oggetto inanimato

1. Sali al Settimo Piano di Esistenza (vedi pp. 19 e 20) e dai il comando: "Creatore di Tutto Ciò Che È, è comandato [o richiesto] di insegnare a questo oggetto a [indica la capacità]. Grazie. È fatto, è fatto, è fatto."
2. Testimonia che l'inserimento dal Creatore entri nell'oggetto.
3. Quando il processo è finito, risciacquati con l'energia del Settimo Piano e tienila dentro di te.

L'energia ci viene ritrasmessa in uno scambio come succede con gli oggetti simbolici che mettiamo a casa o in ufficio. Alcune persone, per esempio, hanno immagini di Gesù o crocifissi che, a livello simbolico, sono legati alla salvezza. Altri mettono invece il simbolo "OM", che rappresenta il suono dell'universo. Di per sé questi oggetti inorganici hanno soltanto il potere che noi riponiamo in loro e, senza quell'energia, il loro impatto sarebbe minimo o nullo. Ciò nonostante questo modifica l'ambiente in cui viviamo a nostro vantaggio.

Se venissi a casa mia, vedresti che è un simbolo dei Piani di Esistenza. Infatti, ho pietre per il Primo Piano, fate e piante per il Secondo, foto dei miei figli per il Terzo, foto dei miei antenati del Quarto, simboli dei maestri per il Quinto e la geometria sacra per il Sesto. In questo modo mi viene ricordato che anch'io faccio parte di Tutto Ciò Che È.

Programma il tuo ambiente per migliorare la tua vita

1. Sali al Settimo Piano di Esistenza (vedi pp. 19 e 20) e dai il comando: "Creatore di Tutto Ciò Che È, è comandato [o richiesto] che tutto ciò che si trova nel mio ambiente migliori la mia vita. Grazie. È fatto, è fatto, è fatto."
2. Testimonia che tutti gli oggetti della tua casa e dei dintorni

ricevano l'inserimento con le energie che migliorano la tua vita.

3. Quando il processo è finito, risciacquati con l'energia del Settimo Piano e tienila dentro di te.

Quando cominci a programmare il tuo ambiente, è possibile che tu scopra che c'è un sacco di "roba" che non vuoi più. Come il tuo corpo, anche la tua casa è uno specchio di te stesso. Se è piena di cianfrusaglie, significa che anche la tua mente lo è. Se hai disordine sulle mensole, sui ripiani o nel frigorifero, ci sono due possibili spiegazioni: o hai dei bambini piccoli oppure nella tua vita c'è molta pesantezza, che nasce dalla sensazione di dover portare il mondo tutto sulle tue spalle. Pulisci la tua casa e schiarisciti la mente! Sbarazzati di tutto ciò che ti ruba energia e non ne crea a tuo vantaggio. Non tenere vestiti che non hai più intenzione di mettere. Butta tutto quello che non ti serve. Ciò non significa che devi comprare mobili nuovi, ma è importante che tu trovi oggetti che ti piacciano e che ti facciano stare bene. Se qualcosa non ti piace più, liberatene! Così facendo, creerai spazio per l'abbondanza.

Caricare ciò che ti circonda

Quando sei in stato Theta, puoi inserire una forma pensiero condensata in ogni oggetto importante della tua casa, per caricarlo con le intenzioni giuste. Per esempio:

- il tavolo della cucina dovrebbe essere caricato con l'intenzione che ci sarà sempre cibo in abbondanza e che chiunque mangerà a quel tavolo andrà via a stomaco pieno e soddisfatto;
- le pareti dovrebbero infonderti una sensazione di sicurezza;
- il divano dovrebbe essere caricato per essere invitante e confortevole;
- statue e rocce possono riflettere sacralità ed emettere vibrazioni di abbondanza;
- il letto dovrebbe essere caricato per dare conforto, amore, riposo e allegria;

- i quadri possono essere caricati per infondere, a seconda del soggetto, nutrimento spirituale, onore e ispirazione;
- sculture in legno possono essere caricate con l'apprezzamento della bellezza, la maestosità e il potere.

Carica tutti gli oggetti di casa tua e del tuo spazio con le intenzioni che desideri. Puoi divertirti molto a farlo.

Dovresti iniziare dalla terra sotto di te e sbarazzarti di ogni frammento negativo di anima che vi è stato lasciato e anche di tutti gli spiriti erranti.

Rilasciare gli spiriti erranti e i frammenti d'anima dalla Terra

1. Sali al Settimo Piano di Esistenza (vedi pp. 19 e 20) e dai il comando: "Creatore di Tutto Ciò Che È, è comandato [o richiesto] che tutti gli spiriti erranti e i frammenti negativi d'anima siano rilasciati da questa Terra. Grazie. È fatto, è fatto, è fatto. E così sia."
2. Testimonia che gli spiriti erranti e i frammenti negativi d'anima siano mandati alla luce di Dio.
3. Quando il processo è finito, risciacquati con l'energia del Settimo Piano e tienila dentro di te.

A casa ho un cristallo che ha il compito di allontanare tutti gli spiriti erranti. Ne ho un altro che invia energia positiva a chiunque entri dalla porta. Ogni cristallo e perfino i quadri della mia casa hanno un inserimento con un compito da svolgere. Lo chiamo *super feng shui*. Effettivamente, so di essere un po' strana. Devo bere da tazze blu che hanno l'inserimento: "Tutto ciò che bevo da qui è puro e pieno di energia".

Dovresti programmare tutto ciò che hai in casa con uno scopo specifico. Uno dei motivi per cui si fa questo è che gli oggetti hanno impronte fantasma di tutti quelli che li hanno toccati in passato. Per un sensitivo può essere un po' troppo!

Proteggere la casa

Per proteggere la tua casa e potenziarne l'energia, prendi quattro cristalli, programmali in base al tipo di energia che vuoi che abbiano e sistemali ai quattro punti cardinali della proprietà o dell'appartamento. Così facendo, si creerà un vortice di energia. La casa deve avere un vortice di energia caricato positivamente perché tu ti senta riposato e pieno di energia quando esci.

Dopo che avrai creato questo vortice, programmato gli oggetti e decorato la casa con i cristalli, l'abitazione avrà una firma energetica propria e potrà diventare un faro che, con la sua luce, attrae spiriti, angeli e fate. Ecco perché dovresti pulirla energeticamente venti volte al giorno appendendo intorno al suo perimetro campane tubolari, i cosiddetti scacciaspiriti.

Gli angeli e le fate sono attratti dagli scacciaspiriti. Dovresti quindi programmare la casa per accettare l'energia delle fate, ma solo se si comportano bene e non fanno dispetti. Anche le campane tibetane richiamano questi esseri. Invece, spiriti erranti e spiriti malvagi odiano questo genere di oggetti. Disporli intorno alla casa impedirà alle energie negative di entrare.

Quando appendi gli scacciaspiriti, fai l'inserimento: "Ogni volta che suonerai, la casa e l'area circostante saranno ripulite dalle energie negative."

Anche orologi con campanelle o campane che suonano a ogni ora aiutano a tenere pulita la casa. Quando sono fuori per lunghi periodi e non c'è nessuno a caricare gli orologi, mi affido a quelli a batteria e lascio che gli scacciaspiriti facciano il resto.

Bilanciare le capacità psichiche

Come ho già detto, alcuni sensitivi hanno una predisposizione naturale a creare vortici di energia. Le loro capacità psichiche possono anche provocare elettricità statica non controllata. Quando queste persone hanno un buon equilibrio emotivo, va tutto bene. Diversamente, cominciano a manifestarsi piccoli problemi tecnici, come elettrodomestici che si rompono, luci che si spengono, orologi fermi e simili. All'inizio è divertente, ma dopo un po' diventa costoso. Ecco perché per i sensitivi è importante mantenere un equilibrio emotivo.

Lo capii anni fa, quando lavoravo in un impianto per la lavorazione delle patate come tecnico del controllo qualità e testavo le quantità di solfuri e additivi nei prodotti. Entravo nell'impianto per testare i campioni e, quando mi avvicinavo ai macchinari, semplicemente si fermavano. Non passò troppo tempo prima che gli altri dipendenti si accorgessero che le macchine si guastavano quando passavo io.

Il lavoro in uno stabilimento di patate è pesante, lungo e monotono. Così gli operai cominciarono a chiamarmi perché mi avvicinassi al macchinario che stavano usando per fare una pausa. Il macchinario si rompeva nel preciso momento in cui arrivavo. Gli addetti chiacchieravano per un'oretta, senza far niente, aspettando che fosse riparato.

Nessun macchinario era troppo per me. Riuscivo a fermare anche i giganteschi rulli per i fiocchi di patate. Una volta, da arrabbiata, avevo fermato anche uno strumento a raggi X.

Un giorno andai a trovare la mia amica Chris, sensitiva anche lei. Facemmo una toccante chiacchierata di quasi un'ora sulla vita e poi me ne andai. Il giorno successivo Chris mi chiamò e mi disse: "Vianna, ti voglio bene, ma magari è meglio che non ci vediamo per un po'. Quando sei venuta qui, tra tutte e due, abbiamo rotto il microonde, la televisione e la lavastoviglie."

Ricordo che, quando mia madre si arrabbiava, capitavano strane cose. Una volta s'infuriò talmente con il suo fidanzato che esplosero tutti i bicchieri in una credenza. Cose come queste possono rovinare una relazione. La mente è molto potente! Se fai esplodere le cose, è segno che devi bilanciare le tue capacità.

Inoltre, se sei un sensitivo, dovresti sapere che è meglio che tu non salga in auto quando sei agitato o arrabbiato, perché potresti danneggiare qualche componente. Dovresti insegnare a tutti gli apparecchi elettrici che sono protetti da te e che funzionano. E, prima di utilizzare qualsiasi attrezzo, devi essere calmo. Se sali in auto in un momento di stress, continua a ripeterti che sei tranquillo. Dopo averlo fatto per un po', ti abituerai a quest'energia psichica aggiuntiva e guasti e problemi non saranno più tanto frequenti.

D'altro canto, è possibile aggiustare le apparecchiature elettriche e gli altri macchinari. Vent'anni fa avevo un'automobile che andava a puro amore, fede e preghiere. Una volta avevo fatto qualcosa che aveva distrutto il condotto del carburante. Era così mal messo che la benzina non arrivava al motore. Quando portai l'auto dal meccanico, mi disse che non si spiegava come riuscisse a partire.

Un'altra volta, l'auto andava a strappi, così la riportai dal meccanico. Mi spiegò che la cinghia di distribuzione era andata e che le candele erano così distanziate che non aveva idea di come potesse funzionare.

INTERAGIRE CON LA TERRA

L'energia esercita un'influenza su tutti noi, perciò spesso non ci rendiamo conto della sua potenza. Credo che le persone guariscano spontaneamente e ricreino la malattia nel loro stesso corpo in continuazione. Penso che questo abbia molto a che fare con fattori ambientali, come le onde di Schumann.

La risonanza di Schumann

Nel 1954 due scienziati di nome Schumann e König diedero notizia di aver scoperto pulsazioni elettromagnetiche naturali della Terra, ora chiamate "onde di Schumann" o "risonanza di Schumann". Si tratta di onde naturali create dall'impatto delle scariche elettriche dei fulmini sulla cavità che separa la superficie terrestre dalla ionosfera. I fulmini, immettendo energia in questa cavità, la fanno vibrare a frequenze bassissime, che creano onde elettromagnetiche che, a loro volta, si propagano intorno alla Terra alla velocità della luce, circumnavigando il globo a una media di 7,83 volte al secondo.

Un medico, il dottor Ankermueller, capì che la frequenza era legata alla frequenza media delle onde alpha del cervello umano e concluse che le onde di Schumann erano essenzialmente le onde del pensiero della Terra.

Il dottor Ankermueller contattò il professor Schumann, che affidò a uno dei suoi dottorandi, Herbert König, il compito di verificare l'ipotesi. König mise a confronto le registrazioni elettroencefaliche umane e i campi elettromagnetici dell'ambiente e riuscì a dimostrare che le onde di Schumann erano effettivamente molto vicine alla frequenza delle onde alpha.

Successive ricerche condotte dal dottor Wolfgang Ludwig scoprirono che gli impulsi elettromagnetici generati dall'uomo all'interno dell'atmosfera terrestre rendevano quasi impossibile misurare in modo accurato la risonanza di Schumann nelle città. I primi cosmonauti e astronauti che andarono nello spazio e si allontanarono dalle onde di Schumann, riferirono di aver provato stress emotivo ed emicranie.

Ma, anche se le nostre città spezzano il ritmo di Tutto Ciò Che È della risonanza di Schumann, possiamo insegnare allo spirito a ricrearlo, compensandone la mancanza.

La Terra ci guarisce

Noi interagiamo con la Terra in moltissimi modi. Tanti guaritori sentono il fortissimo bisogno di guarire la Terra dall'inquinamento che abbiamo causato dall'avvento della rivoluzione industriale in poi. Per quanto questo sia importantissimo, dobbiamo comprendere che anche la Terra ci guarisce.

La Terra ha registrato tutto ciò che è avvenuto. Anche se nelle memorie che contiene c'è una vena di tristezza, e molti sensitivi l'avvertono, ciò non significa che la Terra abbia bisogno di essere guarita da noi. Si guarirà da sola da tutti gli errori che stiamo facendo con l'ambiente. La Terra è così vecchia che il ciclo di distruzione e di rinascita è già avvenuto molte volte. La nostra conoscenza delle capacità di guarigione di Madre Terra è limitata dalla breve durata dei nostri corpi fisici ma, come spiriti immortali, vedremo un momento in cui la Terra rinascerà e la natura ricreerà il proprio equilibrio. Potremo anche distruggere il nostro ambiente, ma la Terra andrà avanti. Vita, morte e rinascita sono processi naturali della Terra. Costituiscono il ciclo divino.

Questo non significa che non dobbiamo fare nulla per cambiare il modo in cui utilizziamo le risorse *oggi*. Dobbiamo invece prendere contromisure per non distruggere l'ambiente e la nostra stessa esistenza.

Ricorda che, non appena gliene si dà l'opportunità, la Terra si autoguarisce, ed è su questa energia che dovremmo concentrarci, non sulla tristezza e sul senso di colpa che proviamo. Se accettiamo l'energia di guarigione della Terra, la Terra stessa diventa più forte.

Se mandiamo energia di guarigione alla Terra, dobbiamo essere in grado di accettare che, a sua volta, anche lei fa lo stesso per noi. Persino una pianta d'appartamento troppo amata morirà, se le mandiamo tantissimo amore, senza accettarne da lei. Chiedi alla Terra di mandarti energia di guarigione, e lo farà. E se ti aprirai a riceverla, ne rimarrai stupito.

Nel ricevere guarigione dalla Terra, infondi la stessa energia che usi nel guarirla. La Terra ti guarirà davvero, se non sei troppo impegnato a cercare di fare altrettanto con lei. Più energia metti nel guarire la Terra, più tristezza porterai in superficie, perché nel terreno ci sono molti strati di tristezza. Se ti concentri su questa, non riuscirai ad andare avanti. Perciò invia amore alla Terra e accetta l'amore che ti viene inviato in cambio. In questo modo, si creerà un ciclo divino tra l'umanità e la Terra.

Le antiche culture tribali seguivano questo ciclo e alcuni elementi sono sopravvissuti fino a oggi. I nativi americani sanno ancora come accettare amore dalla Terra. È nella memoria ancestrale del loro DNA. Gli aborigeni d'Australia riconoscono istintivamente come verità il fatto di lasciarsi guidare dalla Terra, non il contrario.

L'anima della Terra è senza tempo. Chiesi al Creatore quando sarebbe giunta la fine del mondo e vidi che sarebbe stato molto dopo la nostra scomparsa. Vidi che era possibile che ci autodistruggessimo, ma che, nel giro di qualche migliaio di anni, la Terra si sarebbe rinnovata e che la vita sarebbe continuata senza di noi. Ora che i maestri sono venuti sul Terzo Piano, le possibilità di evitare la distruzione e di elevare questo Pianeta a una vibrazione d'amore sono salite al 65 per cento. Tuttavia, queste percentuali si alzano e si abbassano secondo le nostre scelte quotidiane. A un qualche livello ne siamo consapevoli. Quando le cose prendono una piega positiva, ci sentiamo bene fisicamente. Invece, quando le possibilità di salvarci scendono, capita che sviluppiamo qualche dolore e fastidio che prima non c'era.

Finora, come specie, siamo stati ossessionati dal fare qualsiasi cosa per sopravvivere, anche alle spese di ciò da cui dipende la vita stessa: il nostro ambiente. La sfida che ci aspetta è il superamento di questi antichi programmi di autodistruzione.

Sfortunatamente, sembriamo avere la tendenza innata a creare distruzione e morte. C'è sempre la minaccia di una guerra da qualche parte. Questa propensione al conflitto ha lasciato memorie tanto nella Terra quanto nell'inconscio collettivo della nostra specie, e dobbiamo superarle per sopravvivere. Se ci lasciamo ossessionare dalla minaccia della guerra, da chi è stato ucciso in passato, dall'angoscia e dalla distruzione, che sono il volto della guerra, questa forma di consapevolezza permeerà la nostra società.

Smetti di aver paura della guerra, della desolazione, della negatività e dell'odio. Lascia che l'energia positiva della Terra entri in te e ti guarisca. Sali al Settimo Piano, connettiti a Tutto Ciò Che È e di': "Sono aperto a ricevere qualsiasi amore il mondo voglia darmi", e le memorie negative della Terra non t'influenzeranno.

Ricevere guarigione dalla Terra

1. Sali al Settimo Piano di Esistenza (vedi pp. 19 e 20) e dai il comando: "Creatore di Tutto Ciò Che È, è comandato [o richiesto] che Madre Terra mi guarisca e che io accetti la sua guarigione. Grazie. È fatto, è fatto, è fatto."
2. Testimonia che l'energia di guarigione entri nel tuo spazio.
3. Quando il processo è finito, risciacquati con l'energia del Settimo Piano e resta connesso.

Benedizioni dalla Terra

All'inizio della nostra storia, Guy preferì sistemare la sua vecchia casa, invece di andarsene, perché l'amava moltissimo. Mi promise che l'avrebbe allargata e sistemata. Fui d'accordo, ma poi scoprii che la casa aveva tantissimi problemi! Una prima difficoltà fu lo stato dell'impianto di riscaldamento e di quello di purificazione dell'acqua. Con l'andar del tempo, ampliammo la casa e apportammo svariati interventi di ristrutturazione, troppi per elencarli.

Alla fine ne ricavammo un delizioso piccolo cottage di campagna. Per quante ristrutturazioni facessimo, però, non mi sembrava mai casa mia. La programmai e tolsi tutte le maledizioni, e le provai proprio tutte! Ogni volta che facevo delle pulizie energetiche, emergevano ricordi dei precedenti proprietari. Alcuni di questi appartenevano all'ex moglie di Guy e ai litigi che avevano avuto.

Faticai a capirlo, ma un giorno entrando in casa mi resi conto che erano le memorie di *Guy* che sentivo. Non era la casa il problema: era Guy e quello che provava.

Un giorno andai da mio marito e gli dissi: "Io ti amo, ma me ne vado da qui."

Guy mi rispose che non si sarebbe trasferito se non avessimo trovato un luogo con molti alberi. Così manifestammo quello che volevamo e, in una sola settimana, trovammo una casa con migliaia di alberi.

Poi ci fu da vendere la vecchia casa. All'inizio non riuscimmo a trovare un acquirente perché Guy vi era ancora legato. Così andai al Settimo Piano per vedere se ci fosse un qualche tipo di energia che lo legava alla terra tramite una maledizione. Scoprii che, invece di una *maledizione*, era una *benedizione* a trattenerlo. Infatti, la terra l'aveva benedetto, nominandolo suo custode. Con il permesso di Guy, eliminai la benedizione e permisi alla terra di scegliere un altro custode. Fatto questo, fu semplice per lui andare avanti con la propria vita.

Nel giro di una settimana vendemmo la casa. Svariati mesi dopo, passai in auto vicino a quella proprietà e sentii che non le piaceva il suo attuale custode. Subito dopo, fu ceduta a una persona di campagna che sapeva come prendersi cura di una costruzione del genere. Sentii che la casa era di nuovo felice.

La nuova abitazione che avevamo acquistato stava aspettando che io ne diventassi la custode. Era sul mercato da un anno e non era ancora stata venduta. Quando la vidi per la prima volta, mi resi conto che c'era un motivo: quando la gente andava a vederla, la ragazza che abitava lì faceva in modo di spaventarli, oppure lo spirito di suo padre, che si era suicidato in casa, li perseguitava. La cosa però non mi spaventò, così tornammo a visitarla.

La seconda volta mi lasciarono da sola, dentro la casa, per un po'. La sua voce mi disse di salire le scale e di guardare che cosa c'era sul tavolo. Trovai un foglio su cui era scritta la cifra per cui l'attuale proprietaria aveva a suo tempo acquistato la casa, che era molto diversa dalla cifra astronomica che chiedeva oggi. Scoprii così l'offerta che potevo fare per indurla a vendere. Presentai due proposte, e accettò la seconda. Come vedi, oggetti, case e tutte le cose materiali hanno i loro sentimenti ed è meglio che ti ricordi che potrebbero averti benedetto, nominandoti loro custode.

La terra stessa pone un incantesimo su chi la possiede. La terra, le piante, gli alberi e gli animali uniscono le energie per assicurarsi di essere adeguatamente protetti. In sé e di per sé, non è una cosa cattiva, se il proprietario ne è consapevole. Ma alcune proprietà condannano letteralmente il loro proprietario all'oblio. Ci dovrebbe essere una relazione sana tra terreno e proprietario. Ogni energia che invii a una pianta dovrebbe tornarti potenziata. Se mandi amore alla terra, dovrebbe restituirtelo. Se lo fa, questo rapporto di corrispondenza non prosciugherà le tue energie.

Per quanto riguarda le maledizioni, a volte confondiamo le maledizioni con i pensieri negativi di un'altra persona. Credo che le persone possano diventare così sensibili da sentire i pensieri degli altri e percepirli come una maledizione indirizzata nei loro confronti. In ogni caso, le benedizioni sono più forti delle maledizioni, dei giuramenti e dei voti. Se benedici te stesso, ti proteggi dalle maledizioni. Se non riesci a farlo, significa che potresti avere programmi genetici legati a passate superstizioni. Fai un test energetico al riguardo.

Per rilasciare una benedizione dalla terra, usa il seguente esercizio.

Rilasciare una benedizione dalla terra

1. Sali al Settimo Piano di Esistenza (vedi pp. 19 e 20) e dai il comando: "Creatore di Tutto Ciò Che È, è comandato [o richiesto] che io sia sciolto dalla benedizione e dall'incantesimo di questa terra. Grazie. È fatto, è fatto, è fatto. E così sia."
2. Testimonia che l'energia dell'incantesimo sia mandata alla luce di Dio.
3. Quando il processo è finito, risciacquati con l'energia del Settimo Piano e tienila dentro di te.
4. Ora fai una fotografia alla terra.

RIUNIRE TUTTO

Quest'ultimo esercizio ti condurrà in un viaggio per sentire, gustare, toccare e vedere i diversi piani. Con questa esperienza puoi espandere la tua consapevolezza per unire tutti i piani e scoprire che *tu sei* i Piani di Esistenza.

Sperimentare tutti i Piani di Esistenza

1. Sali al Settimo Piano di Esistenza (vedi pp. 19 e 20) e dai il comando: "Creatore di Tutto Ciò Che È, è comandato [o richiesto] che io visiti ogni piano di esistenza per sentirlo, gustarlo, toccarlo e sperimentarlo nella sua gloria questo [giorno, mese, anno, ora]. Grazie. È fatto, è fatto, è fatto."
2. Visualizza che la tua coscienza sia inviata al Primo Piano di Esistenza.
3. Connettiti ai minerali del Primo Piano e alla loro modalità di guarigione. Il Primo Piano è costituito dai minerali, dai cristalli, dal suolo e dalle rocce. Corrisponde a ciascuna parte della Terra, dal cristallo più piccolo alla montagna più grande, in forma inorganica. Fai esperienza dei cristalli e della loro energia.
4. Connettiti al Secondo Piano di Energia e senti il potere delle erbe medicinali. Il Secondo Piano è fatto di materiale organico: vitamine, piante, alberi ed elementali.
5. Connettiti al Terzo Piano di Esistenza e percepisci la sua illusione. Il Terzo Piano è costituito da molecole e strutture a base di carbonio e catene di aminoacidi. Questi composti organici sono alla base della vita su questo piano.
6. Connettiti al Quarto Piano di Esistenza e ai tuoi antenati. Il Quarto Piano è il regno degli spiriti.
7. Connettiti al Quinto Piano di Esistenza e ai maestri. Il Quinto Piano è il piano degli angeli, del Consiglio dei Dodici, delle nostre famiglie d'anime, dei maestri, dei genitori celesti.
8. Connettiti al Sesto Piano di Esistenza e alle Leggi.

9. Porta la conoscenza di tutti questi Piani di Esistenza in te stesso e prendi coscienza del fatto che tu sei i sette Piani di Esistenza.
10. Quando hai finito, risciacquati con l'energia del Settimo Piano e resta connesso.

APPENDICE
I CINQUE PASSI DEL LAVORO SULLE CONVINZIONI E LE OTTO MODALITÀ DI SCAVO

I CINQUE PASSI DEL LAVORO SULLE CONVINZIONI

1. Instaura un legame di fiducia con l'altra persona per una comunicazione aperta.

2. Identifica la problematica su cui la persona vuole lavorare.

3. Inizia il lavoro di scavo, per trovare la convinzione chiave base che rilascerà tutte le convinzioni che le stanno sopra.

4. Sali al Settimo Piano, connettiti al Creatore e manifesta che le convinzioni siano cambiate sui quattro livelli di convinzione, ossia subconscio, genetico, storico e animico.

5. Testa energeticamente le convinzioni per controllare che siano state rilasciate e sostitute.

LE OTTO MODALITÀ DI SCAVO

L'essenza del lavoro di scavo è sapere come porre le domande giuste per identificare la convinzione chiave base che eliminerà le altre convinzioni.

Esistono otto diversi approcci al lavoro di scavo.

1. Domande base

Chi?

Cosa?

Quando?

Dove?

Perché?

Come?

Esempi.

Perché pensi questo?

Che cosa hai imparato da questo?

A che cosa ti è servito?

Se la persona ti risponde "non lo so", chiedi "e se lo sapessi?" o "Ma se invece lo sapessi...?". Questo permette di scendere più in profondità.

2. Paure

Identifica la paura più profonda sotto tutte le altre. Chiedi:

Qual è la cosa peggiore che potrebbe succedere se ti trovassi in una certa situazione?

Che cosa succederebbe poi in quella situazione?

3. Dramma (Trauma)

- Identifica il primo incidente del passato che ha creato le emozioni del trauma, come rabbia, tristezza, risentimento, colpa e rifiuto.
- Poi identifica gli indicatori attuali dei sentimenti della persona:

  Quando hai cominciato a sentirti così?

  Verso chi ti senti in questo modo?

  Dov'eri quando hai cominciato a sentirti così?

  Che cosa stava accadendo in quel momento?

  Come ti senti circa la situazione?

  Quale azione vorresti intraprendere in base ai sentimenti che provi circa la situazione?
- Identifica il momento in cui il sentimento è sorto:

Quando è stata la prima volta in cui ti sei trovato in una situazione simile e hai provato un'emozione simile?

Come ti sei sentito allora?

- Testimonia che le convinzioni siano rilasciate e trasformate sui quattro livelli di convinzione (subconscio, genetico, storico e animico).
- Inserisci i sentimenti necessari ad aiutare la persona a riconoscere la convinzione chiave base.
- Chiedi:

  Che cosa hai imparato da quella esperienza?

  Perché hai dovuto fare esperienza di una cosa simile?

  A cosa ti è servita e a cosa continua a servirti?

4. Malattia

- Scopri quali sono le problematiche e comincia a scavare più in profondità.
- Scopri perché la persona si è ammalata:

  Quando è cominciata la malattia?

  Che cosa stava accadendo nella tua vita in quel momento?
- Scopri perché la persona rimane malata:

  Qual è la cosa migliore che ti è successa quando eri ammalato?

  Che cos'hai imparato dalla malattia?
- Scopri perché la persona non può guarire:

  Che cosa succederebbe se guarissi completamente?

5. Manifestazione

- Chiedi al cliente di visualizzare che cosa farebbe se avesse tutti i soldi di cui ha bisogno.
- Chiedi al cliente dove sarebbe se avesse tutti i soldi che vuole.
- Come si sente il cliente con tutti i soldi che ha sempre voluto?

- C'è una persona significativa nella vita del cliente? E se c'è, come reagirebbero la famiglia, gli amici e l'anima gemella del cliente a tutti quei soldi? Scopri le problematiche che mettono a disagio il cliente nella sua visualizzazione e comincia a scavare più a fondo per risolverle. Chiedi:

  Che cosa faresti se avessi tutti i soldi che hai sempre voluto?

  Che cosa potrebbe andare male in quella situazione?

6. Lavoro genetico

Se con il test scopri che la persona ha certe convinzioni in cui, a livello conscio, non crede, è possibile che diventi confusa, e questo renderà difficile proseguire con lo scavo. Le convinzioni possono essere genetiche, ereditate dai propri antenati. Poni le seguenti domande e continua lo scavo:

È una convinzione che appartiene a tua madre?

È una convinzione che appartiene a tuo padre?

È una convinzione che appartiene a un tuo antenato?

7. Convinzioni dell'inconscio collettivo

Quando molte persone hanno la stessa convinzione, la accettano come un fatto e diventa una convinzione della coscienza collettiva. Fai emergere queste convinzioni ed eliminale completamente in modo che il cliente possa continuare.

Esempi:

Il diabete è incurabile.

Ho paura di usare il mio potere.

Ho fatto un voto di povertà.

Inserimenti:

Il diabete è curabile.

Io posso usare il mio potere in tutta sicurezza e in pace.

Il voto di povertà è chiuso, concluso, finito.

8. L'impossibile

Questo lavoro non si fa per trovare blocchi, ma per riprogrammare il cervello perché accetti quello che è percepito come impossibile. Chiedi:

Che cosa capiterebbe se...?

Questa appendice è stata scritta da Hiroyuki Miyazaki sulla base degli insegnamenti di Vianna Stibal.

L'AUTRICE

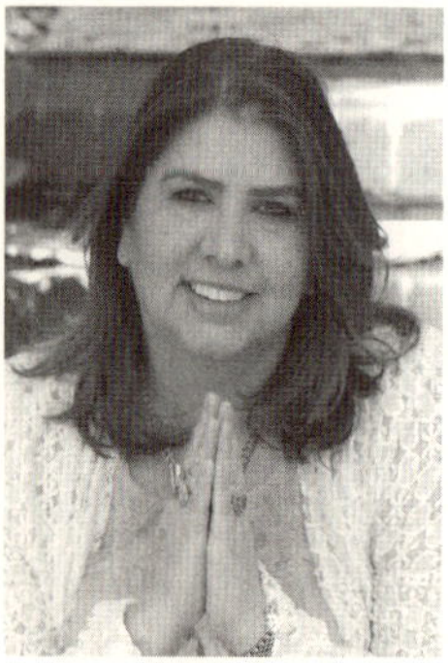

Vianna Stibal tiene seminari in tutto il mondo nei quali insegna il ThetaHealing e condivide il suo dono di connessione con il Creatore. In virtù di questa connessione, Vianna possiede una conoscenza intuitiva del corpo umano e riesce a facilitare la guarigione.
Per maggiori informazioni sulla sua attività visita il sito www.thetahealing.com